享喂

母乳喂养与亲密养育指南

马蕾
妇产科医生
国际认证泌乳顾问

张婷
国际认证泌乳顾问
国家二级心理咨询师

著

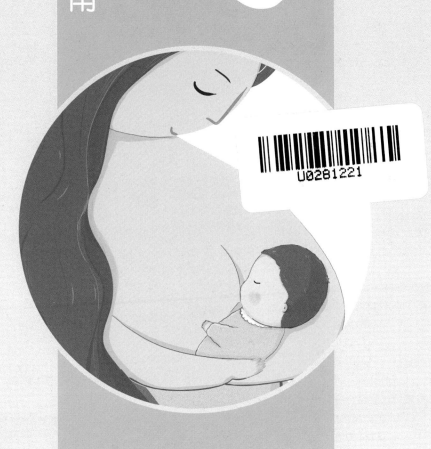

U0281221

电子工业出版社.
Publishing House of Electronics Industry
北京·BEIJING

图书在版编目（CIP）数据

享喂：母乳喂养与亲密养育指南／马蕾，张婷著 . —北京：电子工业出版社，2022.2

ISBN 978-7-121-42750-3

Ⅰ . ①享…　Ⅱ . ①马…　②张…　Ⅲ . ①母乳喂养—指南　Ⅳ . ① R174-62

中国版本图书馆 CIP 数据核字（2022）第 014813 号

责任编辑：于　兰

印　　刷：北京宝隆世纪印刷有限公司

装　　订：北京宝隆世纪印刷有限公司

出版发行：电子工业出版社

　　　　　北京市海淀区万寿路 173 信箱　　邮编：100036

开　　本：720×1000　1/16　印张：20.25　字数：324 千字

版　　次：2022 年 2 月第 1 版

印　　次：2024 年 11 月第 8 次印刷

定　　价：108.00 元

凡所购买电子工业出版社图书有缺损问题，请向购买书店调换。若书店售缺，请与本社发行部联系，联系及邮购电话：（010）88254888，88258888。

质量投诉请发邮件至 zlts@phei.com.cn，盗版侵权举报请发邮件至 dbqq@phei.com.cn。

本书咨询联系方式：QQ1069038421，yul@phei.com.cn。

阅读本书，更有信心地面对产后生活

我跟本书的两位作者马蕾医生和张婷都相识多年。

对马医生的第一印象是既接受过医生专业训练，又有强烈的求知与改变母乳喂养现况的欲望。进一步加深了解后，我感受到她以女人及母亲的立场对于推动母乳喂养的坚持与创新精神，最重要的是源源不绝的"行动力"。

张婷是我在上海的第一批学生之一。温柔、坚韧的她身为母亲、女人、学生，能够兼顾每一个角色，并将多重角色完美平衡，给我留下了非常深刻的印象。

阅读这本书，可以感受到两位杰出的国际认证泌乳顾问积累多年的实务经验和其循证医学的知识体系，以及身为女人、母亲的丰富经验。本书是一本专业、系统且容易阅读的新手父母必备的"葵花宝典"；它从泌乳顾问专业立场出发，依循女人的孕产哺育生命过程，用15个章节，从怀孕到生产，从第1次喂奶到最后离乳，完整介绍了孕产知识和母乳喂养知识，并对新手父母常见的相关迷思或困境给予了科学的解释和建议。

本书的另一个特色，是它用思维导图的方式帮助新手父母厘清现状，找到最适合自己的解决方法。

我特别建议，备孕的女性和已经怀孕的准妈妈提前阅读本书，它无疑会使你们更有信心地面对产后生活。

怀孕、生产、哺乳、育儿，也是人生大事，需要事前仔细筹划与练习，才能够届时呈现出一场完美的"演出"。

真心推荐这一本书，祝福每一位阅读者"心想事成"。

王淑芳博士

华人泌乳顾问协会创会理事长

2021 年 10 月 22 日

让想喂的妈妈都"享喂"

为什么要母乳喂养？

因为母乳营养好？因为母乳省钱？因为母乳宝宝少生病？……没错，这些都是母乳喂养的优点，但最吸引我母乳喂养26个月才自然离乳的原因，是那种母女相偎的感觉，四目相对，眼里有光，心里有爱。

我想在开篇跟大家讲讲我的故事，本书也是献给我的两个女儿的，感谢她们让我走上了专业母乳喂养支持者的道路。

2009年8月，我的大女儿遥遥出生。那时我已经抱定了要顺产、母乳喂养的决心，可是作为妇产科医生，我没有提前学习过任何关于自然分娩和母乳喂养的知识，胎膜早破后提前用了催产素，晚上打杜冷丁，一直躺在床上待产……最终宫口开5cm，顺转剖。

孩子出生后，因为大家都认为我还没有奶（"大家"就是我和家人、产科医护等），所以一回病房我就喂了她30ml奶粉，后面一直自认为奶不够而混合喂养，不知道如何抱她、如何喂奶，我曾连续几晚夜里不喂奶……最后的结果可想而知，混合喂养到6个月我上班后就自然没奶了。期间我还经历了乳头皲裂出血、追奶等。

为了发奶，我每天喝1L豆奶，喝好几碗鲫鱼汤，但奶没发起来，把自己倒是发成了一个大胖子。大半夜也要起来吸奶两次，但奶依然不多。在这期间，我可以说是吃尽了苦，受尽了累。

虽然顺产和母乳喂养都不成功，但我一直坚信是我哪里做错了，否则不会没有奶。

2014年3月，在机缘巧合下我知道了"国际认证泌乳顾问"（IBCLC）的认证考试，知道了原来哺乳还有专业的知识可以去学习。就凭着"母乳喂养是一件非常有意义的事情，我要去推广它"如此单纯的想法，我毫不犹豫地报名并准备了4个月，最终通过了大多数人要准备2年才通过的考试，有幸成为中国内地第一批IBCLC。从那以后，我在个案咨询、科普写作、专业培训的道路上越走越远，一直未停下脚步，也一直未忘记初心。

二胎时，因为已经储备了专业的知识，我的小女儿nunu一直母乳喂养到26个月，虽然刚开始第1个月也有些波折，但第1个月过后就一切顺利了。那个柔软的"小人儿"在我怀里吃neinei的感觉至今让我回味无穷。

除了感谢两个可爱的女儿，我还要感谢我的先生。我永远忘不了他在母乳喂养上给予我的行动上的支持和言语上的鼓励。

近5年，我从全职妇产科医生转行成为全职泌乳顾问，全国各地做培训、做课程、做咨询。非常感谢我先生对我的每一个抉择的支持，以及对我忙碌工作的理解。此生有你相伴，真的很幸福。

本书是一本母乳喂养的全面指南，从孕期到离乳，覆盖了母乳喂养的方方面面。因为在母乳喂养支持一线做了10年的咨询、科普和培训，带领团队支持了世界各地2万多名哺乳妈妈，我深深知道她们最常遇到的挑战是什么、会有哪些困惑。针对这些高频难题，我整理了一套系统的应对方案，有循证的知识点，更有可实操的方法。其中一些名词是我独创的，比如"哺乳三步曲""增加哺乳有效性"等。经常有粉丝给我留言，说看着我的公众号、微博等就顺利实现了全母乳喂养。而这本书的内容会比公众号、微博等更系统详细，同时补充了很多之前我并未科普过的知识点。

除了融合了我多年母乳喂养支持经验的知识和方法，本书与其他同类书籍还有一个不同，它加入了很多心理学母婴关系的内容。很多人误以为母乳喂养只是妈妈的乳房和宝宝的嘴巴之间的事情，遇到问题就"按摩通乳"，但事实上母乳喂养是妈妈和宝宝双人共同谱写的"圆舞曲"。母乳喂养遇到了问题，往往是母婴之间的配合出现了问题，亲子链接出现了裂隙。

母乳喂养，并不仅仅只是因为母乳在营养及免疫方面优于配方奶，更是因为哺乳是妈妈和宝宝最亲密的时光，宝宝在妈妈的怀里得到了及时满足，发展出安全的母婴情感依恋；妈妈也感受到宝宝对自己的全然依恋，欣喜而满足。母乳喂养可谓一举两得，妈妈和宝宝都受益。

如果你已经母乳喂养很顺利，那么恭喜你，尽情享受和珍惜吧，这样的亲密时光不会太久；如果母乳喂养令你痛苦不堪，这不是母乳喂养的错，也不是你的错，你不需要一味忍受，更不要轻易放弃，而是可以寻求专业人士的支持。现在像我一样的泌乳顾问已经越来越多。

这本书的出现，跟我创立的"享喂"哺育支持平台的愿景一致：让想喂的妈妈，都能"享喂"。

马 蕾

2021 年 11 月 11 日

在"颠倒的世界",愿你拥有自由的灵魂

2020年的初春,我的朋友马蕾医生找到我,说她在写一本有关母乳喂养知识的科普书,基本已经完成,想邀请我加入,再添加些内容,尤其是母婴关系、婴幼童心理方面的内容。

我是从2009年怀着大女儿的时候,开始关注母乳喂养的,喂养两个女儿到自然离乳,共10年。同时,我在母乳喂养一线做相关支持工作,差不多也10年了。我还是一名心理咨询师。

在多年一线支持母乳喂养、支持有孩子的家庭成长的过程中,我发现了心理学界、育儿界乃至整个社会的那些"颠倒世界的疮疤"。

1. 心理学界:孩子出问题,母亲负全责,割裂妈妈群体。

在心理学界,极少有人从女性的视角告诉大众,家庭和社会应该主动提供给妈妈孕育、哺育、养育的资源支持(不限于人力、金钱、精神),把孕育权、哺乳权归还给妈妈,让她们更好地履行母职,更好地进行母乳喂养。

而在支持资源相对匮乏的环境下,妈妈群体被割裂,喂奶粉的妈妈和喂母乳的妈妈互相攻击,全职妈妈和职场妈妈互相指责,她们不但没意识到自己本该拥有的孕育权和哺乳权,反而拱手让位,或被他人攻击不够努力或苛责自己不是个好妈妈,不断压缩自己和宝宝的需求,终日焦虑,只为求得外界对母亲角色的认可。

2. 育儿界:迎合大众,割裂母婴关系。

育儿界的有些专家们,一方面说母婴一体的关系非常重要,宝宝需要从妈妈

这里感受到被爱、被满足，和妈妈建立信任，发展出安全的母婴情感依恋；另一方面又说宝宝可以依恋的人不一定非是妈妈，奶奶、姥姥，甚至没有血缘关系但能代替行使母职的女性都可以。

他们无视宝宝的需求，用各种所谓"科学"的方式切断母婴情感链接，"离间"母婴的亲密关系。他们指导妈妈对宝宝做睡眠训练、规律喂养；他们将奶睡、喂夜奶视为洪水猛兽；他们鼓励妈妈做独立女性，抛下孩子去工作赚钱，实现所谓的"社会价值"。

3. 社会：压抑母性本能。

人类赖以生存繁衍的母乳，现如今正在被逐渐舍弃，转而用标准化的、杀过菌的、包装好的、"科学处理过"的配方奶粉作为母乳代用品，并随意替代。

人们对女性的乳房更多的认知是构成身体美丽曲线的一部分，而不是哺育宝宝、连接母婴关系的功能器官。国内外研究母乳喂养的书籍、资料也非常少。

未"觉醒"的妈妈很容易把泌乳的希望寄托在自己身体之外的按摩、药物和汤水上。身边的人也打着"爱"之名义，剥夺妈妈哺育宝宝的权利，创造出"阿姨妈妈""保姆妈妈"来替代妈妈的角色，使妈妈看不到自身的母性本能。

想要成功实现母乳喂养，难上加难。

鉴于以上，这本书诞生了。

虽然我们一时半会很难改变母乳喂养的大环境，难以改变母婴的困境，但作为这个星球的小小个体，我们要把母乳喂养的科学知识和母乳喂养的常态写出来，把母婴的需求和困境表达出来。

母乳喂养，是社会共同的责任。妈妈和宝宝的声音，需要被世界听见。

妈妈和宝宝建立良好的母婴关系需要被社会支持，母乳喂养才能更好地进行下去。在母乳喂养的过程中，宝宝被爱、被满足，长大后才可能成为有爱的能力的人，对社会做出贡献，从而实现养育的正向循环，促进人类文明向更好的方向发展。

我们写这本书，并不是要求妈妈一定要怎样做，而是希望母乳喂养的科学知识及养育理念，可以让妈妈更加了解自己的身体、自己的乳房，信任自己的母性本能和直觉，看到宝宝的身心发展需求，从而自由地做出选择，自然而然地享受母乳喂养、亲密养育的美好旅程。

最后，非常感谢马蕾医生对我的信任，并在本书的写作过程中，对我的文字做出了很多修正工作。也感谢我的两个女儿，给了我母乳喂养10年的成长体验。还有陪伴我成长的家人、朋友、志同道合的同行姐妹，感谢你们提供给我很多宝贵的素材、灵感、建议和支持。

　　在"颠倒的世界"里，愿看到本书的你，拥有自由的灵魂，共同汇聚在人类文明的星辰大海。

张　婷
2021年11月21日

Chapter 1

第 1 章　孕期知识储备

Chapter 2

第 2 章　分娩与坐月子

Chapter 3

第 3 章　如何成功母乳喂养

Chapter 8

第 8 章　母乳的营养

Chapter 9

第 9 章　堵奶

Chapter 10

第 10 章　乳汁不足与乳汁过多

Chapter 11

第 11 章　宝宝拒绝乳房

Chapter 12

第 12 章　哺乳妈妈的生活健康

Chapter 13

第 13 章　辅食与母乳喂养

Chapter 14

第 14 章　职场母乳喂养

Chapter 15

第15章　离乳

孕期知识储备

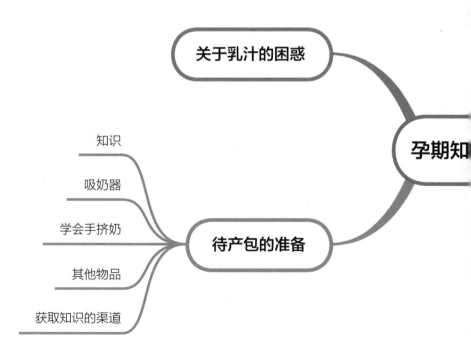

关于乳汁的困惑

孕期知

知识

吸奶器

学会手挤奶

其他物品

获取知识的渠道

待产包的准备

准爸妈们在孕期已经开始做很多准备，对小宝宝的诞生满怀期待了。这时准爸妈们要做的不只是准备待产包等物品，知识的储备、心理的准备也非常重要。

本章主要带大家认识乳房、了解乳汁的产生，并解释关于乳汁的一些困惑，同时提醒准备待产包时的注意事项。

提前了解和学习相关知识，可以为产后顺利开启母乳喂养和亲密养育做好充足准备，有助于新手爸妈们游刃有余地面对新的角色和生活。

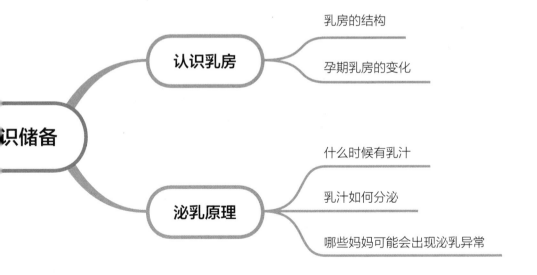

1.1 / 认识乳房

怀胎十月，随着孕周的增加，孕妈妈的乳房会发生一系列的变化。孕妈妈可能会担忧害怕，甚至不知所措。别太担心，让我们一起先来认识一下乳房吧。

1. 乳房的结构

如图1.1所示，乳房分为乳腺组织和非乳腺组织（包括脂肪组织、结缔组织等）。如果说乳房是产奶的"工厂"，那么乳腺组织就是产奶的"车间"。

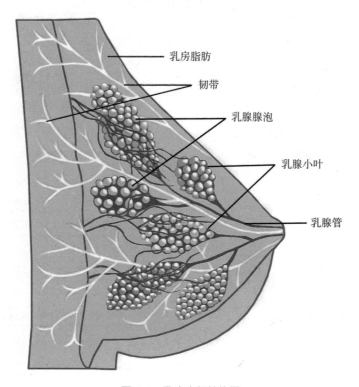

乳房脂肪

韧带

乳腺腺泡

乳腺小叶

乳腺管

图 1.1　乳房内部结构图

乳腺组织的结构就像一棵葡萄树，其中"葡萄粒"是乳腺腺泡，用来生产和储存乳汁；"葡萄串"是乳腺小叶；"葡萄枝"是乳腺管，是乳汁流出的通道。

乳房的脂肪组织从青春期开始明显增多，它决定了乳房的体积大小，但它跟乳汁量没有直接关系，也就是说，外观小的乳房也可以生产很多乳汁。

乳房的结缔组织主要是韧带（学名"库柏韧带"），用于牵拉乳房，使乳房既可以固定在胸壁上，又可以有一定的活动度。同时，韧带还在不同的乳腺小叶间起到分隔包裹的作用，因此如果某一个乳腺小叶发生炎症，并不容易扩散至别的乳腺小叶，但如果暴力按摩乳房，就可能会损伤韧带，使炎症蔓延至整个乳房。

2. 孕期乳房的变化

进入孕期，乳房就开始悄悄地发生一系列变化，为产后泌乳做准备。

♥ 乳房增大胀痛

怀孕之初，有些孕妈妈可能还不知道自己怀孕，但已经感到乳房轻微胀痛。

这是因为人的身体非常智能，怀孕之初孕激素、泌乳素等激素立即开始升高，乳房收到身体发出的激素信号，开始为产后泌乳做准备。相当于一块地已经被征用，十个月后就要开始生产货物了，所以现在要抓紧修厂房、买机器。乳房做的准备就是建立将来产奶的"车间"——乳腺组织增生，表现为乳房变大，孕妈妈有胀痛感。这种变化多数在怀孕初期就会发生，但也有在孕中期或者孕晚期才会发生的情况。如果孕妈妈出现乳房胀痛，别担心，这是正常的生理变化，记得换罩杯大一些、更适合自己的文胸就好。

女性一生中会经历三次大的乳腺组织的增生发育，如图1.2所示，分别是在青春期、孕期和哺乳期。每个月随着月经周期的变化也会经历一次小的增生发育，因此很多人在月经来潮前一周也会觉得乳房胀痛。

如果孕妈妈的乳房没有任何胀痛增大的迹象，有可能是正常的，但也有可能会出现产后泌乳延迟等问题，建议产前咨询专业的泌乳顾问。

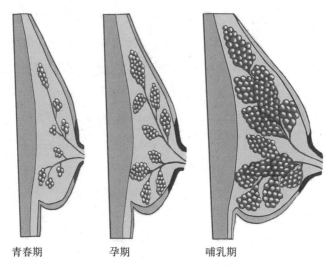

| 青春期 | 孕期 | 哺乳期 |

图 1.2　乳腺组织三次增生发育

♥ 乳晕上多了很多黑色的小凸起

除了乳房增大胀痛，很多孕妈妈还会发现乳晕上多了很多黑色的小凸起，如图1.3所示，而且明显变大，有些还会出现分泌物，这是什么东西呢？

这些黑色小凸起有一个很洋气的名字，叫作"蒙哥马利结节"，简称"蒙氏结节"。它是一个腺体（蒙哥马利腺）的开口，会分泌油性液体，在哺乳过程中有很重要的作用。

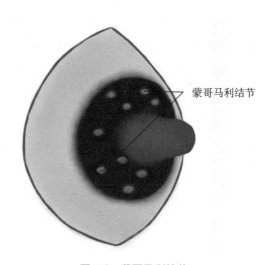

蒙哥马利结节

图 1.3　蒙哥马利结节

- 对乳晕有保护作用，减少哺乳时因反复摩擦引起的乳晕不适；
- 改变乳晕、乳头部位的pH值，使其呈弱酸性，减少细菌感染的可能；
- 油性液体会散发出某种气味，据说跟羊水的味道很相似，可作为嗅觉引导，有利于宝宝初生时的乳爬。

有研究显示，蒙氏结节越多，宝宝出生第三天的体重增加越好。

所以，千万不要用肥皂、酒精等清洁用品清洗乳头和乳晕处，若分泌物被洗掉，将不利于哺乳及妈妈乳房皮肤的健康。

有少数妈妈在哺乳时发现蒙氏结节也会分泌乳汁，这是因为某一根乳腺管跟蒙哥马利腺相通了。如果遇到这种情况，妈妈们不用太担心，也不要刺激流出乳汁的蒙氏结节，过一段时间这种情况就会自然消失。

❤ 乳头结痂

从孕中期开始，孕妈妈会发现自己的乳头上有一些"脏脏的"东西，一粒粒的，呈黑色，有时候会连成一片附在乳头表面，看上去像"乳痂"。这是孕妈妈分泌的少量初乳与汗液、乳头上的灰尘等结合后形成的物质。对于这些痂皮，孕妈妈不用过于担心，这反而说明孕妈妈的乳房已经具有分泌乳汁的能力了。

1.2 / 泌乳原理

泌乳是怎么一回事呢？我们详细了解一下。

1. 什么时候有乳汁

并不是在宝宝出生后妈妈才会产生乳汁，其实在孕中期时妈妈就已经有乳汁了。泌乳一般分为三个时期。

♥ 泌乳 I 期（分泌分化期）——乳房能够产生少量乳汁

一旦怀孕，乳腺组织就开始增生，为泌乳做准备。到了孕中期（16 周左右），乳房已经具备产生乳汁的能力，进入泌乳 I 期。但这时因为孕妈妈体内的孕激素抑制了泌乳素的作用，所以还不会产生大量乳汁。这个时期产生的乳汁虽然少，却弥足珍贵，被称为"初乳"，含有极其丰富的免疫因子，为新生宝宝提供全面的免疫保护。很多妈妈认为产后头三天没有奶，因为乳房既感觉不到胀痛，也挤不出乳汁，其实这是一种错误的观念。乳汁在孕中期就已经有了。

♥ 泌乳 II 期（分泌活化期）——乳房产生大量乳汁

因为胎儿、胎盘的娩出，在产后 30 ~ 40 小时，妈妈体内的孕激素水平明显下降，泌乳素失去了孕激素的抑制，乳房便开始"撸起袖子干活"啦——产生丰富的乳汁，进入泌乳 II 期。这个时期的乳汁被称为"过渡乳"，乳汁中各个成分的含量发生重大的变化：免疫因子逐渐减少，蛋白质逐渐增多。大多数妈妈的泌乳 II 期出现在产后 2 ~ 3 天；如果产后 72 小时妈妈依然没有感到明显涨奶，就要考虑可能是泌乳 II 期延迟了。

♥ 泌乳 III 期——乳房自控调节乳汁产量

大约从产后 10 ~ 14 天开始，每个乳房自控调节泌乳功能，进入泌乳 III 期。乳汁有效排出得多，乳房的乳汁产量就高；乳汁有效排出得少，乳房的乳汁产量就低。这个时期的乳汁中各种蛋白质、微量元素含量慢慢趋于稳定，被称为"成熟乳"。

2. 乳汁如何分泌

想知道乳汁如何分泌，我们需要先了解一个重要的概念：奶阵。

宝宝吸吮乳房，并不像大人用吸管喝水一样靠负压就能把乳汁吸出来。如图 1.4 所示，当宝宝正确衔乳时，上下唇外翻，刺激乳晕下方的神经产生信号传达至脑部，刺激妈妈的脑垂体分泌泌乳素和催产素，催产素能够让乳腺腺泡收缩，使储存在其中的乳汁喷出，宝宝吃到奶。这个过程就被称为"奶阵"（学名为"喷乳反射"）。我们可以将其理解为，乳汁不是单纯靠口腔负压吸出，而是主要依靠乳腺腺泡收缩挤压时产生的正压喷出的。

简而言之，泌乳素参与乳汁产生，催产素引发奶阵使乳汁移出。

一次奶阵持续时间大约1.5～2分钟，一次哺乳过程可能产生3～8次奶阵。第1、第2次奶阵产生的乳汁量约占到了一次哺乳时总乳汁量的90%，所以产生奶阵是宝宝吃到奶的关键。

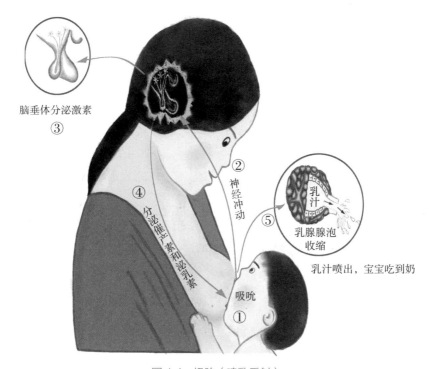

脑垂体分泌激素
③

② 神经冲动

④ 分泌催产素和泌乳素

乳汁
乳腺腺泡收缩
⑤
乳汁喷出，宝宝吃到奶

吸吮
①

图1.4　奶阵（喷乳反射）

每个妈妈对于奶阵的感受不一样，大部分妈妈来奶阵时乳房会有酥麻、刺痛的感觉，但也有少数妈妈没有任何感觉。无论是否有感觉，妈妈只要观察到宝宝在大口吞咽（发出吞咽声或喉咙有节奏性的吞咽动作），就说明来奶阵了。

在不哺乳的时候，妈妈也会产生奶阵，尤其是在产后初期，经常一不留神衣服就因为漏奶而湿了一大片。其实漏奶就是来奶阵的一种表现，跟所谓的"气血虚"没有任何关系。如果妈妈对漏奶有困扰，用手轻轻按压乳头一小会儿，漏奶就停止了。

奶阵受神经激素调节，由催产素支配，也会受妈妈个人的情绪及身体状态的影响。

妈妈情绪状态佳，身体舒服，更利于催产素释放，乳汁更容易泌出；妈妈压力大，乳头疼痛，身体伤口疼痛，会抑制催产素的释放，乳汁不容易泌出。如果没有奶阵，就没有大量乳汁移出，宝宝也就不能吃到足够多的奶。这也是有些妈妈明明乳房中有很多乳汁，可吸奶器就是吸不出来，用手挤也难挤出的原因。

随着宝宝长大，妈妈对奶阵会越来越不敏感，甚至整个哺乳过程中都没有任何奶阵的感觉，这是自然而正常的变化。但无论妈妈的感觉怎么样、如何变化，只要宝宝在半岁前吃奶时有吞咽动作，而且宝宝的大小便充足，且体重正常，就说明宝宝的乳汁摄入是充足的。

3. 哪些妈妈可能会出现泌乳异常

只要方法正确，绝大多数妈妈都会有充足的乳汁满足宝宝的需求，只有极少数妈妈会出现泌乳异常。如果妈妈有以下这些情况，需要提高警惕。

- 因内分泌疾病导致青春期和孕期乳房发育欠佳（如1型糖尿病、严重的多囊卵巢综合征）；
- 乳房做过大的手术，尤其切口在乳晕附近（比如缩乳手术）；
- 孕期内分泌异常且未控制（比如甲状腺功能异常等）；
- 过度肥胖；
- 有严重的产后大出血；
- 有胎盘残留等。

在这里我要划一个大大的重点：并不是有以上情况的妈妈就一定会出现泌乳异常，只是有这种可能性。妈妈可以在孕期找泌乳顾问做详细评估，在产后积极开启正确的母乳喂养程序。

1.3 / 关于乳汁的困惑

现在流行的一些关于孕期的说法、做法存在很多误区，阻碍了产后妈妈成功进行母乳喂养。

误区一：孕期按摩乳房，产后才会乳汁多。

前面已经介绍了乳汁产生的原理，乳汁是乳腺腺泡产生的，目前研究并未发现孕期按摩乳房可以提高产后的乳汁量。

要想乳汁多，妈妈在产后第一时间跟宝宝进行肌肤接触，宝宝早吸吮，妈妈勤哺乳，并确保宝宝衔乳姿势正确才是最重要的。

当然，如果孕妈妈想更多地熟悉和接纳自己的乳房，让乳房在产后像老朋友一样开始工作，那么在孕晚期自己轻柔地抚摸乳房也未尝不可。

如何抚摸乳房？孕妈妈对着镜子仔细端详自己的乳房，用整个手掌轻轻抚摸，缓慢移动，熟悉乳房的每一个部位（尽量不要刺激乳头）。

误区二：乳头凹陷会影响哺乳。

乳头凹陷的发生率为5%左右，大部分为先天性，如图1.5所示，一般分为三种不同程度的乳头凹陷。

- **Ⅰ度**：轻微牵拉即可拉出乳头，且乳头突出可保持几分钟，然后恢复内陷状态；
- **Ⅱ度**：较为常见，需要用力才能拉出乳头，但很快又恢复内陷状态；
- **Ⅲ度**：乳头凹陷较深，无法将乳头拉出。

Ⅰ度和Ⅱ度相当于我们平常说的乳头假性凹陷，而Ⅲ度相当于乳头真性凹陷。

其实，并没有"标准"的乳头，每个人的乳头大小都不一样，形状也不一样。宝宝吃母乳时，一大口含住的是乳房，而不仅仅是乳头。不论妈妈乳头长成什么样，产后宝宝正确含乳才是最重要的。

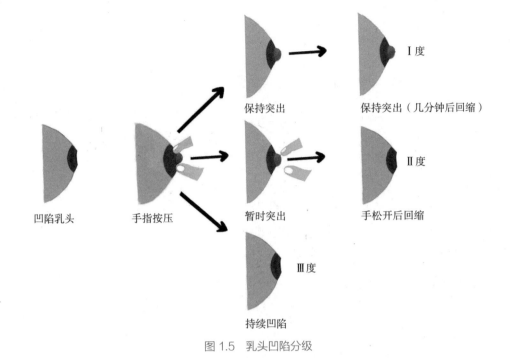

I度
保持突出
保持突出（几分钟后回缩）

II度
手松开后回缩

凹陷乳头
手指按压
暂时突出

III度

持续凹陷

图 1.5　乳头凹陷分级

对于大部分的假性凹陷乳头，只要妈妈第一时间与宝宝肌肤接触、频繁哺乳，就可以顺利实现母乳喂养。如果是乳头真性凹陷，建议妈妈在孕期就咨询泌乳顾问，为产后哺乳做充足的准备。

以前曾有人建议，可以在孕期通过牵拉乳头和佩戴乳头罩的方式来矫正乳头凹陷，但目前的研究显示，这样做并不会对产后母乳喂养有帮助。

误区三：乳房小，乳汁就少。

有的孕妈妈认为自己乳房比较小，所以乳汁可能会不够。其实乳汁由乳腺组织生成，而乳房大小跟乳腺组织没有"半毛钱"关系，只跟乳房中含的脂肪多少有关。因此，乳房小的妈妈只是乳房中的脂肪少，但很有可能乳腺组织多，反而有可能产生更多乳汁呢。

误区四：我的妈妈乳汁不足，我也会乳汁不足。

如果自己的妈妈曾经乳汁不足，孕妈妈就会对自己更没有信心了，"估计我也会遗传我妈妈的少奶体质"。然而，乳汁不足并不会遗传。所谓的先天性乳汁不足，也是因为激素水平异常或者乳腺组织发育异常等导致的，跟遗传并无关系。

乳汁不足的最常见原因是哺乳方式错误，没有在产后第一时间进行频繁有效的哺乳。

误区五：乳头颗粒需要搓掉。

我们前面说过，这种乳头表面的像乳痂一样的东西是初乳混合了灰尘、汗液等形成的，孕妈妈并不需要过度清洁，尤其不要直接撕开痂皮，因为这样有可能导致乳头表面受伤出血；孕妈妈可以在洗澡时待乳痂软化后轻轻擦拭，如果实在擦不掉也不必在意。

误区六：孕期有人能挤出初乳，我却挤不出，是不是哪儿出了问题？

绝大多数妈妈在怀孕第16周左右就已经具备了生产乳汁的能力，只是这个时候"客户"还不需要，所以"工厂"也就不会大量生产。有一部分孕妈妈自己轻轻一挤，就会发现乳房已经可以挤出金黄色的液体了，这就是初乳；还有一部分孕妈妈并没有发现有明显的乳汁挤出，别担心，无论孕期有没有乳汁挤出来，只要孕妈妈的乳房变大，且有胀痛感，就说明"工厂"已经做足了准备。

误区七：孕期用毛巾擦乳头，喂奶时乳头才不会破。

民间流传的擦拭乳头的方法特别多，用毛巾擦，用酒精棉球搓，用肥皂水洗……听得我胸前一紧，孕期乳头本来就敏感，还被这么暴力对待，妈妈得多疼啊。

纵使再折腾乳头千万遍，也不可能把它锻炼成"金刚不坏之身"，别指望着因此产后哺乳就不会痛。如果在孕期大力揉搓乳头，或用酒精等清洗乳头，反而会破坏乳头皮肤屏障，使乳头娇嫩的皮肤受伤，不利于产后哺乳。

哺乳时乳头不痛最核心的原则只有一条，就是宝宝有正确的衔乳姿势。如果想提前了解，可以直接跳到第3章。

误区八：一定要提前收集初乳。

其实，绝大多数妈妈只要产后哺乳程序正确，都会有充足的乳汁哺育自己的宝宝，这是哺乳动物的本能，不需要做太多干预。

只有极少数妈妈产后可能会出现泌乳异常，针对这种情况可以在孕足月后开始收集初乳，一方面是为了刺激乳房产奶，另一方面是为了留存乳汁备用，如果产后头几天有特殊情况，就可以给宝宝补充这些乳汁。

哪些妈妈产后可能会出现泌乳不足，参见1.2节的内容。

因为初乳都是一滴一滴用手挤出来的，量很少，所以建议妈妈选用容量较小的无菌注射器来收集（比如 1 ~ 2ml 的注射器）。去掉针头，将挤出的乳汁一滴一滴收集起来，如图1.6所示。对于有可能会出现产后泌乳异常的妈妈，建议在孕足月（37周）后，在泌乳顾问评估认为有必要时再做此操作。

收集的初乳可以直接装在注射器里，套上针套后放入冰箱冷冻室保存备用。

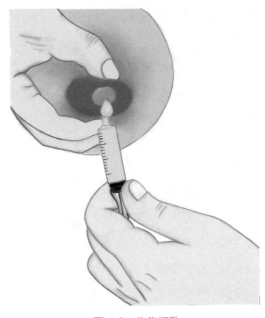

图 1.6　收集初乳

1.4 / 待产包的准备

产前，准妈妈们都会准备很多产后用品。在信息漫天飞的现代社会，好钢要用在刀刃上。哪些东西才是准妈妈们真正需要准备的呢？

1. 知识

首先需要储备的就是知识，关于分娩、母乳喂养、养育的知识！任何物品忘了准备，都可以临时再买，但如果储备的知识不到位，就会让妈妈和宝宝吃很多苦头了。

提前上个分娩学习班，了解分娩疼痛的由来、机制，可以更好地接纳疼痛，也可以更好地运用各种方法减轻分娩疼痛，促进产程进展。分娩并不是只有忍受疼痛和打无痛针两种选择。如果理解了生育的意义、分娩疼痛的本质，妈妈们就容易有更好的分娩体验。如果在分娩过程中还有来自另一半的支持和鼓励，两个人一起努力迎接小生命的诞生，夫妻感情也将会得到升华。

在本书中会讲到很多关于母乳喂养和养育的知识。没有人天生就会当父母，做父母也需要"持证上岗"，提前学习这部分知识，可以避开很多养育误区，让家长少麻烦、孩子少受罪。

2. 吸奶器

（1）要提前准备吸奶器吗

目前，母乳喂养的相关指南都建议产后做到早接触、早吸吮、勤哺乳，这样非常有助于母乳喂养成功进行，也就是俗话说的"早下奶，下奶快，奶量多"。

如果妈妈能跟宝宝早接触，让宝宝早吸吮，妈妈勤哺乳，其实并不需要吸奶器，让宝宝吸吮乳房就好，但如果产后出现下列情况，就需要吸奶器来帮忙了。

- 出生后母婴分离，需要使用吸奶器来帮助乳汁移出以维持乳汁量（这时建议使用医院级别的吸奶器）；
- 妈妈真性乳汁不足，需要使用吸奶器来辅助追奶；
- 妈妈上班了，需要背奶持续母乳喂养。

妈妈可以根据自己的实际情况，决定要不要提前备好吸奶器。

（2）如何选择吸奶器

♥ 吸奶器的种类

从功能来看，一般有手动吸奶器、单边电动吸奶器和双边电动吸奶器。

- **手动吸奶器**：方便，不需要考虑电池的问题，但双手会比较累，也不利于控制负压；
- **单边电动吸奶器**：虽然两边轮流吸比较费时间，但解放了双手，而且价格比双边的要便宜；

- **双边电动吸奶器**：双边乳房可以同时吸奶，不仅节省时间，而且吸出来的乳汁量平均增加15%，但价格更贵。

究竟选择哪一种吸奶器，妈妈们可以根据自己的需要选择。我本人更喜欢双边电动吸奶器，"工欲善其事，必先利其器"，双边电动吸奶器的效率会更高。至于吸奶器哪个品牌更好，真的很难下定论，适合自己的就是最好的。妈妈们尽量挑口碑好的吸奶器购买即可。

♥ 选择合适的喇叭罩

很多人会有一个误区，认为吸奶器的喇叭罩只有一种尺寸。其实，一个好的吸奶器，喇叭罩的尺寸是有很多选择的。就像脚上的鞋，太大或者太小都不行，妈妈们一定要选择适合自己乳头大小的喇叭罩尺寸。

在吸奶时可观察喇叭罩跟乳头的匹配度，如图 1.7 所示，来判断喇叭罩是否合适。

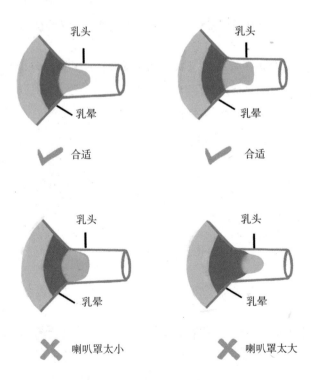

图 1.7 喇叭罩跟乳头的匹配度

- 如果喇叭罩罩杯太小，乳头会在罩杯内壁反复摩擦，容易造成乳头皲裂；
- 如果喇叭罩罩杯尺寸正好合适，乳头跟罩杯内壁之间有 1 ~ 2mm 的空隙，有一小部分乳晕被吸入罩杯，大部分乳晕在外面；
- 如果喇叭罩罩杯过大，大部分乳晕会被吸入罩杯，容易造成乳晕水肿，同时吸奶器吸力不足，吸奶效果不好。

需要注意的是，左右乳头的大小可能不一致，因此左右两边喇叭罩罩杯的尺寸也会不一样。另外，随着吸奶时间增长，乳头大小还可能发生改变，所以喇叭罩也需要做相应调整。

3. 学会手挤奶

前面说过，孕期不一定要提前准备吸奶器，但手挤奶非常重要，在孕期妈妈一定要学会手挤奶。

手挤奶比用吸奶器还重要，为什么呢？因为在产后的一些特殊时期，用吸奶器是吸不出奶来的，这时只能靠手挤奶。这样的特殊时期有：

- 产后初期还是初乳时，乳汁太少，吸奶器吸不出奶；
- 生理性涨奶时，乳房硬得像一块石头，吸奶器吸不出奶；
- 堵奶时，吸奶器也可能吸不出奶。

手挤奶的操作如图 1.8 所示。

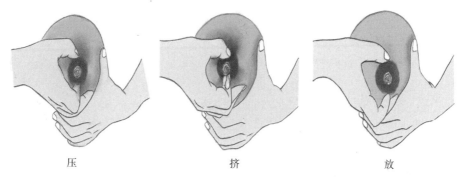

压　　　　　　　　挤　　　　　　　　放

图 1.8 手挤奶示意图

首先，一只手托举聚拢乳房，另一只手呈C字形，拇指、食指指腹分别放在乳晕边缘（一般距离乳头2cm左右），两个手指和乳头呈一条直线，然后有节奏地压—挤—放。

- **压**：手指朝胸壁方向轻轻内压，再将拇指和食指指腹相对，压住乳晕后方；
- **挤**：拇指和食指对捏挤压乳房（其他三个指头自然弯曲放在乳房上即可），想象正在挤压里面的"葡萄粒"（乳腺腺泡）；
- **放**：手指完全放松使乳房复原，但不要离开乳房表面。

根据实际情况，可以重复以上操作。

手挤奶时需要注意以下事项：

- 深压之后对挤，要始终保持在原位，不要向乳头方向移动位置，更不要搓皮，作用力始终在乳晕边缘，不要大力按压乳房；
- 深压—对挤时，手指始终和乳晕边缘保持贴合状态，不要离开皮肤表面。

4. 其他物品

待产包里还需要准备一些住院所需的证件，以及产妇和宝宝的物品。

❤ 证件类

- 父母的身份证；
- 准生证（不是每个地方都需要）；
- 医保卡；
- 产检记录本。

❤ 产妇需要准备的物品

- 宽松的、棉制的、分体式的非套头睡衣；
- 哺乳内衣；
- 卫生巾、湿巾；

- 拖鞋及各种洗漱用品（牙刷、牙膏、洗面奶等）；
- 水杯、吸管；
- 一次性内裤；
- 手机、银行卡。

♥ 宝宝需要的物品

- 婴儿和尚衣，或者连体衣1套（出院时穿）；
- 纸尿裤（新生宝宝一般适用NB号）；
- 婴儿纸巾、湿巾；
- 一次性隔尿垫；
- 2个小盆（洗脸和洗屁股的要分开）；
- 护臀膏、保湿霜；
- 弹力长背巾（用来把宝宝背在身上做肌肤接触，背时注意保护宝宝头颈部）。

5. 获取知识的渠道

除了知识、物品和技巧，孕妈妈和家人还要建立循证医学的思维，掌握获得科学母乳喂养知识、亲密养育理论的渠道。

♥ 权威机构网站

- 梅奥诊所；
- 美国妇产科学会；
- 美国儿科学会；
- 美国儿科学会面向家长的科普网站；
- 国际母乳会；
- 美国哺乳医学会；
- 世界卫生组织；
- 美国疾控中心；
- UpToDate临床顾问App版（中文）（需付费购买）。

❤ 马蕾医生的分享平台

- **微信小程序**：享喂（一对一线上咨询）；
- **微信公众号**：马蕾孕哺育（IBCLC-malei）、享喂母乳喂养咨询（maleibuyu）、马蕾孕哺育咨询师（Drma_academy）；
- **微信视频号**：马蕾孕哺育；
- **新浪微博**：马蕾孕哺育；
- **知乎**：马蕾医生；
- **小红书**：马蕾孕哺育；
- **抖音**：马蕾孕哺育科普；
- **Bilibili**：马蕾医生。

总结 本章讲述了乳房的结构和孕期乳房的变化、乳汁的产生及乳汁分泌原理，希望每一位妈妈在产前首先了解和认识自己的身体，建立自信：我是有乳汁的，我能喂饱我的宝宝；然后，继续通过后面的章节来学习详细的母乳喂养技巧和方法。

第 2 章

分娩与坐月子

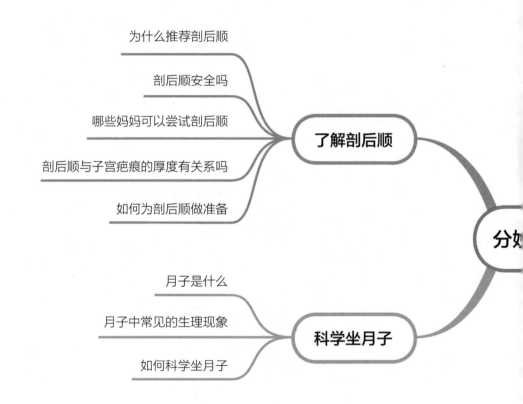

为什么推荐剖后顺

剖后顺安全吗

哪些妈妈可以尝试剖后顺

剖后顺与子宫疤痕的厚度有关系吗

如何为剖后顺做准备

了解剖后顺

月子是什么

月子中常见的生理现象

如何科学坐月子

科学坐月子

分娩

Chapter 2

分娩和坐月子是每一位妈妈都要面临的挑战。

这一章主要带大家了解不同的分娩方式及其对产后哺乳的影响、坐月子的常见误区及科学的应对方式。

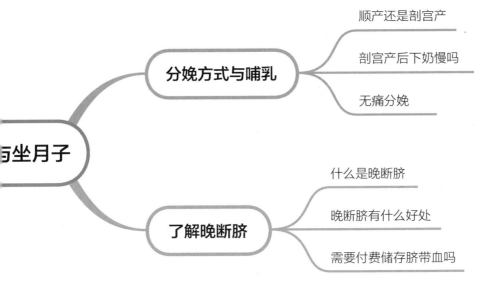

分娩方式与哺乳

顺产还是剖宫产

剖宫产后下奶慢吗

无痛分娩

与坐月子

了解晚断脐

什么是晚断脐

晚断脐有什么好处

需要付费储存脐带血吗

2.1　分娩方式与哺乳

怀胎十月，一朝分娩，究竟顺产好还是剖宫产好呢？我们先来了解一下顺产与剖宫产有何不同吧。

1. 顺产还是剖宫产

如表2.1所示，顺产是最自然的生产方式。顺产后妈妈出血少，身体创伤小，住院时间比较短，而且分娩结束后就可以照顾宝宝，母乳喂养也更容易成功。如果顺产妈妈再次怀孕，发生各种风险的概率也比较低。

而剖宫产是手术，妈妈需要承担手术和麻醉带来的意外风险。

而且，剖宫产后子宫上有疤痕，这可能会带来很多问题。例如，出现子宫疤痕憩室导致月经淋漓不尽，再次怀孕时切口妊娠（即受精卵着床在疤痕的位置）等。有疤痕子宫的妈妈再次怀孕时更容易出现前置胎盘，发生产前大出血。

表2.1　顺产与剖宫产对妈妈的影响对比

顺产	剖宫产
自然方式，更安全	存在手术、麻醉意外等风险
产后出血少	产后出血较多
再次妊娠风险较低	疤痕子宫有潜在风险：子宫疤痕憩室；切口妊娠；前置胎盘，发生产前大出血
住院时间短，花费少	术后恢复时间较长，花费更多
身体创伤小，分娩后即可照顾宝宝	身体、精神创伤较大
母乳喂养成功率更高	恢复期内母乳喂养不方便

下面我们再来了解顺产和剖宫产对宝宝有什么影响，如表2.2所示。

表2.2　顺产和剖宫产对宝宝的影响对比

顺产	剖宫产
规律性宫缩挤压宝宝的胸廓，刺激其呼吸中枢，有利于宝宝迅速建立正常的呼吸反射	缺乏规律性宫缩的刺激，宝宝患吸入性肺炎、湿肺的概率相对较高
妈妈的阴道和肛门中的有益菌，有助于宝宝提升免疫力，获取更有力的保护	缺乏接触母体有益菌的机会，免疫力低于顺产宝宝
产道中的挤压，使宝宝的感统器官发育更顺利	缺乏产道中的挤压对感统器官发育的积极影响，使宝宝在感觉信息处理上更容易遇到困难

顺产分娩时，规律性宫缩挤压宝宝的胸廓，锻炼其呼吸系统，使宝宝出生后不容易患吸入性肺炎、湿肺；产道中的挤压也可以刺激宝宝的呼吸中枢，有利于宝宝娩出后迅速建立正常的呼吸反射，而且，宝宝在妈妈的产道内受到的挤压，如同在爱的激素——催产素的沐浴下做了一个全身抚触，这对促进宝宝感觉信息处理的发育有很大帮助。另外，顺产的宝宝在分娩时接触了妈妈阴道和肛门中的有益菌，得到更强有力的保护。国外有一些医院会把妈妈阴道内的分泌物，用棉签蘸取后涂在剖宫产分娩的宝宝的口腔内，为的就是使宝宝获得妈妈体内的有益菌。

很多妈妈想顺产，可是会担忧：如果顺产不成功怎么办？再转剖宫产，那岂不是既经历了顺产的疼痛，又遭受了手术的痛苦？

是否能顺产成功在产前无法确定，只要妈妈没有顺产的禁忌证就可以试产。只有愿意尝试才有可能成功，不试，就完全没有希望。另外，即使试产失败，顺产转剖宫产也并不代表妈妈白遭了顺产的罪，顺转剖有很多积极正向的意义，宝宝依然可以享受到顺产带来的好处（如表2.2所示）。

2. 剖宫产后下奶慢吗

民间流传一种说法：产后头几天妈妈还没有奶，要等下奶了才能喂饱宝宝，尤其剖宫产妈妈下奶更慢，所以要早早备好奶粉。妈妈下奶的标志是乳房开始发胀、变硬。真是这样吗？

其实，所谓的"下奶"对应的是泌乳Ⅱ期，这时乳房开始产生丰富的乳汁，所以妈妈会明显感到乳房胀痛。但乳汁其实在孕中期就已经有了，产后初期虽然乳汁量不多，但与新生宝宝的胃容量是匹配的（详见第3章3.3节）。

泌乳Ⅰ期和泌乳Ⅱ期的发生跟妈妈的内分泌激素有关。无论是顺产还是剖宫产，只要妈妈在孕期乳腺组织增生发育，就会发生泌乳Ⅰ期；只要分娩后胎盘完整娩出，就会发生泌乳Ⅱ期。从内分泌角度考虑，顺产和剖宫产本身都不会影响泌乳，使下奶变慢。

但是，泌乳Ⅱ期除了受内分泌激素调控，还与宝宝是否频繁吸吮乳房有关。如果妈妈产后能尽早跟宝宝做肌肤接触，频繁、有效地让宝宝吸吮乳房，就会让泌乳Ⅱ期到来的时间更早，而且当泌乳Ⅱ期来临时，乳房的胀痛感也不会太明显了，甚至有些妈妈完全没有乳房胀痛的感觉。

剖宫产后，很多妈妈可能因为伤口疼痛等原因，或者误认为自己还没有奶，没有尽早、频繁地让宝宝吸吮乳房，而是选择了奶粉喂养，就容易发生泌乳Ⅱ期延迟，产后72小时仍没有大量乳汁产生。这才是剖宫产妈妈下奶慢的真正原因。

无论是顺产还是剖宫产，为了母乳喂养顺利，请妈妈在产后第一时间跟宝宝做肌肤接触，经常跟宝宝在一起，每天频繁哺乳，哺乳次数至少达到8～12次。注意，除了频繁哺乳，还要保证宝宝的衔乳姿势正确，乳汁才能有效移出，这才是母乳喂养的正确方式。

3. 无痛分娩

一些妈妈听说顺产很痛，所以会要求无痛分娩，以为打一剂麻醉针就完全不痛了，但又担心无痛分娩会影响哺乳。接下来我们一起了解一下无痛分娩。

♥ 什么是无痛分娩

无痛分娩是指使用各种方式使分娩时的疼痛减轻甚至消失，目前使用最多的无痛分娩方式是硬膜外麻醉，是将一根很细的导管经皮肤穿刺置入硬膜外腔隙，推送药物进入从而起到麻醉的作用。麻醉效果因人而异，大部分人觉得疼痛有所缓解，极少部分人觉得完全没有减痛作用，还有极少数人觉得完全不痛了。

♥ 无痛分娩是否影响哺乳

无痛分娩对于哺乳的影响，其实跟剖宫产有点类似。从内分泌角度来看，绝大多数妈妈的泌乳Ⅰ期和Ⅱ期都会如期而至，无痛分娩本身并不影响泌乳。但泌乳还与是否做到早接触、早吸吮等有关，如果妈妈因为无痛分娩的麻醉导致头痛、行动不便而错过跟宝宝早接触，或者宝宝因为麻醉影响没有寻乳能力而无法实现早吸吮，那么就有可能出现泌乳延迟等问题。

分娩中的妈妈生理、心理上的各种感受都需要被照顾，并不是仅仅打一针药物镇痛就可以解决了的。温馨的环境，感受到被爱、被信任、被支持，对分娩有掌控感，等等，对妈妈也是非常重要的。

很喜欢我的朋友郭郭（也是一位妇产科医生，IBCLC）说的一段话："无痛分娩与自然分娩，就像爬山可以选择自己爬或者坐车上山顶。自己慢慢爬，可以收获沿途的风景和内心的自信；坐车相对轻松，但会失去对生命的体验和自信。无痛分娩可能会影响宝宝早期寻乳和母婴链接，而母乳喂养是个关于信心的游戏。我不反对无痛分娩，但是我们要加强产前教育，让妈妈们更加了解无痛分娩的利弊。"

开始时先体验一下爬山的感觉，也许就会被沿途的美景和爬山时身体的"酸爽"迷住了，自己一不小心就爬到了山顶。

如果已经用了很多技巧（非药物性镇痛的方法），依然无法继续爬到山顶，再不坐车就可能摔下山崖，那选择转为坐车（使用药物镇痛）也是可以的。

分娩不是只有疼痛和绝望，也有对生命的领悟，对孕育的感恩和对自信的加持。

2.2 / 了解剖后顺

很多妈妈因为各种原因，生第一胎时做了剖宫产，生第二胎时想少挨一刀，试试自己生。第一胎剖宫产后第二胎还可以顺产吗？

可以！不仅可以，而且强烈推荐！

1. 为什么推荐剖后顺

推荐剖后顺有以下两方面的考虑。

- **顺产更安全。**

  剖宫产与顺产比较，有出血多、盆腔脏器易粘连、术后恢复慢等缺点。即使妈妈生第一胎时是剖宫产，第二胎顺产的风险仍然小于再次剖宫产的风险。第二胎剖宫产，手术难度会增加很多。

- **剖后顺对于还准备生第三胎的妈妈更好。**

  剖宫产次数越多，妊娠并发症越常见，如疤痕妊娠、前置胎盘等，这些并发症在两次剖宫产后发生率都会明显升高。

2. 剖后顺安全吗

剖后顺的成功率约为75%，25%的妈妈会失败而转为剖宫产，可能会略微增加风险，比如子宫感染。

大家最担忧的危险是子宫破裂。但事实上，如果上一次的剖宫产切口为子宫下段横切口，尝试剖后顺过程中子宫破裂的概率并不高，大约是1%，因子宫破裂造成胎儿/新生儿死亡或严重神经损伤的概率是1‰。

3. 哪些妈妈可以尝试剖后顺

只要上次剖宫产的切口为子宫下段横切口，妈妈就可以尝试剖后顺。

现在国内绝大部分的剖宫产切口都是子宫下段横切口，但如果你不确定自己剖宫产的切口类型，可以去医院查剖宫产手术记录。

如果同时有以下这些情况，剖后顺的成功率会更高：

- 妈妈曾经成功顺产过；
- 这次生产不存在上次剖宫产的原因；
- 在孕周小于40周时产程自然发动；

- 胎儿的体重小于4000g；
- 妊娠间隔时间大于18个月。

4. 剖后顺与子宫疤痕的厚度有关系吗

有医生会把子宫疤痕的厚度作为判断产妇是否能剖后顺的一个指标，但事实上，目前并无任何权威研究可以得出结论，子宫疤痕的厚度到底多少是安全的。

另外，对于疤痕厚度的测量，不同的B超医生、不同的测量方法（经腹、经阴道）都有差别。

同时，即使疤痕厚度相同，疤痕的质地、坚韧度也存在差别。

所以，因为子宫疤痕的厚度小于某个值就拒绝剖后顺，是不科学的。

5. 如何为剖后顺做准备

决定剖后顺以后，妈妈请务必做以下几方面的准备。

首先，在第一次产检的时候就跟医生讨论是否可以尝试剖后顺，选择可以支持剖后顺的医院和医生。

曾经有一位妈妈产程已经发动了，她才在妈妈微信群里问是否可以剖后顺，但因为没有提前跟医生沟通，所以她并不知道她的生产医院不支持剖后顺；还有一位孕妈妈到医院时宫口已经开7cm了，但她的生产医院不支持剖后顺，所以最终还是选择了剖宫产。

这两个案例都很可惜，因为那时已经没有和医生平静沟通的时间了。所以如果妈妈想要剖后顺，请早一点做准备。

其次，孕期合理安排饮食，规律锻炼，控制胎儿体重不超过4000g。如果胎儿体重能在3500g内，剖后顺的成功率会更大。

第三，孕期学习分娩知识也很重要，如果有可能，妈妈最好能参加一些关于自然分娩的学习班。

第四，让产程自然发动，尽量避免不必要的人为干预。

最后，做好可能需要再次剖宫产的准备。只要妈妈努力过，即使剖后顺不成功也不必内疚和遗憾。

2.3／ 了解晚断脐

在孕期，宝宝依靠脐带连接胎盘来汲取妈妈的营养，胎儿娩出后，传统的做法是立即剪断脐带，但现在比较推荐的是晚断脐。

1. 什么是晚断脐

顾名思义，晚断脐就是延迟结扎剪断脐带。目前权威机构均推荐，无论是健康足月儿还是早产儿，都要延迟断脐。

延迟断脐的时间究竟是多久呢？现在并未完全统一，大部分指南推荐至少延迟1分钟，也可以延迟到2～5分钟或者脐带完全停止搏动后再断脐，如图2.1所示。

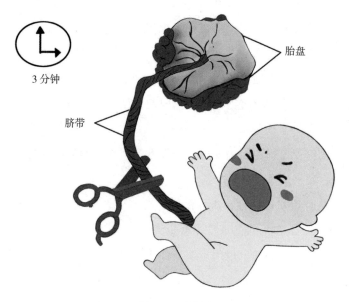

3分钟

胎盘

脐带

图 2.1 晚断脐

2. 晚断脐有什么好处

晚断脐可以把胎盘内的血液输送给宝宝，从而增加宝宝血量和铁的储备，降低出现贫血的风险；晚断脐可以促进宝宝出生后的自主呼吸，完成胎儿至新生儿的转变；晚断脐还可以促进宝宝神经系统的发育。

虽然有研究发现，晚断脐的宝宝可能更容易出现黄疸，但一般都是生理性黄疸，并不会对宝宝造成严重影响。

现在越来越多的医院支持晚断脐。妈妈如果想让宝宝在出生后晚一些剪断脐带，一定要在产检时向医务人员了解清楚，医院是否支持晚断脐。

3. 需要付费储存脐带血吗

社会上有很多这样的宣传：保存脐带血可以为孩子的生命留一份保障。真是这样吗？面对昂贵的储存费用，脐带血到底该不该存呢？

理论上，脐带血中含有丰富的造血干细胞，可以重建人体造血和免疫系统，因此可用于造血干细胞移植，治疗血液系统、免疫系统，以及遗传代谢性和先天性疾病。

但事实上，在治疗血液病领域，可能用到自身脐带血的机会比较少。

如果用于治疗白血病等血液系统疾病，造血干细胞的用量与人的体重成正比，需要用到的造血干细胞数以亿计，而脐带血中干细胞的数量有限，通常45公斤以上的人就无法通过脐带血中的干细胞满足移植需求。

如果用于治疗儿童血液系统疾病，儿童白血病发病率非常低，而且大约80%属于急性淋巴细胞白血病，一般不需要移植，只用化疗即可治愈，剩下少部分白血病儿童虽然有移植需求，但多数也不被建议使用同基因的自体脐带血干细胞移植，而是尽量选择骨髓移植。因为自体脐带血干细胞可能已经含有白血病细胞或者白血病前期细胞，且脐带血的免疫细胞发育不全，自体移植干细胞的潜在风险大、复发率高、存活率低。

当然，医学一直在进步，脐带血中含有大量的造血干细胞，其未来的医学应用价值很高，全世界也在积极开展造血干细胞的研究。将来，造血干细胞不仅可用于治疗血液系统疾病，它还有可能治疗其他非血液病，如糖尿病、风湿免疫病、脑瘫等。但这些目前都还处于研究阶段，何时能够试验成功并用于临床还是一个未知数。

相比于支付高昂的费用储存脐带血，我们更推荐的脐带血保存方式是：捐赠脐带血，免费保存在公共脐带血库中，这样既可以用于试验研究，又有机会给别人提供移植，或者等若干年后用于自己其他疾病的治疗……希望这个美好的愿望能够早日实现。

2.4 / 科学坐月子

在日常生活中，只要一说坐月子，妈妈们立刻都来了劲儿，个个打开了话匣子：

"我这辈子最长时间没洗澡，你知道是啥时候吗？——月子里，一个月没洗澡。"

"我月子里天天喝猪蹄汤、米酒醪糟来催奶。出了月子，我胖了六斤！"

"我月子里每次一看手机，我妈就在旁边唠叨，不能看手机啊，会伤眼睛。"

"我月子里一哭，家人就说：'不能哭啊，伤眼睛，老了眼睛会有后遗症。'"

"我月子里太热了，光脚光胳膊，我妈说：'姑奶奶，你得穿袜子穿长袖啊，落下月子病，老了可咋整。'"

"我月子里啃了根黄瓜就被批评，说不能吃凉的、硬的，老了会牙疼。"

"我还没出月子，就得了腱鞘炎，还腰疼、背疼，真要命。"

……

坐月子，对大多数产后妈妈来说，就好比"坐监狱"。

像我这种没坐月子，出院回家没几天就能蹦跶，天天短袖背巾抱娃出去溜达的妈妈，可没少遭旁人的白眼和劝说："等你老了就知道了，落下一身月子病，有你受的。"甚至还有"好心人"告诉我："你要是之前身体有哪里不舒服，比如头疼腰痛啥的，如果月子坐好了，这些病也就没了。"

坐月子真有这么神奇吗？坐不好会落下各种病，坐好了又包治百病？

1. 月子是什么

月子其实就是医学上说的产褥期，是指从分娩结束到产妇身体状态（除乳房以外）恢复至孕前的时期，大约为期6周（42天）。

2. 月子中常见的生理现象

对于月子中很多常见的生理现象，民间却流行着各种奇怪的做法把它们当成病来"治"，实在没有必要。

♥ 关节疼、肌肉疼痛

通常是激素水平改变，或分娩过程中局部肌肉和关节劳损所致，适当休息和运动，慢慢就会恢复。

当然有些疼痛可能源于妈妈姿势不对，比如抱宝宝时完全用手腕用力，导致疼痛，发生腱鞘炎；或者有些妈妈哺乳时身体没有得到足够的支撑，导致腰疼、背疼、肩膀疼。

♥ 易出汗

由于孕期多种激素增多，孕妈妈体内会滞留大量水分，产后这些水分大部分会形成尿液排出，也有一部分以出汗的形式排出体外，所以产后妈妈出汗多是正常现象，并不是"气虚"，更不需要做什么"汗蒸"来发汗排毒，因为汗液里并没有毒，"满月汗"不但排不了毒，反而有因排汗过度导致脱水的风险。其实，随着妈妈产后身体的恢复，易出汗这种情况会慢慢自行消失。

♥ 排恶露

不论顺产妈妈还是剖宫产妈妈，产后都会从阴道排出分泌物，俗称"恶露"。最开始三天颜色很红，3～5天后转为暗红色，持续1～2周转为褐色，最后转为白色。大部分妈妈在产后42天内恶露停止，少数妈妈也可能超过42天。产后促进恶露排出的推荐方法不是吃益母草、×妇康、生化××等（这些并没有科学依据），而是母乳喂养。因为母乳喂养时，妈妈的身体会不断释放催产素，最利于子宫收缩。

♥ 易掉发

怀孕期间，因为激素作用，孕妈妈头发的生长周期延长了，头发可能增多、变厚。分娩后，激素水平急剧下降，妈妈就会开始掉发，这是正常的生理现象。一般在产后一年内就会有所好转，妈妈们不用太担心。

3. 如何科学坐月子

♥ 注意个人卫生

产后妈妈新陈代谢快，容易出汗，如果不及时洗澡，特别容易滋生细菌，加大感染的风险。所以，月子里也要勤洗澡、勤洗头，照常洗脸、刷牙。

以前洗浴条件有限，妈妈没法淋浴，坐浴又容易发生阴道感染，所以各种坐月子的禁忌是客观环境不允许的情况下不得已的选择。比如我小时候，家里没有卫生间，冬天出去上个厕所，都冻得直打哆嗦，更别说产妇在冷天里洗澡、洗头发了。

现在，大部分家庭都有热水器，浴室有暖气、浴霸，产后妈妈在这样温暖的环境里淋浴是没有问题的，完全没有必要再固守那些坐月子的禁忌，自己感觉舒服更重要。

♥ 注意饮食营养

食材丰富、营养均衡才是最关键的。

经常听到产后妈妈抱怨："老人说月子里不能吃蔬菜，水果只能吃香蕉，夏天的时候冰激凌也不能吃。我已经便秘好几天了，真是痛苦。"

一说吃，妈妈们都是苦不堪言，有的妈妈一天必须吃 10 ~ 15 个鸡蛋，有的妈妈一天最少要喝三大碗猪蹄鲫鱼汤。

其实，在月子里，妈妈的体力活动大幅度减少，肠道运动不足，特别容易出现便秘和痔疮，所以膳食纤维一定要摄入充足。蔬菜、杂粮、薯类都可以吃，尤其杂粮、薯类对补充膳食纤维的效果更好，能缓解产妇便秘。

建议产后妈妈每天吃500g蔬菜，有些蔬菜可以生吃（比如黄瓜、胡萝卜），但如果妈妈不喜欢生吃，也可以煮软了吃。水果不用额外加热，常温吃就可以。

冰冷的食物比如冰激凌等，如果妈妈喜欢吃完全可以吃。若平时吃冰的身体不舒服，那么在坐月子期间也不要吃就行。一句话，平时吃啥，月子里可以照常吃啥。

关于哺乳妈妈的饮食，具体请看第8章。

❤ 适当活动

坐月子，可不是天天躺着不动。产后初期，血液处于高凝状态，如果此时妈妈长时间不活动，甚至天天卧床，很容易形成静脉血栓，出现下肢浮肿、疼痛等情况。每天适当下地活动很重要。

❤ 使用育儿辅助用品

妈妈要对自己好一点，以下这些育儿辅助用品不能省。

- **换尿布台**：避免妈妈频繁弯腰给宝宝换尿布造成腰疼、背疼、肩膀疼；
- **哺乳椅、哺乳枕、背巾、背带等**：做好支撑，减缓哺乳时妈妈的身体压力。

❤ 保持居家环境舒适

坐月子期间，每天开窗通风、开空调都是可以的，以妈妈自己感觉舒适为主。

❤ 选择适合自己的娱乐方式

坐月子期间，妈妈除了吃和睡，选择适合自己的娱乐方式非常重要。比如，可以动手做一些小手工，适当做做运动，看看手机或读读书（一定要保持好的用眼习惯，比如别在黑暗的环境下看手机，别躺着看书等）。

❤ 心无旁骛地和宝宝在一起，母乳喂养

坐月子真不是把宝宝交给家人或者月嫂，妈妈只管喂奶就行。母婴一体，不可分割。月子期是维系母婴情感链接的关键期，也是母乳喂养步入正常轨道的

关键期，这时候如果妈妈不能克服当下的困难，后面将会遭遇更多的痛苦和挫折。妈妈日夜与宝宝在一起，每天频繁哺乳，按需喂养，也非常有利于妈妈身体的恢复。

 总结 如何科学坐月子？妈妈尊重自己身体的感受是最主要的。虽然推动月子文明进步之路走得很艰难，但我相信和你我一样的人在走，在传播，这条路走的人多了，也便成为光明大道。

第 3 章

如何成功母乳喂养

乳汁量的调节

影响乳汁量的因素

食物对乳汁量的影响

成功校准乳汁量

乳汁量的阶段性变化

黄金 72 小时这样做

产后头三天要不要加奶粉

宝宝摄入母乳不足，如何补充喂养

产后头两周是泌乳关键期

产后母婴分离怎么办

如何绕开母乳喂养的各种误区，成功实现母乳喂养呢？这一章，我们着眼于妈妈和宝宝这两个人的配合，详细讲解在产后初期，母乳喂养的正确打开方式，希望能助力新手爸妈顺利开启产后母乳喂养之旅。

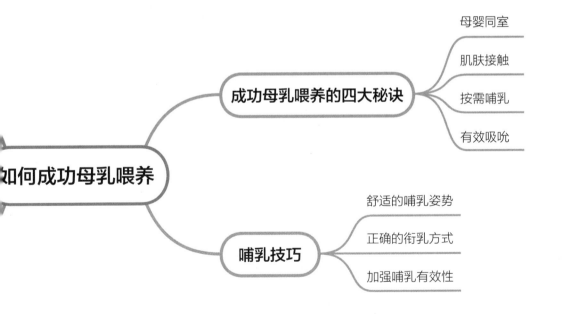

如何成功母乳喂养

成功母乳喂养的四大秘诀
- 母婴同室
- 肌肤接触
- 按需哺乳
- 有效吸吮

哺乳技巧
- 舒适的哺乳姿势
- 正确的衔乳方式
- 加强哺乳有效性

3.1/ 成功母乳喂养的四大秘诀

成功实现母乳喂养，以下这四大秘诀必不可少。

1. 母婴同室

我们经常说"母婴一体，不可分割"，妈妈需要和宝宝在一起，宝宝也需要和妈妈在一起，而妈妈和宝宝需要所有人的支持。

♥ 为什么要母婴同室

母婴同室可以激发妈妈的母性本能，增强母婴链接，让妈妈更加敏感地发现和了解宝宝的需求，哺乳更及时，减少宝宝哭闹，避免不必要的奶瓶喂养。

尤其在最初两三个月，这是属于妈妈和宝宝的熟悉期。只有宝宝常在妈妈身边，妈妈与生俱来的敏感本能才能更好地发挥作用，及时发现宝宝想要吃奶的表现，尽早给宝宝哺乳，做到按需哺乳。

如果妈妈和宝宝分开，宝宝被托管在婴儿房里，或者大部分时候和月嫂在一个房间，当号啕大哭时才被抱到妈妈身边吃奶，此时已经错过了宝宝要吃奶的早期信号。当妈妈给宝宝哺乳时，宝宝已经哭得满脸通红而不好好吃奶，妈妈很可能就误认为宝宝因为吃不到奶才哭闹，所以给宝宝加奶粉。

母婴分离会直接破坏母婴链接，妈妈很难了解到宝宝的需求，也不知道如何去回应宝宝。

♥ 母婴同室会不会让妈妈睡不好

经常听到老辈人对妈妈说："现在是你好好坐月子的时候，你就安心睡觉，孩子给我们带，你负责喂奶就行。"

事实上，在产后头两三个月，妈妈首要的工作就是照顾好自己和宝宝，以及哺乳。

如果妈妈和宝宝在一起，妈妈能及时满足宝宝吃奶的需求，学会舒服的哺乳姿势，在哺乳时释放的泌乳素会让妈妈更容易入眠。

如果妈妈和宝宝分开，妈妈经常要担心宝宝怎么样了，是不是要吃奶了，同时还要找时间吸奶，反而会影响妈妈的睡眠。

2. 肌肤接触

💜 什么是肌肤接触

产后要做的第一件事情就是肌肤接触。妈妈和宝宝都不穿衣服（或者妈妈穿开衫，解开衣服，裸露前胸），直接做皮肤贴皮肤的接触。

`张婷分享`

我生我家宝宝的时候，她一出生脐带还没有剪，就被助产士第一时间抱到我胸前趴着，一直做肌肤接触，直到她自己开始找乳房吃奶。

💜 肌肤接触的好处

肌肤接触对宝宝和妈妈有非常多的好处。

- **帮助新生宝宝适应新的环境。**

  肌肤接触时，妈妈的身体可以给新生宝宝提供与子宫内相似的温度，让宝宝能够适应新的环境。

- **有助于宝宝智力的发展。**

  因为肌肤接触使宝宝有更稳定的心率、呼吸、氧饱和度、血糖水平和睡眠，更加有利于其大脑的发育。已经有研究显示，同样是足月儿，有肌肤接触的宝宝比放在保温箱中的宝宝大脑功能表现更好。

- **使宝宝体重增长更好。**

  与妈妈肌肤接触使宝宝不需要消耗自己身体的能量去维持体温稳定，而是把能量用于生长，所以能获得更好的体重增长。

- **有助于母乳喂养成功。**

  新生宝宝有通过嗅觉寻找妈妈乳头的本能，足够时间的肌肤接触可以让宝宝自己爬向妈妈的乳房，并自发吸吮妈妈的乳头。研究显示，肌肤接触可以使母乳喂养的成功率提高8倍，母乳喂养的时间增加3个月。

- **帮助新生宝宝建立肠道有益菌群。**

  顺产宝宝通过妈妈产道时，会直接接触到妈妈产道里的益生菌，此后这些益生菌进入宝宝体内定植在肠道内，为建立宝宝健康的肠道菌群打下基础。产后立即做肌肤接触对于顺产宝宝很重要，对于剖宫产宝宝更为重要，因为通过这种方式，妈妈身体上的菌群，而非手术室或医院的其他细菌能第一时间进入宝宝体内。

- **使宝宝平静和减轻疼痛。**

  只要肌肤接触超过10分钟，就可以降低宝宝血液中压力激素——肾上腺素的水平，提升爱的激素——催产素的释放，使宝宝感觉平静和安全。

- **使宝宝有更好的睡眠。**

  因为有了更小的压力，有助于宝宝形成更好的睡眠，较少出现因为没有安全感而醒来的情况。

- **降低妈妈产后抑郁的概率。**

  与宝宝肌肤接触有助于妈妈释放催产素，使其更能胜任母亲的角色，同时能够减少压力带来的负面影响，降低产后抑郁发生的概率。

肌肤接触实在太重要了，它一直被公认为是产后开启哺乳养育的第一步。

♥ 如何做肌肤接触

顺产妈妈可以这样做，如图3.1所示。

当宝宝出生后，尽量避免不必要的医疗干预，让宝宝第一时间裸露身体直接趴在妈妈的身上，妈妈也要脱去（或解开）衣服露出乳房。如果室内温度比较低，可以拿一个薄薄的毯子盖上。产后第一次肌肤接触时把宝宝放在妈妈身体尽量低的位置，最好在乳房以下，使宝宝一蹬腿就能往上蹿，找到妈妈的乳头，这就是平时说的"乳爬"。

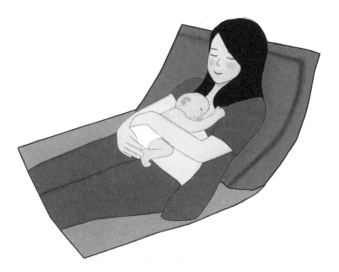

图 3.1　顺产妈妈做肌肤接触

剖宫产妈妈可以这样做，如图3.2所示。

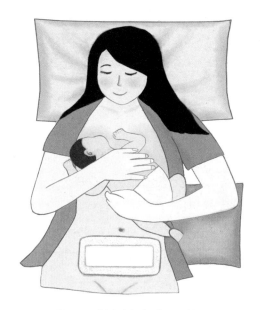

图 3.2　剖宫产妈妈做肌肤接触

剖宫产妈妈回到病房后，也要及时与宝宝做肌肤接触。让宝宝斜躺在妈妈身上，位置同样要尽量低，不要压迫到妈妈的腹部伤口。切记不要让宝宝的脚悬空，可以在脚下垫一个垫子。即使剖宫产妈妈在术后因麻醉还没有完全清醒，也可以尽早与宝宝做肌肤接触，但记得要有家人在旁边看护，注意宝宝的安全。

如果妈妈不在宝宝的身边，由爸爸来与宝宝做肌肤接触也是很好的。除了不能吃到妈妈的乳汁，肌肤接触带来的益处宝宝都能享受到。

当妈妈还在手术室，宝宝已经回到病房，此时爸爸快点脱光上衣来与宝宝做肌肤接触吧！如图3.3所示。

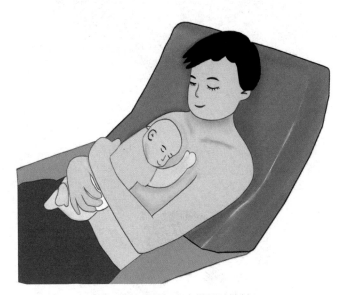

图 3.3　爸爸与宝宝做肌肤接触

产后越早开始做肌肤接触越好，第一次做至少1小时。只要时间足够长，绝大部分出生时没有受到药物干扰、没有跟妈妈分开太久的宝宝，都能够爬向妈妈的乳房，靠自己的本能吃到妈妈的乳汁。除非在宝宝吃奶的时候，妈妈觉得疼痛，可以稍微帮宝宝调整一下姿势，否则就一切交给宝宝做主吧。宝宝吃累了以后，可能会在妈妈的胸前睡去，这时把宝宝放到旁边，妈妈也趁机睡一会儿。宝宝再次醒来以后，妈妈就要开始频繁哺乳了。

肌肤接触不仅要在产后第一时间做，在整个养育过程中也要多做。产房可以做，病房可以做，回家后随时都可以做。没事就跟宝宝多贴贴，多抱抱，宝宝会更好安抚，更少哭闹，还能更聪明哦。母乳喂养不仅能让宝宝吃到母乳，而且喂养时的肌肤相贴也能给宝宝带来很多生理和心理上的好处。一个没有情感的奶瓶和一个充满爱和温暖的怀抱，如果你是宝宝，会选择哪个呢？

3. 按需哺乳

按需哺乳是母乳喂养的根本原则，也是母乳喂养之路的一条主线，不论宝宝多大，都要按需哺乳。

宝宝吃奶满足的需求有很多，不只是饥饿需求，还有吸吮需求、睡眠需求和情感需求等。

产后初期的新手妈妈很难判断，宝宝吃奶到底是为了满足什么需求。其实，了解宝宝的需求需要时间，需要互相熟悉，随着妈妈和宝宝相处的时间越来越长，妈妈会找到和宝宝的交流密码，成为最懂宝宝的人，那时就很容易判断了。

♥ 识别宝宝想吃奶的信号

宝宝并不是只有饿了才要吃奶，在要睡觉的时候、有情绪的时候、想要吸吮的时候、想念妈妈的时候，都可能需要吃奶。妈妈要多观察，才能捕捉到宝宝要吃奶的一些早期信号。

未满月的小宝宝，想要吃奶的信号非常微弱，经常吃着吃着就瞌睡了，醒后又继续吃。只要宝宝想吃，妈妈就可以喂。频繁哺乳，会让妈妈的乳汁更充足，也会让妈妈的乳房更舒服，不容易出现太严重的涨奶、堵奶。

不过，有时候妈妈会把"按需喂养"和"按哭喂养"混淆在一起。宝宝一哭，妈妈就以为是宝宝饿了，要给他喂奶；宝宝经常哭闹，妈妈就误认为是自己乳汁不足，供应不上宝宝的需求。所以妈妈需要慢慢摸索，识别宝宝想吃奶的信号。下面是一些最常见的宝宝想吃奶的情况，给妈妈做个参考。

- 宝宝困倦的时候及时哺乳，能够让宝宝更容易入睡。宝宝困了要吃奶，但不代表吃了就一定要睡。吃奶吃多久，睡不睡，睡多久，这都是宝宝说了算的。
- 宝宝在睡梦中，频繁伸手伸腿、动来动去，不时啃手表现很急躁时，妈妈也可以哺乳。这时候哺乳，宝宝能情绪较好地吃奶。

- 宝宝睡醒时，张嘴扭头找乳房，妈妈要及时哺乳，这时宝宝精神状态好，配合度高。有时候宝宝还没有完全醒来，只是在迷迷糊糊中做了找乳房的动作，妈妈可以把宝宝放到胸前做肌肤接触，让宝宝想吃奶时马上就可以吃到。

- 宝宝清醒时，刚吃完又拉了或尿了，或者玩着玩着开始哼哼唧唧，看上去想吃奶，这个时候妈妈也可以尝试哺乳。

如果宝宝烦躁、哭闹不安，或者特别困倦要睡觉了，而妈妈没有及时回应，没有及时哺乳，宝宝会很生气，不配合妈妈哺乳。尤其对于新手妈妈，哺乳还不熟练，宝宝的不配合会让妈妈更加不知所措，哺乳的难度也增加了。

"什么时候哺乳？"如果母性本能被激发出来的妈妈，是不会有这个疑问的，更不会问："宝宝出现某某信号时是不是要吃奶了？"什么时候哺乳完全是自然的母性回应，而一旦妈妈脑子里装了太多的流程和程序，便难以"看见"眼前的宝宝。每个宝宝想吃奶的信号都不一样，需要妈妈注意观察，用心感受。

💗 不了解宝宝真实需求时，可以主动哺乳

产后早期，当妈妈不了解宝宝的真实需求是什么，对宝宝的一些行为表现摸不着头脑，也不知道该怎么办的时候，可以给宝宝主动哺乳，这是最简单的一种办法，也是对宝宝最没有伤害的一种方法。只要妈妈愿意喂，宝宝也愿意吃，这样做就没问题。

💗 了解了宝宝的真实需求后，积极哺乳

当妈妈慢慢了解了宝宝，和宝宝越来越有默契时，哺乳也就更容易了。

比如，妈妈白天因为工作离家时间长，宝宝见不到妈妈会很想念妈妈，那妈妈回来后宝宝第一时间就要吃奶，妈妈也要多陪伴、多抱抱、多喂喂宝宝，弥补白天缺失的情感沟通和交流，宝宝夜奶增多时妈妈要给予理解；宝宝生病了不舒服，黏在妈妈身上不停吃奶以缓解生病带来的不舒适感，或者玩耍时摔疼了，要找妈妈吃几口奶时，妈妈要积极配合。

总之一句话，不要把宝宝吃奶、妈妈哺乳，局限在"饿了才能吃，饿了才给喂"的狭小圈子里，母乳喂养具有且不限于营养、免疫、安抚、情感方面的支持

作用。现代妈妈经常把自己的胸口捂得太紧了，唯恐宝宝吃奶太多，总想要规律哺乳，这是不符合生命成长规律的。

当妈妈和宝宝建立了独有的默契后，按需哺乳就是白天晚上自然而然、随时随地都可以进行的事。

4. 有效吸吮

有效吸吮，非常重要。

很多妈妈觉得自己已经很频繁地哺乳了，但是乳汁依然不多。其实，问题就出在虽然喂奶够频繁，但还不够有效上。

有效吸吮，指的是宝宝吃奶时衔乳姿势正确，吞咽到了足够多的乳汁。如果宝宝看上去是在吃奶，但是不能有效刺激出奶阵让乳汁移出，那就是无效吸吮。乳汁的产生，一定是"多排出就多分泌"，旧的移出了新的才会产生。关于正确的衔乳姿势，我们在下一节会详细讲到。

以上四大秘诀在产后初期非常重要。母乳喂养就像倒吃甘蔗，最初会很累，每天频繁哺乳，需要妈妈投入很多时间和精力。而此时也是宝宝最需要妈妈的时候，他得完全依赖大人照顾才能更好地生存下来。新手爸妈把自己的宝宝喂养好、照顾好，就是赢在起跑线了。

3.2／ 哺乳技巧

我经常听产后妈妈说手腕疼、背疼、腰疼，等等，和她们一交流，发现她们的哺乳姿势有问题。妈妈每天哺乳很多次，学会舒适的哺乳姿势，掌握正确的哺乳技巧，会避免很多不必要的疼痛，让哺乳成为一件快乐享受的事情。

1. 舒适的哺乳姿势

（1）哺乳姿势核心原则

妈妈和宝宝要身心舒服放松。妈妈的身体和情绪越放松，哺乳的感受越舒适，宝宝贴着妈妈吃奶也会越放松，含乳吸吮、吞咽会更协调。

无论坐喂，还是躺喂，核心原则要记住五个字：一、面、大、贴、支。

- **一：宝宝的身体呈一条直线。**

  有些妈妈哺乳时，宝宝总是扭着头或者蜷着身体吃奶，这样不利于乳汁有效移出。

- **面：宝宝的身体面向妈妈。**

  宝宝的身体面向妈妈的乳房，和妈妈胸贴胸、腹贴腹，而不是身体扭向一边。

- **大：宝宝嘴巴张大。**

  宝宝的头轻微后仰，鼻尖对着妈妈的乳头，嘴巴张得很大，一大口含住乳房，嘴唇外翻。

- **贴：宝宝下巴紧贴乳房。**

  宝宝的下巴紧贴乳房，嘴唇外翻，但可能因为下巴贴乳房太紧，妈妈看不到嘴唇外翻。

- **支：足够支撑。**

  建议妈妈自己先坐好，背部、腰部、手臂都得有支撑，然后抱宝宝来贴合妈妈吃奶，而不是妈妈弯下腰、偻着背喂宝宝，这样时间长了妈妈一定会腰酸背痛。

另外要注意，哺乳时宝宝的两只手要对称，上方的手放在妈妈的胸前，下方的手绕到妈妈的身后。

（2）常用的哺乳姿势

了解了常用的哺乳姿势，妈妈可以随时切换，自如哺乳。

♥ 后躺式哺乳

后躺式哺乳也称"半躺式哺乳"，或者叫"生物育儿法"，这是最接近自然界其他哺乳动物哺乳的姿势。妈妈只要身体后倾半躺下来，让宝宝俯卧在妈妈身上，宝宝依靠本能就会找到妈妈的乳房，自己吃到奶。这种姿势有点类似"葛优躺"，妈妈不会太累。

这种哺乳姿势使妈妈更加放松，催产素和泌乳素飙升，非常有利于乳汁产生和移出。在这种哺乳姿势下，宝宝毫无束缚地趴着吃奶，有利于激发新生宝宝的原始反射，会更加主动地吃奶，而且宝宝趴着吃奶，衔乳更深，妈妈也更少出现哺乳疼痛。

后躺式哺乳时，妈妈要如何做呢？

首先，妈妈要自己躺舒服。妈妈往后半躺，找到一个自己感觉最舒适的角度，确保头、颈、背、腰和胳膊等部位都有良好的支撑（可以想想你半躺在沙发上看电视或者看书时会怎么做）。胳膊部位的支撑很重要，垫子太高或者太低都不行，要让妈妈的胳膊正好与宝宝吃奶时的头颈部高度一致。

然后，将宝宝放在妈妈身上趴着。宝宝可以竖放、横放、斜放，只要妈妈和宝宝都感觉舒服，也不会压迫到剖宫产妈妈的伤口就行。宝宝的脚需要有一个支撑，可以是妈妈的腹部，也可以是枕头、靠垫等，根据宝宝趴在妈妈身上的方式不同而定。

如图3.4所示，如果是顺产妈妈，可以采用任何方式的后躺式哺乳姿势；如果是剖宫产妈妈，在腹部伤口愈合以前，可以按照图中2、3、4所示的方式来哺乳。

无论是哪种方式的后躺式哺乳，都要让宝宝的头部高于臀部。

再有，在必要时妈妈要给乳房塑形。

在大多数情况下，只要把宝宝放在妈妈胸前，出于本能宝宝就会吃到奶了，妈妈根本不用做特别的事情。但对于部分大乳房的妈妈，如果宝宝不能一大口含住乳房，妈妈还可以做一件事情，就是把乳房捏成一个三明治状，有助于宝宝一大口含住。妈妈给乳房塑形时，大拇指与其他四指分开，对称置于乳房上，大拇指稍微用力，使乳头略往上翘，如图3.5所示。

1. 趴在妈妈乳房下面

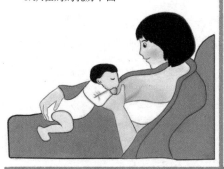

2. 斜趴在妈妈胸口

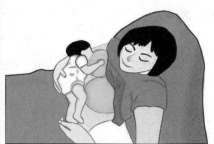

3. 支撑好趴在妈妈身侧

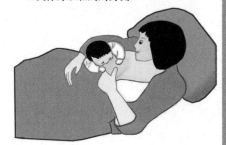

4. 趴在妈妈肩膀上

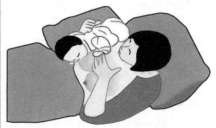

图 3.4　后躺式哺乳

当掌握了这三个要领后，吃奶这件事交给宝宝就可以了。把宝宝放在妈妈胸前趴着，让宝宝的嘴巴在乳头附近，他真的可以自己吃到奶哦！

后躺式哺乳就像刚开始学骑自行车时的辅助轮，它是辅助新手妈妈哺乳的最佳姿势。在产后的初期（0 ~ 5周），妈妈可以尽情地用这个姿势来哺乳。当妈妈和宝宝已经熟练了这些技巧以后，妈妈就可以采用任意姿势

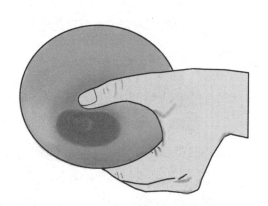

图 3.5　乳房塑形

哺乳了，就好像你已经学会了骑车，拿掉辅助轮后也一样能骑。当然，如果你和宝宝都喜欢，一直用这个姿势也没有问题。

💗 侧躺式哺乳

如果妈妈因为身体原因暂时还不能采取半卧位，不方便后躺式哺乳，那可以试试侧躺的姿势，如图3.6所示。

妈妈和宝宝面对面躺下，身体与床面垂直，可以在两个人的背后都放上靠枕或枕头作为支撑，两个人的身体完全贴合，妈妈的手自然放松，轻轻扶住宝宝的背部。不需要让宝宝的头枕在妈妈的胳膊上，可以直接枕在床面上，或者头部下方垫一块小毛巾即可。妈妈的腿可以伸直，可以弯曲，只要自己感觉舒服就好，也可以在两腿之间夹一个小垫子。

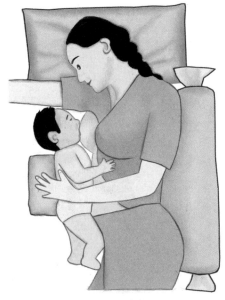

图 3.6　侧躺式哺乳

当一边乳房哺乳完后，妈妈再把身体面向宝宝更前倾一些，就可以直接喂哺另一边乳房（俗称"躺一边喂两边"）。但如果妈妈乳房偏大，担心前倾会压到下面的乳房，也可以把宝宝放在胸前，妈妈不起身，直接抱着宝宝翻身变成另一边侧卧位，宝宝也随之转到妈妈身体的另一边。

💗 摇篮式哺乳

摇篮式是最常用的哺乳姿势，大部分妈妈坐喂时都会采用这种姿势。

如图3.7所示，当喂左边乳房时，妈妈让宝宝的头枕在左边胳膊上，并以左前臂支撑宝宝的身体，右手可以托住宝宝的臀部或按摩乳房。宝宝的身体与妈妈的身体完全贴在一起。

💗 交叉摇篮式哺乳（反摇篮式）

这也是喂哺新生宝宝时比较常用的一个姿势。

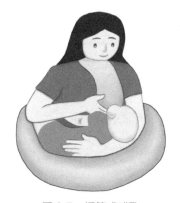

图 3.7　摇篮式哺乳

如图3.8所示，当喂左边乳房时，妈妈用右手托住宝宝的头颈部，右前臂支撑宝宝的身体来靠近妈妈，左手托住乳房并给乳房塑形。宝宝的身体要有支撑，支撑可以是哺乳枕、普通枕头等。

♥ 橄榄球式哺乳

这种哺乳姿势是乳房较大，或者乳头受伤、疼痛的妈妈坐喂时的首选。

如图3.9所示，把交叉摇篮式喂哺左边乳房的姿势直接换到右边乳房，就变成了橄榄球式哺乳。

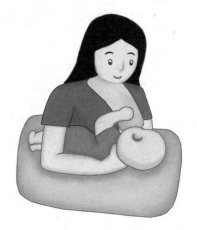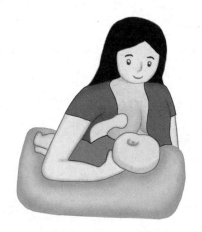

图3.8　交叉摇篮式哺乳　　　　　图3.9　橄榄球式哺乳

2. 正确的衔乳方式

也许新手妈妈听很多"过来人"说过，喂奶好痛，每次喂奶感觉就像赴刑场一样，乳头受伤了、流血了，只能含泪咬牙坚持。真的是这样吗？

不是的，哺乳应该是一件非常自然的事情，如果宝宝的衔乳姿势正确，妈妈的乳头不会疼痛，更不会受伤、流血。

♥ 正确的衔乳姿势

正确的衔乳姿势，即深衔乳是这样的：宝宝含住妈妈的大部分乳晕，乳头在宝宝口腔的硬腭和软腭交界处5mm以内，这个部位被称为舒适区。

如图3.10所示，若妈妈的乳头能到达宝宝口腔舒适区的位置，妈妈哺乳时就不会出现疼痛及乳头受伤的情况。但如果宝宝衔乳浅，妈妈的乳头就会在宝宝口腔的前部，也就是硬腭位置，宝宝吃奶时硬腭挤压摩擦乳头，势必会造成乳头受伤，妈妈有疼痛感。

正确的衔乳姿势对妈妈和宝宝都非常重要，不但可以避免妈妈乳头受伤，还可以让宝宝的吸吮更有效，促进乳汁产生和移出。

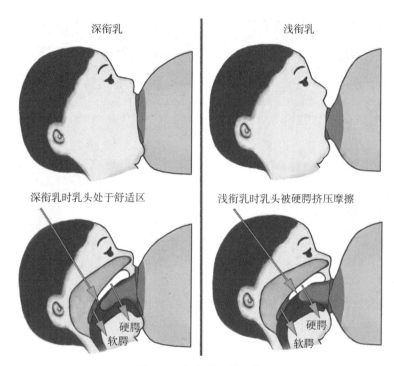

图 3.10　深衔乳与浅衔乳

❤ 帮助宝宝正确衔乳

在产后第一天，妈妈主要掌握以宝宝为主导的哺乳姿势，也就是后躺式哺乳姿势就可以了，因为重力作用，这种哺乳姿势宝宝会衔乳更深。如后躺式哺乳，详见47页。

如果妈妈用别的姿势来哺乳，也要确保宝宝深衔乳。

❤ 深衔乳如何做

如图3.11所示，妈妈抱宝宝哺乳时，让宝宝的头轻微后仰，鼻尖对着妈妈的乳头，妈妈用乳头触碰宝宝的上唇会使宝宝的嘴巴张开很大，这时迅速把宝宝贴近乳房，让宝宝的下巴先接触乳房下部，从下嘴唇包绕下乳晕开始，使宝宝从下往上衔入乳头，并尽可能多地含住一大口乳房。

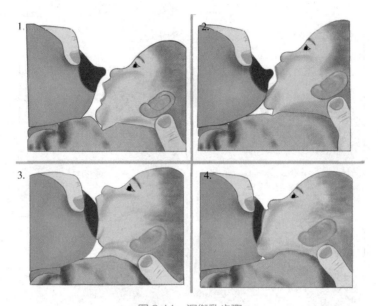

图 3.11　深衔乳步骤

这种衔乳方式也称为"偏心式衔乳""非对称式衔乳"，宝宝含住的下部分乳晕多于上部分乳晕。

💜 判断宝宝衔乳姿势是否正确

正确的衔乳姿势是，宝宝的嘴巴张得足够大，下巴紧贴乳房；宝宝有明显的吞咽动作；当吞咽时，宝宝的吸吮会略微暂停，下颌的运动幅度增大。

如果出现以下情况，要考虑可能是宝宝的衔乳姿势不正确，需要纠正。

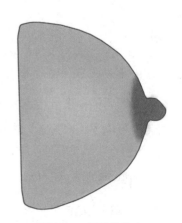

图 3.12　唇膏状乳头

- 妈妈哺乳时感觉乳头疼痛；
- 哺乳后乳头变形成唇膏状，如图3.12所示；

- 宝宝吃奶时两颊极度凹陷；
- 宝宝吃奶时嘴巴有吧嗒的声音；
- 听不到宝宝吃奶时的吞咽声，或者看不到宝宝有吞咽动作。

3.加强哺乳有效性

很多妈妈觉得自己乳汁少，其实并不少，只是宝宝吃到的奶不多。妈妈哺乳时注意一些小技巧，会增加哺乳有效性，让宝宝吃到更多的奶。

❤ "哺乳三步曲"

这是我原创的"哺乳三步曲"，分享给妈妈们。

第一步：检查乳房。

当宝宝正在吃奶时，妈妈用四个手指的指腹在乳房表面轻柔划圈，如图3.13所示，目的是检查乳房，排除乳腺管堵塞（表现为乳房上有硬块）等问题。划圈检查要有一定的力度，但又以不觉得疼为宜，不能只是把手放在乳房皮肤上摩挲，而是要触摸到乳房里的乳腺组织。

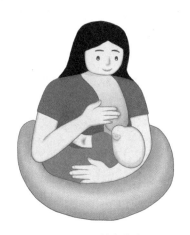

图 3.13　检查乳房

第二步：按摩乳房。

如果发现乳房上有硬块，局部按摩硬块部位。方法是用手指指腹在乳房硬块边缘划圈按摩，按摩位置如图3.14所示。在宝宝吸吮的同时按摩硬块边缘，一般硬块很快就会消失，这样乳腺管堵塞的问题就解决了，等于把堵奶问题扼杀在了萌芽状态。

第三步：挤压乳房。

当前两个步骤都完成后，乳汁的流速已经变慢，表现为宝宝吞咽不明显，这时就可以挤

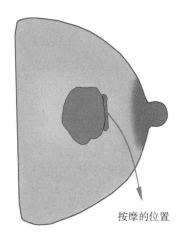

按摩的位置

图 3.14　按摩乳房

压乳房了，如图3.15所示。挤压乳房可以使乳汁流速变快，流量变大，宝宝吃起来更容易，吃得会更好。

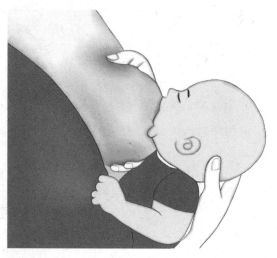

图3.15　挤压乳房

"哺乳三步曲"可以加强哺乳有效性，预防堵奶，尽早发现堵奶并及时自救。建议妈妈每次哺乳时都这样做，只要避开乳汁流速特别急，宝宝容易呛奶的时候就可以。

♥ 让乳汁移出

母乳喂养一直强调按需喂养。宝宝在刚刚出生第一周至后面头一两个月期间，胃还很小，加上吃奶效率不高，需要少吃多餐来满足自己的需求，同时促进妈妈建立良好的乳汁供应。

从产后第一天开始，到后续乳汁量明显增多，妈妈每天的哺乳频率是8～12次甚至更多。如果宝宝吃奶的频率没有那么高，必要时妈妈要配合吸奶器或通过手挤奶的方式让乳汁移出，等乳汁量充足后继续根据宝宝的需求来哺乳。

♥ 频繁换边

在产后头几天，有很多妈妈一次喂奶要花一个多小时，每边乳房喂半小时以上。其实，妈妈细心观察就会发现，宝宝只在前几分钟有明显吞咽的动作，而后面一直只是吸吮，并没有吞咽。

在乳汁量非常充足之前，妈妈哺乳时尽量让宝宝吃两边的乳房，但并不是必须一边乳房吃15分钟甚至更久后才能换另一边，在乳汁量还不是很多的时候，如果宝宝吃奶时间长，吞咽少，妈妈可以通过频繁换边来增加哺乳的有效性。

当宝宝吃奶时，会刺激妈妈产生奶阵，有了奶阵，宝宝才能吃到大量的乳汁。一次奶阵结束后，宝宝的吞咽动作明显变少，这时需要刺激出下一次奶阵保证宝宝持续吃到大量的乳汁，但乳汁量不多的妈妈要在同一边乳房继续刺激出下一次奶阵需要的时间会比较久，若宝宝太久吃不到大量乳汁，就会昏昏欲睡而不再有效吸吮，这样导致奶阵更不容易产生。

这时候换到另一边乳房哺乳是个好办法，因为这样更容易在另一边乳房刺激出奶阵，宝宝不容易睡着，吃奶更有效。

同理，当这边乳房奶阵过去后，又可以换到另一边乳房。一次奶阵持续的时间是1.5~2分钟，加上前后的时间也就5分钟左右。当妈妈发现宝宝的吞咽动作不明显了，就可以考虑换边了。一次哺乳，每边乳房可以轮换2~3次。需要注意，要以宝宝的吞咽动作是否明显来决定换边与否，而不是刻板地看时间。

3.3 产后头两周是泌乳关键期

产后头两周是泌乳关键期，也是产后遇到挑战最多的时期。接下来，我将揭开妈妈产后头两周常见的误区和真相。了解真相后，妈妈就能理智、从容地面对它们了。

1. 黄金72小时这样做

妈妈要顺利启动泌乳，产后的头72小时（也就是头三天）非常重要，因此这段时间也被称为"黄金72小时"。我会以时间轴的顺序与大家分享妈妈应该如何做，以及如何观察宝宝母乳的摄入情况。

（1）产后第一天

产后第一天，妈妈需要和宝宝在一起，用舒服的姿势频繁地哺乳，同时也要关注宝宝的尿便情况。

具体来讲，妈妈如何做呢？

❤ 多做肌肤接触

妈妈可能在宝宝出生之前就已经听说，产后妈妈要早哺乳，宝宝要早吸吮。

于是宝宝出生后，妈妈就会急切地给宝宝喂奶，把乳头往宝宝嘴里塞。其实，妈妈可能忽略了，出生后要做的第一件事是肌肤接触。肌肤接触是开启母乳喂养的第一步，也是最重要的一步。

无论是剖宫产还是顺产，妈妈产后第一时间都要与宝宝做肌肤接触。

❤ 和宝宝在一起，频繁哺乳

顺利完成了肌肤接触及第一次哺乳后，妈妈和宝宝可能会睡着，醒来后就要开始频繁哺乳了。

妈妈和宝宝在一起，不限定哺乳时间及哺乳次数。刚开始几天，宝宝吸吮次数越多越好，每天至少8～12次，每1～3小时一次。无医学指征不要轻易添加奶粉。早期让宝宝频繁地吸吮妈妈的乳房相当于客户在给新开张的工厂下订单，订单越多，工厂会配备越多的工人来生产，保证生产足够的货物满足客户的需求。

如果刚开始宝宝吃奶时间间隔较长（超过3小时一次），或是宝宝吸吮不好，妈妈可以2～3小时手挤奶一次。宝宝也有可能在一天的某一个时间段频繁要吃奶，而在另一个时间段吃奶的间隔较长，每个宝宝都是独立的个体，妈妈尽量配合和适应宝宝的节奏即可。在宝宝睡觉时，妈妈也抓紧时间多休息。

❤ 选择适合自己的哺乳姿势

产后第一天，妈妈的身体还不能自如地活动，可以优先选择后躺式、侧躺式哺乳姿势，这是产后初期最常用，也是比较舒服的哺乳姿势（详见3.2节）。

如果正确衔乳，宝宝吸吮时妈妈不会觉得疼痛难忍，吸吮后妈妈的乳头也不会变形。如果出现乳头损伤和疼痛，妈妈一定要积极查找原因，调整宝宝的衔乳姿势。

💙 **判断第一天宝宝摄入母乳是否充足**

产后第一天，只要宝宝尿便次数和量达到标准，就可以判断他摄入母乳是充足的。

- **吃奶的情况**：由于第一天宝宝吃到的母乳很少，妈妈可能看不到宝宝有明显的吞咽动作；
- **体重**：大部分宝宝都会体重减轻，但下降幅度不会超过7%～10%；
- **大便**：宝宝至少有一次胎便，胎便是黑色的，如图3.16所示，一次的分量有一元硬币那么大；
- **小便**：宝宝至少有一次小便，因为第一天母乳摄入量的确不多，所以排出的小便量也会比较少，有时候甚至可能混在大便里看不到。

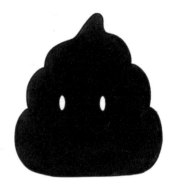

图 3.16 胎便

（2）产后第二天

大家都说哺乳就像闯关，过了一关还有另一关。猜猜产后第二天，新手爸妈会面临怎样的"闯关大战"呢？

💙 **应对宝宝第二天晚上的哭闹**

什么是第二天晚上的哭闹？

很多宝宝在出生第一天很安静，吃了睡，睡了吃，很少哭闹，爸爸妈妈们都庆幸自己生了一个"天使宝宝"。但到了第二天，尤其是第二天夜里，宝宝哭得撕心裂肺，难以安抚。也许会有人问："是不是宝宝没吃饱，所以哭闹？"并不是，第二天的宝宝的确容易哭闹，尤其是在夜晚，经常表现为含着妈妈的乳头就睡着了，可一离开又马上开始哭闹。

新手爸妈在第二天都会特别沮丧，提前学习了许多关于母乳喂养的知识，准备纯母乳喂养宝宝，可是宝宝一直哭闹，表现出一直找奶吃的样子，让新手爸妈误以为宝宝没吃饱，于是加奶粉。先加30ml奶粉，如果宝宝还在哭，再加30ml，还是不行，就再继续加，直到把宝宝喂得"撑睡"过去。我曾见过有妈妈给出生第二天的宝宝一顿喂120ml奶粉！

宝宝为什么会出现第二天晚上的哭闹呢？

宝宝第二天晚上哭闹并不是因为他饿了，也不是因为他身体不舒服，而是宝宝需要妈妈的一种表现。宝宝原来在妈妈的子宫里待了9个月，那个"爱的小屋"让他感觉很舒服，暖暖的羊水在宝宝身边流淌，妈妈的心跳声、血管杂音、外界的声音交织在一起，喧闹而温暖。在宝宝出生的第一晚，他还在昏昏欲睡的状态中，并没有发现周围的变化；但是到了第二晚，宝宝猛然发现自己在一个不熟悉的环境，没有了妈妈"爱的小屋"的保护，没有了各种声音，宝宝觉得不安全，想找妈妈，于是他就用哭闹来表达。

应对宝宝第二天晚上的哭闹，新手爸妈只要做一件事，就是宝宝想待在妈妈的乳房上就让他待着吧，宝宝想吃奶就给他哺乳吧。因为妈妈的乳房是最接近子宫环境的地方，不仅温暖，还有妈妈的心跳声，还有妈妈的气味。如果宝宝吃奶睡着了，轻轻拨出妈妈的乳头即可，但不要马上抱走宝宝，除非宝宝睡得很熟。可能宝宝一离开妈妈就醒了，又开始哭闹，那就让宝宝继续待在妈妈的乳房上。有可能宝宝一整晚都是趴在妈妈的胸前度过的。如果妈妈觉得太累了，也可以让宝宝趴在爸爸胸前睡会儿。让宝宝趴在大人胸前睡一定要注意安全，把宝宝的脸侧过去，不要压到他的鼻子，而且大人低头时能随时观察到宝宝。

💜 判断第二天宝宝摄入母乳是否充足

可以从以下几个方面来判断第二天宝宝摄入母乳是否充足。

- **吃奶的情况**：宝宝吃奶时，妈妈可能依然看不到宝宝有明显的吞咽动作，要判断宝宝吃得够不够，主要还是看他的体重和大小便；
- **体重**：可能还在继续下降，但下降范围不超过出生体重的7%～10%；
- **大小便**：宝宝会有两次小便及两次大便，大便的颜色可能是胎便的黑色，也可能是过渡样便的黄绿色，如图3.17所示，此时的小便依然不会太多（所以湿纸尿裤不会太重），可能混在大便里看不到。

（3）产后第三天

产后头两天，很多妈妈感觉乳房软软的，好像没有乳汁，尝试手挤奶或者用吸奶器吸，也基本看不到多少。

到了第三天，大多数妈妈会发现乳房变硬了，终于"下奶"了！可是这时宝宝吃不到，用吸奶器吸也吸不出。

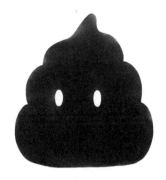

图 3.17　过渡样便

发生了什么呢？这是产后第三天可能面临的又一个挑战——生理性涨奶。

很多妈妈都以为生理性涨奶就是乳腺管不通，堵奶了，其实并不是这样。

还记得我们讲过的泌乳发生的机理吗？生理性涨奶，其实就是因为孕激素撤退，泌乳Ⅱ期来临，乳房开始产生大量乳汁，乳汁突然增多又不能有效移出，因此在乳房集聚了大量乳汁、淋巴液和血液，造成乳房肿胀。可以理解为在早晚上班高峰，车流量太大，严重塞车，交通混乱。

❤ **发生生理性涨奶怎么办**

最根本的解决办法就是让乳汁移出，使乳房尽量"排空"。主要方式是频繁给宝宝哺乳，让宝宝有效吸吮乳房。

妈妈频繁给宝宝哺乳，宝宝频繁有效地吸吮乳房，是解决生理性涨奶的最佳方式，也是最基本的方式。妈妈还可以在宝宝吸吮时轻柔划圈，按摩乳房硬块处。

如果宝宝不在妈妈身边，妈妈可以用手挤奶配合吸奶器的方式来移出乳汁。

妈妈可以尝试以下这些辅助缓解乳房胀痛的方式。

● **哺乳前温敷乳房。**

温敷是为了刺激乳房，让乳汁移出更顺畅。需要注意，温敷只能在哺乳前进行，且温度不要过高，以妈妈不觉得烫为宜，时间也不要太长，2～3分钟为佳。

- **哺乳间歇期冷敷乳房。**

  冷敷可以用退热贴，也可以用保鲜袋装一半冰一半水，再用毛巾包好后敷，注意避开乳头。

- **哺乳后用卷心菜敷乳房。**

  哺乳结束后，把卷心菜洗干净，用擀面杖擀平，使其呈半透明状（这时会有一些液体流出），把卷心菜直接敷在乳房上。它的作用类似于冷敷，而且因为卷心菜汁中含有一些酶，所以有消除肿胀的作用。一般敷20分钟取下，休息20分钟后再敷，敷的时候要注意避开乳头。

注意，温敷、冷敷、卷心菜敷等都只是辅助方式，它们是在乳汁已经充分有效移出后，妈妈仍然感觉乳房胀痛的时候，配合使用来缓解乳房不适的。

♥ 生理性涨奶严重、乳晕水肿、宝宝含不住乳头怎么办

这时可以先做乳晕的反式按压，让集聚在乳晕的液体回流，然后再让宝宝吸吮。

反式按压的手法如图3.18所示，四张图片所示的手法可以单独使用或者联合使用。

妈妈把指甲剪短，手指尖微弯，放在乳头两侧，朝胸腔方向施压，并持续1分钟左右，施压时力道持续且稳定，以妈妈不感觉疼痛为宜。可以把手放在乳房上下和左右各做一次。做完后，乳晕变软，立即让宝宝深衔乳开始吃奶，也有可能宝宝吃着吃着又含不住了，这时需要重复做反式按压后再让宝宝衔乳。

也可以在反式按压后先手挤奶，挤出一点点乳汁，乳晕变得不太硬后再让宝宝深衔乳。

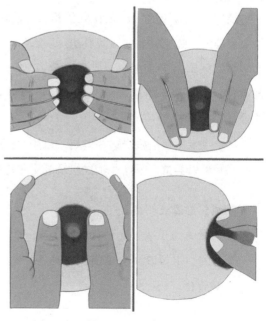

图 3.18　反式按压

很多人以为涨奶了就是乳腺管不通，要找通乳师来帮忙按摩通乳。通乳的时候，是真痛，甚至比生孩子还痛。很多妈妈都是口咬毛巾、两只手被家人按住来完成通乳的。

一定记得，让妈妈感觉疼痛的通乳都是有风险的，它可能会破坏乳腺结构，使乳汁外渗而导致乳腺炎（想想第1章1.1节的介绍，就像"葡萄粒"被挤爆了），严重者甚至发展成乳腺脓肿。

❤ 是否需要找通乳师

在绝大多数情况下，如果按照前面说的方法，让宝宝正确、有效地吸吮，喂奶前妈妈先做反式按压软化乳晕，喂奶后再配合使用一些辅助方法，生理性涨奶就会慢慢缓解，完全不需要找通乳师。

也可能因为之前一直没有让宝宝吸吮，妈妈涨奶非常严重，做了反式按压后，仍然没有办法让宝宝成功衔乳，这时可以找泌乳顾问来帮忙，而不是去找不靠谱的通乳师。

专业的泌乳顾问帮妈妈做的事情不只是帮妈妈手挤奶以缓解乳房的胀痛（其实通乳师说的无痛通乳手法也不过就是手挤奶而已），更会指导妈妈科学喂养、掌握舒服的哺乳姿势，指导宝宝正确衔乳以实现有效吸吮，帮助妈妈顺利渡过产后乳房胀痛的难关。

❤ 预防生理性涨奶

生理性涨奶重在预防，最有效的预防方法就是让宝宝一出生就与妈妈肌肤接触，实现妈妈早哺乳、宝宝早吸吮。这样做会使妈妈下奶的时间提前，乳房胀痛也不会太严重，只要让宝宝吃奶就能缓解妈妈的胀痛与不适。甚至有的妈妈没有任何胀痛与不适，生理性涨奶就这么云淡风轻地过去了。但如果妈妈头两天因为觉得没奶而很少喂宝宝，等生理性涨奶时，乳房胀痛会非常严重，妈妈痛苦不堪。而且，这种胀痛可能要持续24～48小时后才会缓解。

❤ 判断第三天宝宝摄入母乳是否充足

除了看吞咽，最重要的是看宝宝的体重和大小便。

- **吃奶的情况**：当妈妈涨奶后，宝宝每餐吃到的乳汁量明显增加，此时妈妈可以看到宝宝的吞咽动作或听到吞咽的声音；
- **体重**：可能还在继续下降，但下降范围不超过出生体重的7%~10%；
- **大小便**：会有三片中等重量的湿纸尿裤及三次大便，大便的颜色不应该再是胎便的黑色，如果第三天宝宝还在排黑便，妈妈就要考虑宝宝可能存在母乳摄入不足的情况了。第三天的大便颜色可能是黄绿色，或如图3.19所示的黄色。黄色大便出现越早，说明宝宝吃奶越多。

图 3.19　黄色大便

2. 产后头三天要不要加奶粉

宝宝刚出生的头几天，大多数妈妈都会感觉乳房瘪瘪的，想抱宝宝来吃奶但也不知道如何喂，家人或者护士、月嫂都会说："你现在还没有下奶，宝宝吃不到，赶紧喂奶粉，否则会把宝宝饿成低血糖的。"

于是，妈妈只能一边给宝宝喂奶粉，一边盼着自己赶快下奶。

人人都说产后头三天没有奶，真的是这样吗？

如果真是这样，在奶粉发明以前，人类宝宝都是如何活下来的呢？

只要你愿意思考，就可以找到答案：宝宝出生后可以只依靠母乳存活下来，不需要奶粉。

作为哺乳动物的一个支系，人类妈妈在怀孕时乳房就已经在为产后的哺乳做准备了，乳房在孕中期就具有了泌乳的能力，分娩后妈妈立即就有乳汁哺育自己的宝宝。

怀孕、分娩和哺乳，都是女性与生俱来的能力。

我们在第1章中就介绍过泌乳的机理。妈妈到了孕中期就开始有乳汁了，一直到产后30~40小时，只是乳汁很少，所以还不会有涨奶的感觉，如果妈妈手挤奶不熟练，可能连一滴乳汁也挤不出来。但是看不到、感受不到并不代表没有哦。

产后头三天，新生宝宝对于乳汁量的需求是这样的：第一天，宝宝的胃只有一颗樱桃大，一顿吃5~7ml就够了，即使一天吃10次，总量也只需要50~70ml，如图3.20所示；第三天，宝宝的胃有一个柠檬大，一顿吃22~27ml，一天需要300ml左右，如图3.21所示。

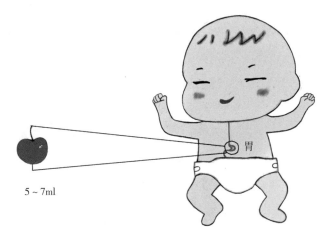

5~7ml

此时宝宝的胃只有樱桃那么大，一次只能容纳5~7ml乳汁

图 3.20　产后第一天宝宝的胃容量

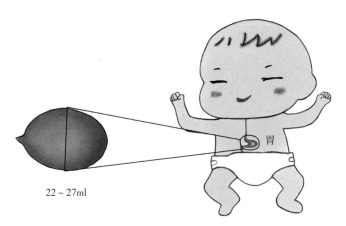

22~27ml

此时宝宝的胃已经有柠檬那么大，一次可以容纳22~27ml乳汁

图 3.21　产后第三天宝宝的胃容量

我们可以思考一下，宝宝头三天胃那么小，如果妈妈分娩后立即就有很多乳汁，那会出现什么情况？——会出现奶太多、涨奶、堵奶等问题，严重影响妈妈

休息！所以，人体的各种机制都是智能的，妈妈产后头三天乳汁少是有道理的，这是大自然赋予的最完美的匹配：宝宝胃容量小，需要的少，妈妈泌乳也就得少。

新生宝宝胃那么小，可为什么给几乎所有新生宝宝喂30ml奶粉，他们都可以一次吃完呢？这并不奇怪，胃是有弹性的，从吃饱到吃撑，有很大空间。

为什么会吃撑呢？因为宝宝吸吮乳房的需求不止是为了吃饱，他还有很强的吸吮需求。宝宝主动吸吮妈妈乳房，是满足饥饱需求还是满足吸吮需求，宝宝说了算，而且奶阵也是间断性的；而宝宝吸吮奶瓶的过程是被动的，即使他已经不想吃了，但只要奶嘴还在他的嘴巴里就有乳汁一直流出来，所以宝宝就特别容易吃撑。

如果让一个成年人天天去吃自助餐，大吃特吃，吃到撑，相信没人会愿意。那宝宝呢？刚出生就顿顿被喂30ml的奶粉，宝宝心里苦，但是说不出啊。过度喂养会加重宝宝肝脏、肾脏等代谢器官的负荷，增加这些器官将来发生疾病的概率，未来发生肥胖、高血脂、高血糖等慢性疾病的概率也会增加。

另外，宝宝出生时胃里还有羊水，所以他不会有太多饥饿的感觉，第一口母乳带给宝宝的免疫保护作用远远超过提供能量的作用。

新生宝宝的能量来源主要分三个部分：

- 胎儿期肝脏和肌肉储存的糖原；
- 乳汁里的乳糖；
- 身体自带的棕色脂肪。

宝宝出生后的头几天，除了乳汁里的乳糖可以供给能量，宝宝身体里的糖原储备和棕色脂肪也是其主要的能量来源。所以，俗话说"宝宝自带三天干粮"是有一定道理的。当然，并不是说宝宝真的可以三天不吃也饿不着，但至少说明宝宝的身体是有能量储备的，妈妈可以在产后头三天初乳还不是很多的时候给宝宝供能。

另外，研究发现，绝大部分宝宝在出生后1~3小时，会出现生理性血糖下降，血糖值甚至低于正常值，这时宝宝常常会被误认为发生低血糖，但随后宝宝的血糖开始上升，即使妈妈还没有开始哺乳，宝宝的血糖依然能够自然上升。

不仅人类，在很多哺乳动物身上都发现了这个现象。所以，足月的健康宝宝出生后不需要常规测血糖，因为这时测出来的血糖值不准确。

如果头三天给宝宝喂了奶粉，对妈妈和宝宝都会有一些风险。

♥ 下奶期延迟

如图3.22所示，喂了奶粉后，宝宝吸吮妈妈乳房的次数变少，时间变短，妈妈很容易出现下奶期（泌乳Ⅱ期）延迟，产后72小时后仍然没有感觉涨奶。

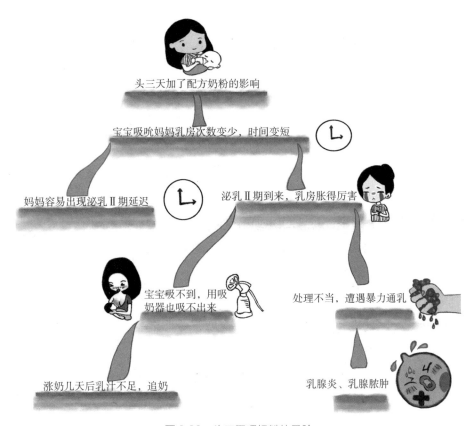

图 3.22　头三天喂奶粉的风险

♥ 生理性涨奶严重

如果宝宝吃了奶粉后吸吮妈妈乳房次数太少，妈妈泌乳Ⅱ期到来时乳房胀得厉害，像石头似的，俗称"石头奶"，宝宝根本吃不到，用吸奶器也吸不出来；妈妈此时非常痛苦，只好求助于通乳师按摩，但因此妈妈可能会经历暴力按摩，忍受比分娩阵痛还痛的"开奶之痛"；接下去就可能会发生乳腺炎、乳腺脓肿等问题，或者涨奶几天后乳汁不足，又要开始追奶，等等。

💗 母乳喂养困难重重

在产后头三天喂了奶粉的妈妈当中，大部分人后续都会遭遇很多母乳喂养的难题，可能会出现乳汁不足、宝宝拒绝乳房等情况，不得不混合喂养，慢慢也就变成了全奶粉喂养。当然，也有少部分妈妈后面依然实现了全母乳喂养，但真的只是少数幸运者。

💗 增加宝宝多种疾病发生的风险

产后头三天如果给宝宝喂了奶粉，后面很大可能会变成混合喂养或者全奶粉喂养，这样宝宝就失去了母乳喂养的保护作用。

与奶粉喂养相比，母乳喂养可以改善宝宝的胃肠道功能、宿主细胞防御系统（免疫功能），预防喂养期间发生急性疾病（如中耳炎、胃肠炎、呼吸系统感染、败血症等），还可以降低宝宝未来发生肥胖、癌症等风险，以及成年后患心脏病、糖尿病、过敏性疾病等的概率。

我们常听到妈妈说："产后我想加奶粉就加，这是我的权利。"甚至当听到我说"产后不要轻易加奶粉，经过评估后需要加再加"时还会说我侵犯了她们的权利。

其实，对于持有这种观点的妈妈，我非常能理解——她们有的可能从一开始就抱着"喂不喂母乳无所谓，全奶粉喂养没问题"的想法；有的可能本来很想纯母乳喂养，但因为各种各样的原因母乳喂养失败，并因此吃了很多苦、受了很多罪，所以她们把一切原因归咎于母乳喂养，但其实她们内心深处有很多自责和内疚。

不论妈妈出于怎样的初衷和想法，我都能感受到妈妈对宝宝深深的爱。哺乳路上的很多坎坷、遗憾并不是妈妈的错，更多在于我们目前还缺乏完善的家庭和社会哺育支持体系。

母婴一体、按需哺乳是妈妈和宝宝共同的权利。如果在妈妈彷徨无助、痛苦不堪，只能用加奶粉来解救自己和孩子的时候，来自家庭成员的支持和专业人士的指导，会帮助妈妈解决遇到的绝大部分难题。

如果你的母乳喂养之路还未开始，而你想要母乳喂养，那么对于奶粉你真的不要轻易"想加就加"，因为加了奶粉后宝宝拒绝乳房、妈妈乳房胀痛严重、乳汁不足的例子实在太多太多了。

在产后初期，尽量不要随意加奶粉，绝对不是为了让妈妈成为一个完美的妈妈，或者仅仅只是为了一定要实现纯母乳喂养，而是就喂养这件事情来说，如果轻易加了奶粉，很有可能给妈妈自己和宝宝带来一系列困难和挫折，最终后悔莫及。

其实，妈妈清晰地认识到自己选择的利弊，切实了解了选择可能带来的风险之后再做出决定，这才是真正的选择自由。

3. 宝宝摄入母乳不足，如何补充喂养

我一直在强调"产后不要随意想加奶粉就加"，但在坚持纯母乳喂养的过程中，需要密切观察宝宝吃奶的情况，及时、准确地评估宝宝摄入母乳是否充足。因为的确存在先天性乳汁不足的妈妈（虽然很罕见），也的确存在一些妈妈自身条件不错，但哺乳方式不正确而导致宝宝摄入母乳不足。总之，我们说头三天不要轻易加奶粉，绝对不是鼓励妈妈"硬抗"，完全不顾宝宝的身体状况，而是希望妈妈抱着母乳喂养的信念，采用正确的哺乳方法和技巧，同时对宝宝吃奶的情况时刻警惕，做出准确评估。

如果经过评估，宝宝确实存在摄入母乳不足的风险，就需要及时补喂，因为喂饱宝宝是最重要的。

在我平时的母乳喂养案例咨询中，也会遇到妈妈真的乳汁不足，或者泌乳Ⅱ期延迟的情况，这时我会毫不犹豫地建议妈妈补充喂养。

♥ 评估宝宝摄入母乳是否充足

产后第一周，根据宝宝大小便来判断其摄入母乳是否充足，如图3.23所示。

其实，在产后第一周，观察宝宝大便颜色比数湿纸尿裤片数更准确直观。黄色大便出现越早，说明宝宝摄入母乳越好。

天数	小便（24小时）	大便（24小时）
第1天	一次小便	一次以上的黑色胎便（一元硬币大小）
第2天	两次小便	两次黑色胎便／黄绿色过渡样便
第3天	三片中等重量的湿纸尿裤	三次黄色大便／黄绿色过渡样便
第4天	四片中等重量的湿纸尿裤	三次黄色大便／黄绿色过渡样便
第5天	五片中等重量的湿纸尿裤	三次黄色大便
第6天 第7天	六片中等重量的湿纸尿裤	三次黄色大便

图 3.23　以大小便情况判断

　　如果出现以下情况要警惕宝宝摄入母乳不足，需要仔细评估，结合宝宝吃奶时的吞咽情况来判断。

- 生理性减重超过7%～10%；
- 大小便次数未达标；
- 第4天后出现结晶尿；
- 第5天体重继续下降；
- 第5天大便未变为黄色。

　　如果经评估发现宝宝摄入母乳不足，则要及时补充喂养，补喂按优先次序分别是：妈妈挤出的母乳＞母乳库的母乳＞配方奶粉，需要根据妈妈和宝宝的情况以及妈妈的意愿来选择。

　　如果母乳量缺口不大，而宝宝摄入不足的原因主要是因为哺乳有效性不高，简单说就是妈妈的乳汁量并不少，但通过亲喂的方式宝宝吃到的并不多，这时就可以让妈妈吸奶后补喂给宝宝，同时注意改善哺乳有效性。

如果乳汁不足，而且缺口较大，妈妈吸奶补喂也满足不了宝宝的需求，这时就需要添加她人的母乳或者配方奶粉。如果可以申请到母乳库的母乳是最好的，因为相对安全。不建议直接借用她人的母乳（非母乳库中的），因为存在安全隐患。如果妈妈理性选择添加配方奶粉，我也很支持。

♥ 确定补喂的量

补喂一般建议在亲喂后进行，根据亲喂时宝宝的吞咽情况大概判断宝宝吃得怎么样，再根据表3.1及表3.2中建议的补喂量来适当补充喂养。如果亲喂时宝宝吞咽多，就少补喂，如果吞咽少，就足量补喂。同时，密切观察宝宝的小便情况，只要每2~3小时宝宝有一次尿，且尿液颜色不黄，就说明宝宝的摄入是充足的。

表3.1　产后头四天建议补喂量

时间	每次补喂
产后24小时内	2~10ml
产后24~48小时	5~15ml
产后48~72小时	15~30ml
产后72~96小时	30~60ml

数据来源：美国哺乳医学会。

表3.2　产后四天后建议补喂量

时间	每次补喂量	24小时总补喂量
第一周（四天以后）	30~60ml	300~600ml
2~3周	60~90ml	450~750ml
1~6月	90~150ml	750~1050ml

数据来源：Kent,etal.Pediatrics 2006。

♥ 如何补喂

用奶瓶补喂是最简单的方式，但建议在产后头三天，每次补喂量不超过30ml时尽量不要用奶瓶，因为宝宝吸吮奶瓶和吸吮乳房的方式不一样，过早介入奶瓶，容易造成宝宝以后在妈妈乳房上不好好吃奶的情况。

较早期可以采用杯喂、勺喂、注射器喂、喂管喂等方式。

- **杯喂、勺喂。**

  如果挤出来的母乳要马上喂给宝宝，可以把乳汁挤在干净的杯子或勺子里直接喂。在宝宝清醒时，抱住宝宝使其身体尽量竖直，用胳膊的肘弯或者用手固定宝宝的头颈部，垫一块小方巾来接住溢出的乳汁；把杯子或勺子倾斜，触碰宝宝的下嘴唇，再继续将杯子或勺子慢慢倾斜，直到乳汁刚好接触到宝宝的嘴唇。一定不要把乳汁直接倒入宝宝口中，而是要耐心等待宝宝伸出舌头来"舔"。在喂奶过程中始终保持杯子或勺子倾斜，让乳汁一直能够接触到宝宝的嘴唇。

- **注射器喂。**

  当初乳很少时，可以直接用去掉针头的注射器收集母乳后直接喂给宝宝。注射器放在宝宝嘴角，把乳汁轻轻滴入宝宝口中。

- **喂管喂。**

  用一根专门的喂管（feeding tube），一端放在奶瓶里，一端连在妈妈的乳房上，当宝宝吸吮妈妈乳房时可以同时吸到奶瓶里的奶。有一种特殊的补喂辅具叫作"哺乳辅助器"（SNS），除了有喂管，还有一个用来装奶的瓶子（或袋子），喂管和瓶子是一体的。如果妈妈长期需要喂管补充喂养，可以考虑选择这种一体式的SNS，如图3.24所示。

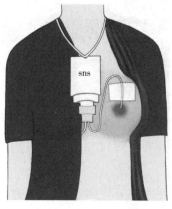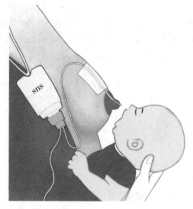

图 3.24　SNS 使用示意图

♥ 奶瓶喂养

如果宝宝需要补喂的量明显增多，用前面的三种方式喂就会耗时很久，效率不高，妈妈也很累，这时可以考虑用奶瓶来喂。正确的奶瓶喂养（后面简称瓶喂）技巧很重要，可以最大限度地降低小宝宝混淆乳头的概率。

瓶喂和亲喂在以下两个方面存在差异。

一是在流速和流量方面。

常见的错误的瓶喂方式是，奶瓶竖得很高，奶以很快的流速流入宝宝口中，而且持续这种流速直至宝宝把瓶里的奶吃光。这种瓶喂方式奶的流量会非常大，宝宝吃得急，很容易吃多。

如图3.25所示，亲喂时妈妈的乳汁量和流速一直是在变化的，奶阵来时乳汁的流速较快、流量较大，随着奶阵过去流速变慢，流量渐渐减小，甚至宝宝可能吃不到奶。

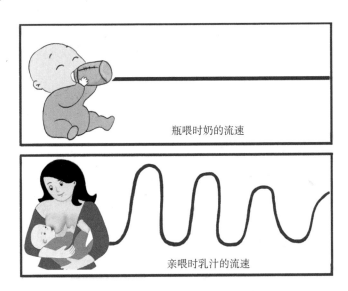

瓶喂时奶的流速

亲喂时乳汁的流速

图 3.25 瓶喂和亲喂时乳汁流速的对比

二是在吸吮方式上也存在差异。

如图3.26左一所示，宝宝吸吮妈妈乳房时，嘴巴会张得很大，上下嘴唇外翻，含住一大口乳房，乳头的顶端达到宝宝口腔上颚软硬腭的交汇处，舌头在下方呈杯状裹住乳头及乳晕，舌头和乳头、乳晕几乎可以填满宝宝的整个口腔。

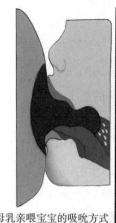
母乳亲喂宝宝的吸吮方式

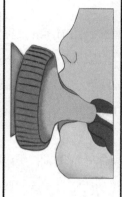
瓶喂宝宝的吸吮方式

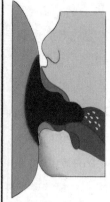
瓶喂后转亲喂宝宝的吸吮方式

图 3.26　吸吮方式差异

当吸吮时，宝宝的舌头和下颚开始有节奏地一起运动，舌头的上下波浪样运动在口腔内形成负压，使乳汁如滴漏般慢慢地流入咽喉。宝宝有节奏地重复这个动作，当刺激出奶阵时，乳汁就如水柱般喷涌而出了。

而当宝宝吸吮奶瓶时，瓶中的奶从奶嘴喷涌而出，因为流速太快，宝宝会用牙龈咬住奶嘴，舌头抵住奶嘴顶端，不必使用舌头和下颚有节奏地吸吮，奶就已经源源不断地流入口中。如果使用舌头和下颚上下运动来吸吮会使奶的流速更快，让宝宝不舒服。

如果习惯了瓶喂时的吸吮方式，再回到妈妈乳房上吃奶时，有些宝宝就会变得无所适从，依然继续用瓶喂的方式来吸吮，结果发现吃不到太多的奶，宝宝因此受挫，继而不愿意继续在妈妈的乳房上吃奶了。

正确的瓶喂技巧的核心是：尽可能模拟亲喂。

第一步：选择一个形状跟乳房接近的奶嘴，建议使用宽口径奶嘴，如图3.27所示，因为这种奶嘴的大小和形状跟妈妈的乳房比较接近。（新生宝宝宜选择出奶孔最小的NB号奶嘴。）

第二步：将宝宝抱起，使其身体尽量坐直，切忌躺着，如图3.28所示。

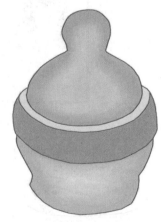
图 3.27　宽口径奶嘴

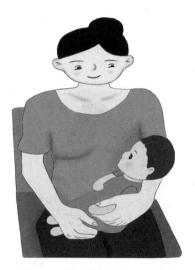

图 3.28 让宝宝上半身尽量坐直

第三步：将奶瓶水平放置稍微倾斜一点，只要确保奶嘴最前端的小球部分充满奶即可，如图3.29所示。

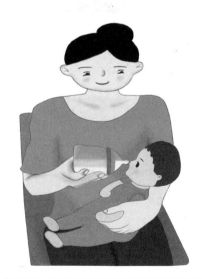

图 3.29 使奶嘴最前端的小球部分充满奶

第四步：将奶嘴轻触宝宝嘴唇，等宝宝主动张大嘴后再让宝宝含住奶嘴，宝宝的上下嘴唇外翻，含住大部分奶嘴，奶嘴顶端达到宝宝口腔上颚软硬腭的交汇处。(宝宝做不到不要紧，含入的奶嘴尽量多就行。)

第五步：瓶喂过程中一直保持只有奶嘴前端小球部分有奶，如图3.30所示，并让宝宝自己控制吸吮的节奏；如果宝宝停下来，不要摇晃奶瓶或敲瓶底催促宝宝吸吮，保持奶瓶不动即可。

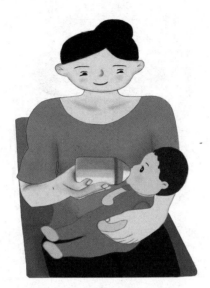

图 3.30　瓶喂过程中保持奶嘴前端小球部分有奶

第六步：模拟奶阵，整个过程保持"吃——停——吃——停"的节奏，过几分钟把奶嘴拿出来，休息三五秒，再放入奶嘴让宝宝继续吃。

瓶喂的人要有耐心，如果以正确瓶喂的方式来喂宝宝，整个过程可能需要15～20分钟。

也许有人会担心喂那么久，奶凉了怎么办？其实，有一部分宝宝很喜欢喝凉奶，凉奶对宝宝的身体不会有任何影响。

如果妈妈还是很担心，可以使用专业的奶瓶保温袋，或者一次少装点奶，吃到一半换一瓶，把前一个奶瓶拿去加热一次。

❤ 关于奶粉喂养，需要注意什么

配方奶粉属于母乳代用品的一种，如果已经改善了母乳喂养的技巧，但宝宝依然摄入母乳不足，那首选添加安全的母乳（比如来自母乳库的），其次考虑给宝宝添加配方奶粉。

很多人会关心配方奶粉究竟选择哪个品牌的比较好。事实上，目前的配方奶粉厂家都没有办法做到精确添加每一种营养素，使营养素含量跟配方表上的标量完全一致。也就是说，每一种元素都可能超过或者低于原定的量，因此通过配方奶粉的成分表来比较哪一种奶粉好，没有太大意义。各种品牌的配方奶粉差异不大，大家选择时不要以为越贵越好，或者因为广告效应而购买了超出自己承受范围的高价奶粉。量力而行，在自己的经济范围内选一款配方奶粉就好。

冲调时需要注意以下几点。

- 一定要按照厂家建议的冲调比例来冲调，过稀，营养密度不够，过浓，增加宝宝肾脏的代谢负担。不同品牌配方奶粉的冲调比例不同，使用前一定要看清楚说明书。
- 没有必要选择专门的婴儿水来冲调，大多数情况下用家里的自来水烧开就可以。如果当地水质偏硬，或者水质不好，可以用纯净水或者蒸馏水冲调，但不建议用矿泉水。因为矿泉水中含有很多矿物质，会影响奶粉里原有的营养素。
- 关于冲调水的温度有两种说法，一种是说明书建议的40℃，一种是WHO、CDC等建议的70℃。为了平衡营养和安全，且结合权威机构的指南，我建议：小于3个月的宝宝，或者早产、低体重、免疫功能较弱的宝宝，更适合70℃水冲调的配方奶；而对于超过3个月及以后的健康宝宝，如果冲调水的质量不需要担忧，则根据说明书中要求的水温冲调即可。

4. 产后母婴分离怎么办

如果产后第一时间跟宝宝肌肤接触，开始频繁哺乳，并注意宝宝是否有正确的衔乳姿势，绝大多数妈妈都会有充足的乳汁。

但有一小部分妈妈因为各种原因，产后可能会与宝宝暂时分离，比如因为宝宝早产，或者宝宝因为健康原因需要特别观察照护，在这些情况下，妈妈如何做才能顺利启动泌乳，等待宝宝的回归呢？

♥ 产后要尽早开始吸奶+手挤奶

建议产后2~6小时内开始吸奶，在妈妈身体状况许可的情况下越早开始越好。如果条件允许，最好用医院级别的吸奶器，因为这类吸奶器最大限度地模拟了亲喂时宝宝的吸吮频率，对于启动泌乳效果更好。

如果宝宝是早产儿，妈妈更容易出现泌乳启动延迟或失败的情况，所以更要使用医院级别的吸奶器。这类吸奶器售价非常昂贵，妈妈只要选择可靠的渠道租赁即可。如果没有医院级别的吸奶器，可以使用双边电动吸奶器，因为它刺激产生奶阵时对两边乳房都会有影响，双边同时吸，乳汁量可以提高约15%。

除了用吸奶器吸奶，妈妈在产后头几天别忘了还需要做一件事——手挤奶。在产后初期，泌乳Ⅱ期启动以前，用吸奶器可能很难吸出乳汁，但依然要坚持使用吸奶器，因为频繁地吸吮可以使泌乳Ⅱ期更早启动。而手挤奶可以相对容易地挤出一些乳汁，这样既保证了宝宝能吃到初乳，而且频繁刺激乳房还可以增加乳汁量。

♥ 频繁吸奶：2～3小时一次

按照每2～3小时一次的频率来坚持吸奶，可以明显提升乳汁量。吸出来的乳汁，尽可能送到新生儿病房给宝宝吃。如果暂时不能送，可以先把乳汁冻起来，等宝宝回到妈妈身边后再给宝宝吃。初乳的免疫成分非常丰富，尽可能不要浪费。

♥ 尽可能探望宝宝，跟宝宝做肌肤接触

虽然宝宝不在身边，但现在很多医院的新生儿科都已经允许父母探望且跟宝宝做肌肤接触了。跟宝宝做肌肤接触除了可以让宝宝的生命体征更加平稳，长得更好，对母乳喂养也有很好的促进作用，妈妈的"爱的激素"会释放更多，泌乳将更顺利。

若产后出现了母婴分离的情况，对妈妈心理上的挑战是很大的，一方面妈妈要忍受宝宝不在自己身边时的思念，另一方面又要担心宝宝的身体健康。但无论如何，妈妈尽量不要放弃母乳喂养，因为对于早产儿或者身体健康状况欠佳的宝宝，母乳是最好的保护剂。妈妈能做的就是，维持泌乳，耐心地等待宝宝的回归。也许宝宝回来后还会出现拒绝妈妈乳房等问题，但只要妈妈的乳汁足够，别的问题都容易解决。

3.4 / 成功校准乳汁量

1. 乳汁量的调节

产后头两周的频繁有效吸吮，奠定了妈妈乳汁充足的基础，甚至有的妈妈还会发现乳汁多得宝宝吃不完，经常涨奶，有不适感。当然，也有的妈妈可能还没有实现纯母乳喂养。这就相当于一架飞机已经起飞成功，但飞行高度还没有到达既定要求，可能过高或者过低，驾驶员需要做一些细微的调整来使飞机保持在最佳的高度航行。

乳汁量的调节并不复杂，如果乳汁量少就多吸，乳汁量多就少吸。只要持续按需亲喂，跟上宝宝的需求，大多数妈妈在2~3个月都会实现乳汁的供需平衡，几个小时不喂也不会再有胀的感觉（这种感觉往往被妈妈误以为乳汁减少），同时也渐渐不再漏奶。

2. 影响乳汁量的因素

（1）乳汁过多的元凶

很多妈妈都听过身边人或者月嫂分享这样的经验：乳房一定要"排空"，否则一定会堵奶。真的是这样吗？

不！你千万不能这样做！

一直额外"排空"乳房，宝宝吃完后还要用吸奶器吸，没日没夜地吸，或者一感觉涨奶就用吸奶器吸，这样都会导致乳汁过多。

曾经有位妈妈从产后第一天开始，就定时每2小时用吸奶器吸一次，最后吸成了超高泌乳量——日均产奶超4000ml，平时都用壶来装奶。

乳汁过多的妈妈舒服吗？不！她们饱受反复堵奶、乳腺炎之苦，甚至有人告诉我恨不得把两个乳房割掉。

不停吸奶额外"排空"乳房，会导致乳汁过多——反复堵奶——乳腺炎。其实道理很简单，如果额外"排空"乳房，给大脑的信号就是宝宝需要很多乳汁，乳房这个"工厂"就会提高产量，生产出更多的"货物"（乳汁），但是"客户"（宝宝）又不需要那么多，那自然就会发生"货物"堆积在"工厂"，堵奶的情况就出现了。

有妈妈可能会说，那我加足马力，拼命把"货物"搬走可以吗？听着好像很有道理，但是别忘了，加足马力，会让妈妈很辛苦，不是正在用吸奶器吸奶，就是正在准备用吸奶器吸奶的路上。而且妈妈会发现，当你越努力地搬走"货物"，生产出的"货物"就会越多，无限循环，根本看不到希望！

总而言之，当妈妈发现乳汁已经够宝宝吃的时候（从他的大小便、体重来判断），千万不要再追求更多的乳汁，只要跟上宝宝的节奏，宝宝想吃就喂，宝宝不吃，也不用吸奶器额外吸。

如果宝宝长时间不吃奶或者只吃一边，另外一边乳房很胀，怎么办？

这种情况一般都是乳汁过多的妈妈会发生，最主要的解决办法还是要按需哺乳。在按需哺乳的基础上，如果觉得乳房实在太胀，可以稍微挤一点点奶来缓解胀痛，但不要挤太多，差不多一二十毫升就可以了。曾经有妈妈告诉我，她一次可以挤200ml以上。这实在太多了。要注意，是在乳房很胀的时候才挤一点点，如果过一段时间又觉得很胀了，那再挤一点点。逐渐拉长挤奶的时间间隔，并减少挤出的量，慢慢地乳汁就会变少了。

如果乳房经常涨奶长达4～6小时以上，乳汁会变少。但是对于乳汁过多的妈妈，乳汁变少并不是什么坏事。乳汁过多或者过少都不好，只有供需平衡才是最完美的状态。宝宝要吃奶，妈妈就产奶，宝宝不吃奶，妈妈也不会觉得乳房胀，按需哺乳才是王道。

（2）乳汁过少的元凶

大部分乳汁不足的妈妈，并不是先天性的不足，而是因为哺乳程序出了问题，主要体现在这三部分：限制哺乳、不喂夜奶、无效吸吮。

💜 **限制哺乳**

有的妈妈，宝宝一出生就开始定时哺乳，每 3 ~ 4 小时一次。

有的妈妈为了培养宝宝规律的吃奶习惯，从宝宝 3 个月左右就开始定时规律哺乳。如果还没有到哺乳时间而宝宝哭闹不止，妈妈就用各种方法安抚，比如用安抚奶嘴等，这样虽然表面上止住了宝宝的哭闹，但宝宝想吃奶的需求并未得到满足。

如果经常定时规律哺乳，宝宝吸吮乳房的次数会减少，相应地乳房也接收不到产奶信号，最直接的结果就是妈妈的乳汁量下降，宝宝因此摄入母乳不足而出现体重增长缓慢等情况。

💜 **不喂夜奶**

有的妈妈为了自己能休息好，夜间不喂奶。

有的妈妈被人忽悠：夜奶会伤害宝宝的牙齿，夜奶会影响宝宝的睡眠，夜奶会影响宝宝的生长发育……因而早早不喂夜奶，宝宝想吃就喂奶粉，或者训练宝宝一觉睡到天亮。

这些做法都可能导致妈妈的乳汁量下降。因为给"工厂"（乳房）下的"订单"（产奶信号）少了，"工厂"自然就减产了。

要增加乳汁量，请妈妈按需喂养，必要时还要加上吸奶器和手挤奶额外增加乳汁移出。

有没有觉得很有意思？前面我刚刚说不要额外"排空"乳房，现在又说要配合吸奶器和手挤奶额外增加乳汁移出？是的，每位妈妈的泌乳能力不同，要不要额外移出乳汁的建议也会不同。

如果宝宝夜间连续睡觉 4 ~ 5 小时，要不要叫醒哺乳呢？

如果宝宝是完全自主地睡很久，只要满足三点，就可以不用叫醒宝宝哺乳：第一，宝宝的体重已经恢复至出生体重，且体重增长正常；第二，妈妈的乳汁可以满足宝宝的需求，宝宝的大小便次数和量充足；第三，宝宝吃奶的需求被及时、充分地满足。

但我们在咨询时会遇到一些宝宝拒绝妈妈乳房的案例。这些宝宝并不是自己主动睡很长时间，而是每次夜里醒了要吃奶，都被妈妈拒绝而改为拍拍安抚强行哄睡，宝宝被训练成可以睡很久。这相当于是在延迟满足宝宝，宝宝不再主动表达吃奶的需求，可以连续睡 4 ~ 5 小时甚至更久。但这种延迟满足的情况持续久了，可能慢慢就演变为宝宝白天也不主动表达吃奶需求，甚至拒绝妈妈的乳房。

♥ 无效吸吮

要想乳汁多，除了按需哺乳，频繁让乳汁移出，还要注意宝宝的衔乳姿势是否正确。正确的衔乳姿势能让宝宝吃到足够多的乳汁。在咨询中，经常会有妈妈抱怨："我已经一天到晚都在喂了，为什么我的乳汁还是那么少？"如果出现这种情况，需要仔细评估宝宝是否是有效吸吮（详见 3.1 节）。

3. 食物对乳汁量的影响

在中国，从古至今对于食物发奶、回奶的迷信就有很多。每个地方的说法都不一样，有的地方说韭菜发奶，有的地方说韭菜回奶；有的地方说公鸡回奶，有的地方说母鸡回奶……

请记住这句话："乳汁是宝宝吃出来的，不是妈妈吃出来的。"

只要宝宝从产后初期就开始频繁、有效地吸吮，绝大多数妈妈都会产生足够的营养丰富的乳汁。在产后 10 ~ 14 天，妈妈进入泌乳 III 期，这个时期由乳汁的移出量和移出频率来决定乳房的产能。乳汁量与妈妈吃什么食物并没有关系。

当妈妈心情放松时，即使喝一杯温开水也很容易刺激妈妈产生奶阵。各种发奶汤、回奶食物，其原理更多源于心理安慰，并没有科学依据。

哺乳妈妈选择食物要遵循多样化、均衡化原则。如果非要说出一个可以发奶的食物，那就是吃了可以让妈妈开心的食物吧。

4. 乳汁量的阶段性变化

以下几种情况，可能会让妈妈觉得乳汁量减少了，但这其实是很常见的阶段性变化，妈妈不用太过紧张，只要每天按需哺乳，乳汁不会说没就没的。

❤ 月经复潮

月经临近或者来潮时，妈妈体内的雌激素和孕激素都会发生一些改变，有些妈妈在月经前一周左右乳头变得比较敏感，甚至感觉轻微疼痛。来月经期间乳汁可能会略微减少，但只要让宝宝频繁吸吮，过几天乳汁量就会恢复的。

❤ 经常生气

虽然妈妈生气并不会影响乳汁的营养构成，也不会把所谓的"毒素"分泌到乳汁中，妈妈生气后依然可以哺乳，但如果妈妈经常生气，而且持续很长时间，负面情绪就会促进身体释放压力激素，抑制泌乳素、催产素，影响泌乳和奶阵产生，进而影响乳汁量。妈妈应尽量调节心情，家人也要多宠爱哺乳期的妈妈哦。

❤ 乳腺炎

乳腺炎好不容易恢复后，很多妈妈会发现自己的乳汁量明显减少，这是因为炎症使乳腺组织的结构发生了一些改变，又回到了产后初期产生初乳时的状态：乳汁量变少、颜色变黄、口感变咸。此时妈妈不用太担心，乳腺炎恢复后尽量让乳汁频繁移出，大概几天至一周后，乳汁量又会恢复如前。

 总结 很多妈妈想要母乳喂养，但吃了很多苦、受了很多罪后依然没有成功。目前，中国妈妈头六个月的纯母乳喂养率不足30%。究竟如何才能成功母乳喂养？产后初期特别重要，从宝宝一出生，妈妈就要和宝宝多待在一起，按需哺乳，再辅以正确的技巧和方法，妈妈的母乳喂养之路一定会更加顺利。

第 4 章

母乳喂养、
亲密养育的真相

妈妈的乳房是宝宝的第一个依恋对象

母婴安全依恋关系是宝宝成长的安全基地

母乳喂养、亲密养育的重要性

妈妈好好爱自己

身边人支持很重要

如何更好地母乳喂养、亲密养育

原本很自然的母乳喂养、亲密养育，在当代工业化和信息化的社会大背景下，变得非常艰难。母乳喂养的很多困难不是妈妈没有足够的乳汁，而是因为家庭和社会大环境对妈妈和宝宝不够支持和理解而产生的对母乳喂养的诸多曲解和偏见。亲密养育的很多困难也不是妈妈不愿意照顾宝宝、满足宝宝的需求，而是因为她们受外界干扰太多而产生的意识行为的偏差。

本章以母婴为主体，以母婴需求被看见为目标，让新手爸妈能够了解宝宝真实的吃、睡需求和特点，顺利开启母乳喂养、亲密养育之路。

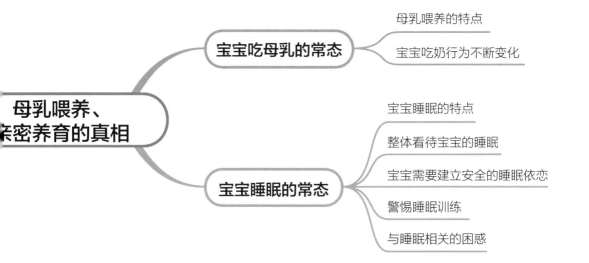

- 母乳喂养、亲密养育的真相
  - 宝宝吃母乳的常态
    - 母乳喂养的特点
    - 宝宝吃奶行为不断变化
  - 宝宝睡眠的常态
    - 宝宝睡眠的特点
    - 整体看待宝宝的睡眠
    - 宝宝需要建立安全的睡眠依恋
    - 警惕睡眠训练
    - 与睡眠相关的困惑

4.1／ 母乳喂养、亲密养育的重要性

很多人以为，只要让宝宝吃到母乳就是母乳喂养，瓶喂跟亲喂完全一样。但其实，母乳喂养是一种亲密养育的关系，它包含了吸吮乳房和吃到母乳两个过程。

母乳喂养、亲密养育，让妈妈和宝宝的身体、大脑、心理同步成长，这是母婴双方身体和心理在日后漫长的岁月里和谐共处的安全基石。

以下内容来自心理学研究理论，也许有些艰涩难懂，但对于宝宝的成长非常重要。

1. 妈妈的乳房是宝宝的第一个依恋对象

母婴一体，妈妈和宝宝在孕期就形成了天然的情感链接。产后，虽然妈妈和宝宝的身体分离，可是宝宝的精神胚胎才开始萌芽，需要这份母婴情感链接持续存在以保驾护航，使宝宝的身心得到更健全的发展。

当宝宝还在妈妈子宫里时，脐带连接着妈妈和宝宝。宝宝出生后，乳房链接着妈妈和宝宝。乳房，在维系妈妈和宝宝的情感链接、建立宝宝的安全依恋、促进宝宝的身心健康成长方面，扮演着非常重要的角色，是任何育儿辅具都难以替代的。

宝宝靠吸吮妈妈的乳房满足自身最基本的生存和成长需求，这也是宝宝确认母婴情感链接存在的基本方式，在一日日、一次次的哺乳中，乳房成为宝宝的第一个依恋对象。

宝宝吃妈妈的乳汁，可以满足自身的哪些需求呢？

- **饥饱需求**。

  宝宝渴了、饿了，吃妈妈的乳汁，可以满足最基本的饥饱需求。宝宝从妈妈的乳房里得到维持生命的营养成分，确保机体正常运转。

- **睡眠需求。**

  大多数两三岁前的宝宝还不具备自主入睡的能力，需要靠吸吮妈妈的乳房来愉悦、安心地入睡。而哺乳，也能帮助妈妈更快进入睡眠状态。所以，当妈妈在宝宝身边时，奶睡、母婴同眠，是最容易满足母婴彼此，也是非常容易操作的睡眠方式。

- **吸吮需求。**

  宝宝有非常强的吸吮需求，他最初对世界的认知和探索都是通过嘴巴来完成的。吸吮乳房就像在妈妈肚子里吸吮自己的手指一样，让宝宝感到舒适、安心。母乳喂养不只是"让宝宝吃到母乳"，同时也要"让宝宝吃着乳房"。

- **情感需求。**

  在宝宝害怕、恐惧时，吃妈妈的乳汁能缓解压力；在宝宝打针疼痛时，吃妈妈的乳汁能缓解疼痛；在宝宝哭闹、不被理解时，吃妈妈的乳汁能平静情绪。宝宝是个活生生的人，他有自己的情感需求，而这些情感需求在生命初期，都贯穿在吃喝拉撒睡的被回应和被满足，以及日常陪伴和亲密互动中。

一个生命，若只被提供食物的营养来满足饥饱需求，虽然可以生存，但却很难建立安全感。和母乳营养一样重要的，是妈妈和宝宝之间稳定、亲密的情感链接。有这份情感链接在，宝宝内心更加强大，也会更积极地探索外在的世界，发展自己。

2. 母婴安全依恋关系是宝宝成长的安全基地

什么是安全的依恋关系？首先是稳定，妈妈能经常陪伴在宝宝身边；其次是亲密，妈妈通过及时满足宝宝的需求、和宝宝做自然温情的日常互动，与宝宝建立起信任的亲密关系。

♥ 安全依恋源于妈妈的喂养和照顾

大量研究表明，几乎所有的孩子都对妈妈有内在的情感依恋偏好。0～2岁的宝宝，需要从最主要的照顾人（通常是妈妈）那里获得最基本的信任感，从而建立起安全依恋关系。

宝宝和最原始的依恋对象——妈妈形成原始依恋关系，更有利于宝宝自我的发展，及身心更健全地成长。

产后，妈妈和宝宝日夜在一起，彼此之间那种天然的链接会指引妈妈敏感地观察到宝宝要吃、要睡、要玩的各种信号，及时给予回应并满足宝宝的需求。宝宝发出轻微需求，妈妈及时回应和满足，宝宝感受到被满足，进而更加积极、大胆地表达真实需求，妈妈持续及时回应和满足，最终宝宝从妈妈这里获得信任感，形成安全依恋，内化成真实自我，和妈妈建立起稳定、亲密的情感依恋关系，这种依恋关系是宝宝健康成长的安全基础。

母婴分离，则会破坏母婴之间这种超自然的亲密情感链接，当母婴关系不再正常时，喂养也会随之出现一系列的问题。

事实上，母乳喂养并不只是喂养母乳这种营养物质，它还是维系妈妈和宝宝之间亲密母婴关系的重要途径，是在生命初期埋下的宝宝人格健康成长的种子，需要大人用心、用爱去浇灌。

♥ 能和其他人建立安全依恋吗

单纯从生存上讲，新生宝宝只要得到充满母性的照顾，就能活下去。至于主要照顾人是谁，是爸爸，是妈妈，还是其他人，新生宝宝无法区分。谁照顾得多，宝宝就和谁更亲密。

然而，妈妈跟宝宝的母婴情感链接是谁都无法替代的。妈妈是第一照顾者，生产后妈妈因体内激素变化，对宝宝有天然敏感的本能回应。如果宝宝主要由月嫂或老人照顾，和妈妈经常分开，而妈妈只负责哺乳，给宝宝早早断掉夜奶、奶睡等，会让妈妈对宝宝的行为反应不再敏感，较难及时回应和满足宝宝的需求，母婴之间的情感链接受到威胁，宝宝很难建立安全依恋。

4.2 / 宝宝吃母乳的常态

很多妈妈会发现，现实中母乳喂养和宝宝的睡眠情况跟自己想象的完全不一样。为什么呢? 那是因为妈妈在产前接收了太多的错误信息。

- 电视上的广告，比如"更适合中国宝宝体质的配方奶，含有OPO，新鲜，易吸收""快速吸收、无反渗的纸尿裤，让宝宝一夜安睡到天亮"；
- 网络上妈妈们的分享，比如"宝宝安睡一夜到天亮，无夜醒，无夜奶""我3~4小时喂一次，宝宝定时吃、定点睡、定点玩，规律作息""宝宝自主入睡，一个人睡一个房间，不用抱，不用陪"；
- 畅销的育儿书，比如名字看起来很"美好"、很有吸引力的《××安睡××》《××程序育儿》，等等。

这些信息已经植入了大众的潜意识里，制造了美好的养育幻想。很多准爸妈的预期是：养宝宝有标准的流程，很容易操作。然而，宝宝出生后他们才发现，养宝宝和预期的完全不一样。

同时，妈妈和宝宝的身边还充满了各种质疑的声音。

来自亲戚们的声音："你要多喝汤水，奶水才会多；孩子给阿姨带，你要多休息，奶水才会多。"

来自月嫂们的声音："我带的那么多孩子都和我睡，能一觉睡到天亮，不吃夜奶，你家的这个倒好，一夜吃好几次奶……""你都不涨奶，奶水根本不够，得加奶粉。"

来自医生们的声音："别的孩子出月子长3斤，你家孩子出月子才长了1斤半，肯定是奶水不够，得加奶粉啊。""孩子大便稀，是对你的母乳过敏，要断奶，赶紧换特殊配方奶。"

来自朋友们的声音："我家宝宝每次吃奶最少15分钟，吃得饱饱的，吃完一觉睡3个小时……你家宝宝才吃5分钟，吃完睡不了几分钟又醒了，可能是你的奶水不够吧。"

各种质疑的声音，让妈妈经常困惑不已，从而担心焦虑："我的奶水真的不够宝宝吃吗？宝宝是因为吃不饱才睡不好的吗？"

真相究竟是什么？我们一起来了解一下想象与现实有何不同吧。表4.1所示是母乳喂养和睡眠常态的汇总。其实，对于母乳喂养的宝宝，喂养和睡眠并不能单独切割开来看待。但为了大家更好地理解，我们会把这两部分分开来详细讲解。

表4.1 想象中的宝宝与现实中的宝宝

	想象中的宝宝	现实中的宝宝	原因
1	3~4小时吃母乳一次，有规律	需频繁哺乳（头一两个月每天可能达10~14次）	宝宝胃容量小，母乳易消化
2	一顿就能吃饱	少吃多餐	保护宝宝肠胃
3	吃母乳时一直大口吞咽	吃母乳时间断性吞咽	奶阵是间断性的
4	每次吃母乳吃两边，一边至少吃15分钟	有时只吃一边，吃奶时间各不相同	宝宝个体差异很大
5	吃饱了就会主动松开妈妈的乳头	有时吃完不会主动松开乳头，需要妈妈取出乳头	宝宝个体差异很大
6	吃母乳时保持清醒，吃和睡完全分开	边吃边睡，经常闭着眼睛吃	因胆囊收缩素（CCK）的作用，吸吮乳房让宝宝容易入睡
7	自主入睡	需要吸吮着妈妈的乳房才能入睡	0~2岁宝宝不具备自主入睡的能力
8	吃完就睡	有时吃完还不睡	睡觉的需求不同
9	一觉睡到天亮	频繁夜醒、吃夜奶	宝宝的快速眼动睡眠（REM）占50%，可帮助大脑神经元发育；幼儿期的宝宝REM慢慢减少，最后达到和成人相似的水平
10	入睡后很安稳	睡眠中肢体突然抖动	本能的惊跳反射，几个月后会慢慢消失
11	可以独自睡小床	落地醒	属于宝宝安全感发展的需求，头几个月需要有人抱睡、陪睡

很多时候，大众都把奶粉喂养的宝宝作为标准，来跟母乳喂养的宝宝做比较，如果母乳喂养的宝宝达不到"标准"，就认为是母乳喂养的问题，这真是太冤枉妈妈和宝宝了。

1. 母乳喂养的特点

♥ 频繁哺乳

因为宝宝胃很小，每次吃得不多，而且母乳又很好消化，所以哺乳就需要频繁一些。母乳的平均消化时间是60~90分钟，可能宝宝吃完一顿没过多久又要吃。

新生宝宝最初的一两个月需要频繁吃奶，妈妈每天哺乳次数达8~12次，甚至10~14次，但并不是每隔2~3小时才哺乳一次。可能有一段时间宝宝吃得很频繁，吃完半小时后又要吃，或者一两小时内吃了很多次，而有时候间隔时间又长一点（国际母乳会称这种现象为密集哺乳）。

♥ 少吃多餐

宝宝的胃还在发育中，少吃多餐的方式既不会让宝宝一次饿得太过，也不会让宝宝吃得太撑。少吃多餐，使宝宝肠胃无负担，更能保护宝宝肠胃的健康发育。

♥ 频繁醒来

奶粉中的蛋白质主要是酪蛋白，而母乳中的蛋白质主要是乳清蛋白。相较于乳清蛋白，酪蛋白更难消化，会导致宝宝胃排空时间变长，也就是说奶粉更扛饿。另外，吸吮奶瓶比吸吮妈妈乳房更容易，所以宝宝可以在短时间内吃到更多奶。结果就是，奶粉喂养的宝宝可以做到吃奶规律（3~4小时吃一次）、睡觉规律（一次可以睡3小时）。

可是母乳喂养的宝宝做不到，但宝宝频繁吃奶可以刺激妈妈乳房多产奶，同时，频繁醒来也可以降低婴儿猝死综合征（SIDS）的发生风险。

♥ 边吃边睡

母乳喂养的宝宝是边吃边睡的。

宝宝吸吮妈妈的乳房，吃着吃着就闭上眼睛睡着了，这是宝宝体内的一种激素——胆囊收缩素在起作用。CCK水平会随着吸吮而升高，让宝宝感到困倦，停止吸吮后，CCK水平逐渐降低，宝宝就会清醒过来。CCK会保护宝宝，让宝宝不至于吃得太久、太辛苦，同时可以让吃奶效率不高的新生宝宝少吃多餐，增加摄入量。

♥ 间断性吞咽

因为奶阵间断性产生，所以宝宝吃奶时的吞咽也是间断性的：刚开始小口轻快吸吮，等到奶水涌出，开始大口吞咽，再过一会儿闭上眼睛，又小口吸吮，没有明显吞咽。

♥ 吃多久没有唯一标准

一两个月的小宝宝，单次哺乳的时间可能要长一点，但通常不超过1小时；有些宝宝可能要吃10~20分钟，有些宝宝可能5~10分钟就吃完了。

有的宝宝吃完一边乳房就不吃了，有的宝宝两边都要吃，这也是随着宝宝的成长及个体差异而不断变化的。

♥ 不主动松开乳头

母乳喂养的宝宝吃完奶，有时候会主动松开乳头，有时候会一直含着，需要妈妈主动取出来。

妈妈要根据宝宝的状况决定是否取出乳头。比如，宝宝吃完睡踏实了，进入深睡眠后妈妈可以取出乳头；如果取出来宝宝又要吃，妈妈就继续喂；如果取出来宝宝又醒了，来精神了，那妈妈就陪着宝宝玩会儿……主要看宝宝当下的状态和需求。

2. 宝宝吃奶行为不断变化

宝宝一直在成长，吃奶的行为也在不断变化，如表4.2所示。

表4.2　不同月龄宝宝的吃奶行为特点和需求

月龄	身体发展	心理发展	吃奶的行为特点	吃奶需求
0~3个月	日常生活主要是吃和睡，醒着的时间较少；这是宝宝身体发育最快的阶段；肢体协调性还处在萌芽期；吃奶技巧还处于练习阶段	处在全能自恋和母婴共生阶段，日常吃睡需要妈妈陪在身边；在宝宝眼里，世界就是我，我就是世界	频繁吃奶，每天10~14次；少吃多餐	饥饱、吸吮、睡眠、情感需求都非常强，白天、夜里都需要和妈妈在一起，需要妈妈按需哺乳

月龄	身体发展	心理发展	吃奶的行为特点	吃奶需求
3~6 个月	清醒的时候更多，要大人陪玩的需求更强烈；动作、肢体协调能力更好；吃奶技巧更高；追视、追听的能力越来越好，注意力易被外界转移和吸引；握持反射消失，手指可以做自由抓握的互动	有了自我觉知，开始区分自己和妈妈，发现妈妈是妈妈，自己是自己；可以预期将要发生的事情，预期落空时会失望、生气、警惕；开始有社会意识，爱和大人交流，经常笑	吃奶的间隔时间拉长，单次吃奶的时间缩短；吃奶时探索性的小动作变多（如图4.1所示），吃奶时和妈妈的交流互动变多，边吃边玩；很容易被逗笑；不想吃奶时，会推开妈妈或者哭；吃奶时不再专注，易被外界吸引，扭头松开乳头；醒着时吃几口奶就不吃了，迷糊时才完整吃一顿	吃奶的需求不再像头三个月那么强烈；饥饱、吸吮、睡眠、情感需求同时存在，需要妈妈按需哺乳
6~12 个月	开始添加辅食；宝宝醒着的时候更多；能翻滚爬行，能站立，肢体越来越灵活，协调性越来越好；吃奶技巧已轻车熟路	对物体的认知还没有"客体永存"的概念，妈妈离开时，宝宝会觉得妈妈是永远消失了，会出现分离焦虑、陌生人焦虑（认生）；对主要照顾人表现出明显的依恋，比如爱黏着妈妈，依恋妈妈的乳房，经常要吃奶；妈妈离开时容易大哭	吃奶姿势多变；白天开始出现"零食奶"，吃几口奶就不吃了	饥饱、吸吮、睡眠、情感需求同时存在，需要妈妈按需哺乳
12~24 个月	饮食以辅食为主；在睡眠方面，有自己的阶段性规律，也会随环境改变而改变；正处于学步期，醒着玩的时间更多；身体的协调性更强	在吃、睡、玩及日常探索方面，宝宝需要有适当的自主权，发展自我调整的能力；更愿意自己做决定；将依恋对象当作安全基地；探索欲望更强，受到的挫折也更多	白天的"零食奶"比较频繁；吃奶姿势多样化（如图4.2所示），喜欢边吃边玩；能主动表达需求	饥饱、吸吮、睡眠、情感需求同时存在，需要妈妈按需哺乳

月龄	身体发展	心理发展	吃奶的行为特点	吃奶需求
24个月以上	饮食以辅食为主，对乳汁量的需求已经明显减小；在睡眠方面，有自己阶段性的规律，也会随环境改变而改变；醒着玩的时间更多；协调性更强；语言表达能力更强	与主要照顾人分开，会变得焦虑；喜欢假扮游戏，喜欢假扮成人	假装当妈妈给娃娃喂奶、照顾娃娃；和妈妈分离、没奶吃，会大哭；吸吮乳房的吞咽动作很小	吸吮、睡眠、情感需求依然可以通过吸吮妈妈的乳房来满足；白天可能只有在睡前才吃几口奶，夜里可能会一觉睡到天亮

特别说明：本表中的"身体发展""心理发展"，只呈现了和母乳喂养相关的一小部分。

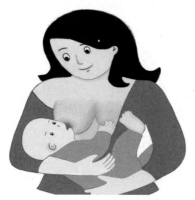

图 4.1　3~6 个月宝宝吃奶的模样

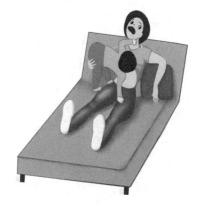

图 4.2　12~24 个月宝宝吃奶的模样

下面我节选了微博上一部分妈妈的真实分享，让大家更清晰地了解宝宝吃奶的行为是随着其月（年）龄的增长一直在变化的。

@野生被子菌："宝宝 4 个月，吃着吃着就把手塞进嘴里吃手，过一会发现没有奶水，又生气地要哭。"

@豆小仙："宝宝半岁，一边吃奶一边抠脚，抠完臭脚，还非常慷慨地让妈妈闻。"

@奔跑的菇凉张小左："7 个月，宝宝的小胖手会抚摸我的乳房，小肉腿抬起来荡悠，太会享受了。"

@薄荷猫ss："宝宝 8 个月，一边吃奶一边吃脚，吸一口奶咬一口脚。"

@宣瑾妈："宝宝 1 岁了，一边吃一边用一只脚踩我的锁骨，一只手摸我的乳房，还揪乳头。"

@观自在Lunar："宝宝1岁半，我躺着喂他，他整个身体都要压在我身上，吃够了翻身下床走人。"

@小精灵："我1岁半的小侄女，晚上睡前吃完奶，知道背后有人在，也完全信任，转身给妈妈个后背就安然睡了。晚上还会吃一两次或者两三次夜奶，这时候已经是'自助餐'了，她自己会扒开妈妈的衣服，迷迷糊糊地吃一阵子就又睡了。其实我知道，这个阶段的宝宝探索欲望更强，自主性更强，受到的挫折更多。白天妈妈在身边，需要吃着妈妈的奶睡觉；晚上需要妈妈哺乳来安抚自己，她用吸吮妈妈的乳房来表达自己白天不被理解的压抑、不被允许的委屈，这是宝宝和妈妈之间无声的沟通和爱的表达。"

@蛋大妈不开车："宝宝2岁多，一边吃奶一边用手'霸着'我另一边乳房，奶少的时候他就自己DIY揉出来。"

@小雨妈妈："宝宝3岁多，边吃奶还边用手挤我的乳房，有的时候还说妈妈没有奶水，我问她那她吃的是啥，她说吃的是爱的感觉。"

是不是觉得好有爱、好温馨呀？不同月（年）龄的宝宝身体和心理都在发展与变化，吃、睡、玩等日常行为也一直在变化，大人要适应并跟上宝宝的节奏，顺应宝宝的需求并及时给予满足。

只要宝宝还在吃奶，按需哺乳就是黄金标准。不要因为宝宝大了，就觉得必须得定时规律哺乳。需求被及时、充分地满足的宝宝，能在爱的滋养中生发出爱的种子，更容易建立起健全的人格，更有利于身心健康地成长。

4.3 / 宝宝睡眠的常态

大家经常会说希望自己有婴儿一般的睡眠，但其实婴儿的睡眠并没有我们想象的那么安稳美好。

1. 宝宝睡眠的特点

（1）睡不踏实是常态

婴幼儿的睡眠有着和成人不一样的特点。

人的睡眠分成两大阶段，一个是快速眼动睡眠REM，另一个是非快速眼动睡眠NREM。婴儿期，睡眠中50%都是REM，且入睡时即出现REM。幼儿期，REM慢慢减少直至与成人接近，入睡后即进入NREM期。

科学家们发现，人在REM期的脑电波和在清醒时候的脑电波很类似，表明REM期人的大脑活动依然很活跃地进行，这时的睡眠很不踏实，可能有很多栩栩如生的梦。在REM期时，宝宝可能会动来动去睡不踏实，手脚挥动，嘴里还会发出声音。

在REM期，宝宝脑部血流量增加，神经细胞活化，有益于脑部成长与发展。同时，这时期的宝宝容易醒来，减小了婴儿猝死综合征的发生概率。

（2）落地醒是常态

小宝宝经常在妈妈怀里吃奶吃着吃着就睡着了，但一放到床上立刻又醒了。

这是因为新生宝宝一睡着就进入REM期，而且睡眠周期也较短（45～60分钟），如果放下宝宝的时候他正处于REM期，宝宝的感知觉很敏锐，容易很快醒来寻求成人安抚。落地醒只是在告诉父母：我需要你们的怀抱，需要肌肤的温度，需要紧紧包裹的感觉。

要减少落地醒，可以尝试在宝宝吃奶睡着后，多抱一会儿再放下。对于一部分落地醒特别严重的宝宝，睡在妈妈怀里也无妨。

（3）夜醒是常态

在3～5岁，宝宝才会发展出自己睡整觉的能力，而大部分两三岁的宝宝还会夜醒，需要吃夜奶。

💜 夜醒阶段性变化

宝宝在4～6个月、7～9个月、1～2岁时，夜醒的频率可能会增加。

这时候的宝宝处于大运动发展阶段，学步期的挑战、自我意识的发展、分离焦虑、陌生人焦虑等都会出现，遇到的挫折和挑战更多，所以夜醒随之增加，醒来要吃奶更多的是为了寻求心理安抚。

❤ 导致夜醒的因素

大多数时候宝宝夜醒想要吃奶属于正常需求，妈妈应多理解宝宝，多疼爱宝宝，尽量夜间哺乳来满足宝宝的需求。如果宝宝夜醒实在太频繁，妈妈可以排查以下原因，根据实际情况做出适当调整。

- 有的妈妈觉得宝宝的奶量需求不高了，所以白天就刻意减少哺乳次数，一天只喂一两次。宝宝夜醒增多是为了弥补奶量的不足和陪伴的缺失。
- 大人吵架或者打架，宝宝敏感地感受到大人的情绪压力，夜醒也因此增多。
- 宝宝的大脑处于飞速发育阶段，需要父母的理解和回应，夜醒也会增多。
- 宝宝身体不舒服，如胀气难受、出牙牙龈不适、肠胃不舒服等，会导致夜醒增多；宝宝生病，如发烧、腹泻，或病后恢复，会表现出特别恋奶，白天"挂"在妈妈身上吃，夜醒也会相应增多。
- 宝宝的睡眠环境不佳，主要照顾人经常变化，室内太冷或者太热（太干燥或太潮湿）等，也会影响宝宝的睡眠，导致其夜醒增多。
- 宝宝户外活动太少等，无法满足他的发展需求。
- 睡前喂奶粉（或辅食）过多，宝宝没有机会在清醒时多活动来消化，肠胃负担加重，身体难受导致夜醒频繁。
- 妈妈上班，宝宝产生分离焦虑；白天宝宝的探索行为常常被禁止，压抑的感受也会使夜醒增多。
- 宝宝处于翻身、爬行、学步等大运动发展阶段，夜醒也会增多。
- 父母越觉得宝宝睡眠有问题，宝宝就越常处在应激状态，无法安心入睡，需要经常醒来以确定自己是安全的。

面对宝宝频繁夜醒，父母要做的不是训练宝宝不夜醒，而是结合宝宝的月（年）龄，了解他的需求，分析他夜醒的原因，坦然接纳，适时调整。

（4）夜间哺乳是常态

夜间哺乳（喂夜奶），顺应宝宝的身心发展需求，也有利于母婴更好入睡。很多妈妈想给宝宝断夜奶是因为只看到宝宝吃了多少奶，只关注宝宝的饥饱需求，而忽略了其他需求。若只是片面地把食物的营养放在第一位，把睡眠的时长当作目标，忽略了宝宝吸吮乳房获得情感营养的需求，忽略了宝宝对日常亲密陪伴与互动的需求，那父母给予孩子的并不是他真正所需要的，可能会影响孩子的身心发育。

睡眠中的宝宝，眼睛还没有睁开，身体扭动，发出哼哼的声音，这时候很可能就需要哺乳了。如果宝宝想吃奶，妈妈可以及时哺乳。妈妈越及时哺乳，宝宝日后越会大胆地发出自己的需求，母婴互动会越默契。

宝宝吃夜奶通常是闭着眼睛的，不会彻底清醒。从1岁左右开始，夜奶就是宝宝的"自助餐"啦。宝宝自己迷迷糊糊地扒开妈妈的衣服吃，妈妈也闭着眼睛迷迷糊糊地喂，吃完后各自又迷迷糊糊地睡去。

（5）母婴同眠是常态

母婴是一体的，不是对立的。不要把宝宝放在影响妈妈睡觉的对立面上，认为要想妈妈睡得好，就必须给宝宝断夜奶。其实即使不吃夜奶，很多宝宝依然会夜醒，依然需要哄睡；而如果没有了夜奶，有时哄宝宝入睡真的是难于上青天。

诚然，频繁哺喂让妈妈非常辛苦，为了让妈妈有时间休息，妈妈的作息要跟上宝宝的节奏，宝宝睡了，妈妈也赶紧睡，而不是刷手机、干家务，等妈妈想睡觉了宝宝又醒了，这样妈妈肯定会疲惫不堪。可以这样理解：在产后初期，宝宝困，妈妈就喂；宝宝睡，妈妈就陪着一起睡。

以下这些方式，可以让妈妈和宝宝都睡得安心，使母乳喂养更方便。

♥ 母婴同床睡

以往的育儿权威指南都强烈反对宝宝跟妈妈同床睡，因为可能会增加发生婴儿猝死综合征的风险，但近年来反对母婴同床睡的声音越来越小了，因为母婴同床睡在很多国家中非常常见，难以避免。比如，我国0～5岁宝宝与妈妈同床睡的概率高达58%～70%，在英国也达到50%。

如果选择母婴同床睡，父母需要避免这些高危因素：吸烟、饮酒，或服用令人困倦的药物；针对早产儿或体重过低的宝宝，也要避免母婴同床睡。同时，要遵循"安全睡眠"的原则：宝宝仰卧睡，母乳喂养，宝宝睡觉时穿得轻便，远离二手烟，使用结实平坦的优质床垫。

另外，还需要注意：让枕头、床单、毯子或任何可能妨碍宝宝呼吸或导致宝宝过热的物品远离宝宝；避免宠物或其他孩子躺在宝宝身边；确保宝宝不会从床上掉下来或被困在床与墙壁之间；如果宝宝和大人同床睡，不要把他放在大人中间，顺序应该是宝宝、妈妈、爸爸。

❤ 大床连接小床（边床）

婴儿床挨着妈妈的大床，高度齐平，如图4.3所示。宝宝能感受到妈妈在身边，妈妈也能及时发现宝宝的需求信号。当妈妈侧躺哺乳时，为避免宝宝吃奶睡着被抱回婴儿床时惊醒，妈妈可以提前在宝宝身下垫一块小毯子，宝宝入睡后，妈妈轻轻平移毯子，就可以把宝宝放回到小床上。

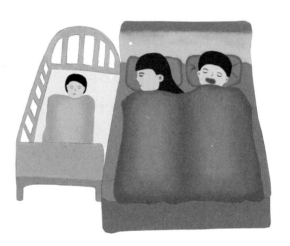

图 4.3　大床挨小床

（6）奶睡是常态

对大多数妈妈而言，奶睡是最有效又最容易操作的一种哄睡方式。母乳里有助眠的成分，而且妈妈和宝宝依偎在一起时的肌肤接触，会让大脑分泌内源性镇静剂，调动副交感神经系统，让妈妈和宝宝心情更放松，更容易入睡。

明明奶睡可以让宝宝很快入睡，但一些妈妈因为担心奶睡的"危害"而不敢去做，非要用其他安抚方式，比如抱着孩子坐瑜伽球哄睡、萝卜蹲嘘嘘哄睡、听着吸尘器的声音哄睡、抱着爬楼梯哄睡……但结果往往是哄睡2小时，宝宝只睡10分钟，大人累得要命，孩子哭得让人心疼。

其实只要妈妈和宝宝都愿意，奶睡可以一直进行到自然离乳。

（7）奶不睡也正常

常有妈妈说："我看宝宝困倦了，就奶睡，可他吃几口又醒了，眼睛睁得大大的。我奶不睡啊。"

其实这种情况也很正常，按需哺乳，指的是满足孩子当下的需求。妈妈发现宝宝困倦了，可以主动及时哺乳，宝宝是吃了睡还是吃几口打个盹又醒了，都由宝宝做主，妈妈跟着宝宝的节奏就好。并不是宝宝困了吃完奶后，他就一定要睡着。

（8）抱睡、陪睡是常态

常有妈妈说："有时宝宝睡梦中睁开眼睛，看见我在身边就又继续睡了。"

还有妈妈说："如果我陪着宝宝睡，宝宝能睡2小时，如果我不陪，他半小时就醒了。"

小宝宝很容易落地醒，可以让他直接趴在妈妈胸前睡，睡醒了能继续找妈妈的乳房吃奶，如图4.4所示。如果妈妈哺乳累了，可以先休息一会儿，让宝宝趴到爸爸胸前睡，如图4.5所示，夫妻俩做好协作，互相支持。无论是妈妈还是爸爸，多抱一抱宝宝，这种亲密的肌肤接触能帮助宝宝调节体温，促进宝宝呼吸系统、神经系统和心理的发育。

有人担心宝宝趴在大人身上睡觉不安全。其实，宝宝趴睡时只大人保持清醒，宝宝的头侧向一边，口鼻可以正常呼吸，

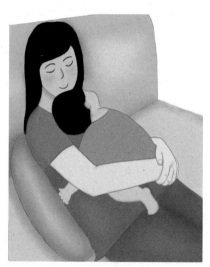

图 4.4　妈妈抱睡

就是安全的。如果妈妈抱睡宝宝时自己也睡着了，那旁边务必有个大人照看着，以保证宝宝的安全。妈妈也可以借助背巾把宝宝背在身上，想去哪里都可以带上宝宝，如图4.6所示。

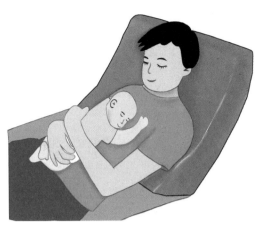

图 4.5　爸爸抱睡

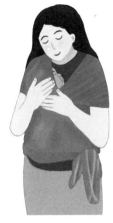

图 4.6　背巾抱睡

2. 整体看待宝宝的睡眠

0～2岁的宝宝大脑快速发育，睡眠和觉醒状态也随之发生变化。请尊重宝宝自身的睡眠特点，整体看待他的发育和发展。

❤ 总睡眠时间随着年龄增大缓慢减少

新生宝宝每天不分昼夜，总共睡16～18小时，到2岁左右平均睡12～13小时。照顾宝宝，要顺应其睡眠需求，不可为了追求睡眠时长而强行改变宝宝的睡眠习惯。宝宝睡得够不够，并不是看总时长，而是看宝宝当下的状态：觉醒时精力充沛，多数时间快乐愉悦，就代表他睡够了。

❤ 睡眠和觉醒的周期逐渐变长，交替次数变少

随着月（年）龄的增长，宝宝睡眠和觉醒的周期逐渐变长。0～3岁宝宝的睡眠总体特点如下：

* 0～3个月：吃睡为主，清醒时候少；
* 3～6个月：白天可能有2～3次睡眠；
* 6～9个月：白天睡眠可能减少到两次；
* 9个月到3岁：白天睡眠可能只有一次。

3. 宝宝需要建立安全的睡眠依恋

宝宝需要和妈妈建立起安全的依恋关系，而妈妈的乳房是宝宝的第一个依恋对象，通过乳房这个纽带，宝宝发展出对妈妈的信任感，宝宝最想依恋的是妈妈，而不是其他的安抚物品。

宝宝的身体和心智，需要在与人的真实回应、亲密互动中得到发展和完善。

睡眠是情感功能的重要组成部分，一直被按需哺乳，经常奶睡、抱睡且有人陪睡的宝宝，因为感受到被尊重和理解，需求得到及时回应和充分满足，建立了安全的情感依恋，所以睡眠就表现得很不一样：妈妈上班后不在身边，但有家里其他人的陪伴宝宝也能入睡。因为宝宝感知到，外面有一个稳定的、可信任的养育者在呵护自己，不离不弃，自己完全可以放心入睡。只要有母婴情感依恋的存在，无论妈妈是否在身边，是否能吃到妈妈的乳汁，宝宝都能够坦然接受、自由切换。

4. 警惕睡眠训练

新手爸妈周遭存在着大量的声音："宝宝最晚9个月要断夜奶、睡整觉""宝宝必须规律作息，吃睡按时""宝宝必须从小独立睡""宝宝哭是在折磨和操控妈妈""对宝宝的哭闹要坚定，不要心软"……

天哪，这对新手爸妈来说太难了，真的要这样做吗？想要找到答案，首先要洞察这些声音背后的本质——是不是要给宝宝做睡眠训练？

不论儿童发展心理学，还是人格发展的探究和脑神经科学的研究，都会追踪婴儿早期的母婴依恋关系，探寻婴儿早期的状态，因为在早期婴儿对压力最敏感，婴儿的经历有助于建立其终身的神经通路。我们都希望自己的宝宝生理、心理都健康，可因为宝宝的到来，重组了家庭生活模式，消耗了新手爸妈的巨大精力，让睡眠不足的爸妈对一些可提供具体方法的睡眠训练，以及所谓"让宝宝乖乖睡觉"的理论不能保持理智与冷静。

睡眠训练假定婴儿几乎从出生起就应该且有能力适应父母的需求，而不是父母适应婴儿的需要。睡眠训练会制造母婴之间的距离、破坏母婴亲密关系。事实上，哺乳动物的幼崽都保持着"分离遇险呼叫"的原始生物本能，婴儿越能表达自己的需求，越能得到妈妈的照顾与满足，就越容易生存下来。

睡眠训练认为婴儿哭是在学习睡眠与独立，但事实上婴儿只是想生存下来。一部分婴儿被"训练"得很安静，只是因为他们发现哭是没有意义的，所以放弃了哭。但研究表明，这类婴儿即使没有哭，但皮质醇（一种压力激素）水平仍然很高，只是他们不再用哭声表达而已。

妈妈与宝宝之间的亲密关系是建立在安全的情感依恋之上而不是恐惧之上的，全社会需要充分接纳与尽力满足宝宝的需求，这是孩子精神胚胎发展的必需条件，也是全社会共同保护孩子身心健康成长的责任。

5. 与睡眠相关的困惑

Q：吃夜奶会导致宝宝龋齿吗？

无论是否吃夜奶，宝宝都有可能出现龋齿。

有些研究说夜奶会导致龋齿，这种说法其实没有排除口腔清洁、遗传因素、饮食习惯（是否经常高糖饮食）等影响因素。

导致龋齿的高危因素是：频繁高糖饮食（如喝果汁、碳酸饮料、配方奶，吃糖果、甜品等）；日常不好好刷牙，没做好口腔清洁，不及时涂氟、窝沟封闭；基因因素等。

如果没有导致龋齿的高危因素，吃夜奶的宝宝并不容易出现龋齿。相反，母乳中含有大量的免疫物质，可以对抗导致龋齿的细菌。

Q：吃夜奶会导致宝宝"地包天"吗？

基本上妈妈都是躺着喂夜奶的，所以很多人担心躺喂会导致宝宝"地包天"。其实，母乳喂养对乳牙的咬合更为有利，还可能减小"地包天"的发生率。宝宝独特的吸吮方式可以带动其颌面部肌肉运动，促进上颚和下颌发育，很大程度上降低了"地包天"的发生概率。另外，即使妈妈躺着喂，宝宝依然是侧躺着吃的，跟平躺吃配方奶的姿势不同。所以，吃夜奶并不会导致宝宝"地包天"。

Q：吃夜奶会影响宝宝的生长发育吗？

很多人认为宝宝频繁醒来吃夜奶，不能睡整觉，会影响生长发育。事实上，目前并没有确切的研究证实吃夜奶会对宝宝的生长发育造成影响。而且，除了饮食、睡眠，体重、身高还跟遗传基因有关。我们应该用事实说话，通过专业测评来全面分析、评估宝宝的生长曲线是否正常，而不应该只是想当然地认为吃夜奶会影响宝宝生长发育就要给他断夜奶。

Q：奶睡会不会让宝宝吃多？

这种误解源于不了解宝宝吃奶的真实需求。事实上，宝宝吃奶并不只是为了解决饥饱，它还可以满足吸吮、睡眠、情感需求。吃奶到底满足哪种需求，由宝宝自主掌控：如果饿了，宝宝就会卖力吸吮，刺激出奶阵以便吃到较多奶；如果已经饱了，只是想寻求睡眠安抚，宝宝就会轻微吸吮，以不刺激出奶阵为原则，有时一不小心刺激出奶阵，宝宝会松开嘴巴不吃了。所以，除非妈妈的乳汁非常多（很容易刺激出奶阵），否则不用太担心奶睡会让宝宝吃多。妈妈只要观察宝宝的需求，按需哺乳即可。

Q：奶睡会不会养成宝宝不吃奶不睡的习惯？

有些妈妈外出后，宝宝一直哭到妈妈回家才肯吃奶睡觉，家人就会埋怨妈妈，认为是奶睡养成了宝宝不吃奶不睡的坏习惯。

有这样看法的家人，其实对宝宝的睡眠有误解。比如，家人觉得时间到了宝宝该睡了，或者是自己太累了想睡，于是想方设法哄宝宝睡，宝宝因为不愿意睡而哭闹，家人又不允许宝宝哭闹，就怪罪妈妈给宝宝养成了奶睡的习惯。

Q：抱睡习惯了，会不会放不下？

这种担忧完全没必要，很多宝宝在6个月前需要抱睡，有些宝宝被抱睡到4~6个月就能放到床上睡了，因为6个月左右宝宝的惊跳反射差不多就消失了。而且，在前面的日子里宝宝想被抱的需求都被满足了，发育到这个月（年）龄，他自然就不需要被抱了。

张婷分享

从我跟了近十年的成长案例来看，每个孩子到了一定的月（年）龄，都不再需要抱睡、奶睡，他们都会自主入睡，睡整觉，自然离乳，这是生命自然而然的发展变化过程。

下面我分享一些妈妈的真实经历。那些曾经被抱在怀里哺乳的小婴儿们，如今大部分都已经是小学生了，愿他们的吃睡经历，可以给其他妈妈一些前进的动力——你的孩子并不是异类。

@Nicole："孩子9岁了，睡前我们娘儿俩正聊着天呢，她就没音儿了，我一看，娃娃眼睛已经闭上睡啦。孩子到40个月时自然离乳，奶睡到40个月她不想吃为止，夜奶也喂到40个月她不需要为止。孩子半岁前，我觉得喂夜奶有些辛苦，但她半岁后我会躺一边喂两边，觉得很自然，啥也不影响。"

@虫虫妈："孩子7岁3个月，睡前我们聊一会儿天，然后就说晚安，手拉着手睡着了。孩子吃母乳到47个月，奶睡到12个月，吃夜奶到47个月。孩子离乳后，我讲讲故事他就自己睡着了。按需哺乳不需要别的方式安抚哄睡，其实对孩子和大人的睡眠都没有影响。孩子吃夜奶有时候并不是因为饿，而是对安全感的确认，确认妈妈一直在身边。"

@大祺和小琪："老大9岁，老二4岁半，他们俩吃母乳都到42个月，夜奶也吃到42个月。离乳后到现在，都是我在旁边陪着他们一起睡的。"

@阿布："老大快6岁了，老二2岁4个月。老大吃母乳到40个月，奶睡到24个月多，现在晚上在睡前给他讲个故事他基本就睡了，而且睡得非常好。老二正在吃母乳，也还在吃夜奶。奶睡嘛，很省事。她吃她的，我睡我的，什么都不耽误。爸妈给宝宝的爱最重要。"

@烁烁妈："孩子7岁了，到4岁自然离乳，奶睡和喂夜奶都是伴随着离乳而结束的！孩子现在6岁，离乳后一直都处于要我给他讲故事陪睡的状态。关于奶睡，我们俩都觉得挺舒服的。母乳最大的方便就是在孩子还小的时候，晚上饿了也不用妈妈半夜起来给他冲奶粉，他在迷迷糊糊的状态下自己就转过来吃了，又方便又安心！"

4.4 如何更好地母乳喂养、亲密养育

母乳喂养、亲密养育，在现代社会变得越来越难了。

这不是妈妈一个人努力就可以达成的，而是需要小到家庭，大到社会，共同的支持。

当社会资源的支持还不够理想的时候，新手爸妈需要自我负责，勇敢承担为人父母的责任，保护自己的宝宝，捍卫宝宝需要母乳喂养、亲密养育的权利。

1. 妈妈好好爱自己

前面说过宝宝的需求需要被及时回应、被充分满足，有人可能会问："有些需求就是不知道，满足不了，怎么办？"

我比较认同温尼科特对于"足够好的妈妈"的定义，我们可以将它简单地理解为：婴儿出生后，妈妈在60%的情况下及时满足婴儿，就是足够好的妈妈。

怎么做到呢？

♥ 进入母亲的角色，做宝宝的保护者

产后最初的一段时间，妈妈需要转换自己的角色，勇敢承担起为人母的责任，捍卫宝宝需要母乳喂养和妈妈陪伴的权利，而不是牺牲宝宝的权利，来满足自己的需求：早早断了母乳，断了夜奶，宝宝给别人带，还美其名曰——妈妈不能为了孩子，没有了自我；妈妈不能牺牲自己，一味地扑在孩子身上。

要知道，有了宝宝，女性就多了一个角色，也多了一份责任——哺乳和养护宝宝。妈妈和宝宝是利益共同体，而不是对立的角色。

♥ 关注自己的需求和感受

产后是妈妈一生中最脆弱的阶段，每天哺乳、照顾宝宝，使妈妈身体很疲惫，加上激素变化和角色变化，妈妈的情绪也会更容易波动。如果情绪不佳，妈妈要先将宝宝交给家人暂时照顾，给自己时间和空间调整，接纳自己的真实感受，及时找信任的人倾诉，等情绪平静了再去回应宝宝。

产后家庭关系发生的变化，对妈妈来讲是个很大的挑战。妈妈有需求一定要大胆提出，比如很多妈妈觉得老公白天上班累，担心宝宝夜醒时吵到老公，就很"体贴"地让老公单独睡一个房间，夜里喂奶、换尿布，都是妈妈自己一个人承担。久而久之，妈妈心理就会不平衡，内心委屈，又不好意思提，这样很容易把委屈情绪转移到宝宝身上：想办法断夜奶，想办法"改造"宝宝，让宝宝一觉睡很久，夜里不要频繁醒来……妈妈有需求一定要大胆提出来，和老公讨论，妈妈

心理愉悦，才能有更多能量面对产后哺乳和照顾宝宝的辛苦。

❤ 自我负责

宝宝是未成年人，妈妈是成年人。成年人可以自我负责，但宝宝必须依赖大人才能存活。

认为满足宝宝的需求就是牺牲自己，这是因果不分。妈妈的累，很多时候是因为身边缺乏有力的支持者，太多能量被耗费在照顾宝宝之外的事情上（比如应对来自医院、月子中心的各种不支持母乳喂养的声音，应对长辈和月嫂的质疑，应对老公的甩手不管和自己的工作压力等），所以照顾宝宝的能量自然就被压缩了。

喂夜奶的妈妈确实很累，白天忙工作，夜间哺乳，所以很多人就觉得都是因为宝宝吃夜奶才让妈妈这么累的，于是想方设法给宝宝断夜奶，甚至早早断奶。其实他们没有意识到：成年人的需求需要自我负责，而不应该让宝宝来负责。

宝宝吃夜奶的需求很正常，妈妈累也是事实，妈妈需要做的不是切断宝宝的需求，而应该是寻求家人的支持。

❤ 尽力而为，满足宝宝的需求

宝宝需要母乳喂养，需要妈妈的陪伴和照顾。无论是可以陪伴和照顾宝宝更久时间的妈妈，还是不得不早早返回职场的妈妈，只要能尽量考虑宝宝的需求，尽自己最大的努力去做，就已经足够好了。

比如有些妈妈上班背奶，回家后尽量陪伴宝宝，按需亲喂，不刻意断夜奶；有些妈妈不想上班时吸奶，就在单位附近租个房子，在工作间隙回家亲喂宝宝。

这些妈妈在不得不重返工作岗位的情况下，并没有选择奶粉喂养，更没有抱怨自己和家人太难了，而是努力想办法争取家人的支持，一起尽力满足宝宝的需求，这个初心就特别珍贵。

2. 身边人的支持很重要

母乳喂养、亲密养育不是只靠妈妈一个人就可以完成的，身边人对妈妈的支持也非常重要。即使妈妈有再多的乳汁、再多的爱，但如果没有人爱妈妈，没有人给妈妈和宝宝足够的支持，坚持母乳喂养就是一句空话，是很难实现的事情。

♥ 不要轻易否定妈妈

产后头半年是妈妈这一生最艰难、最脆弱的时期，每天哺乳、照顾宝宝，非常累。这时候来自身边人的理解和认同，会让妈妈更容易进入母亲的角色，自信、从容地面对产后的生活。

如果妈妈每天耳边都是"你的奶水不够，把宝宝饿到了""你不是合格的好妈妈"等等这样的质疑和否定，妈妈会很压抑，感受不到被理解、被支持，很容易走到产后抑郁的边缘。

♥ 爸爸要承担父亲的责任

宝宝需要母乳喂养，需要妈妈的照顾和陪伴，更需要和妈妈建立安全依恋关系，妈妈在产后初期确实要付出很多，那么是不是爸爸在这个过程中就不重要呢？

爸爸也一样重要，养育宝宝是爸爸妈妈共同的责任，宝宝需要爸爸妈妈共同的爱，但并不是妈妈做什么，爸爸也得做什么，而是要以宝宝的需求为中心，二人做好分工协作。

妈妈照顾宝宝，爸爸可以照顾妈妈，辅助妈妈养育。比如，妈妈负责哺乳和对宝宝的基本照顾，而爸爸辅助妈妈照顾宝宝并承担家务：下班回家后主动给宝宝换尿布、换衣服、洗澡；宝宝清醒的时候，主动带宝宝出去转转，让妈妈歇歇等。

♥ 各司其职，互不越界，互相关爱支持

宝宝的第一责任人是爸爸妈妈，其他所有人都是帮助爸爸妈妈的人，而不是替代者。

如果角色错位了，错位的关系可能会带来错位的爱。现实生活中经常出现这样的情况：妈妈生、老人养，老人和妈妈抢着带宝宝，家庭关系一团糟，受伤害最深的其实是妈妈和宝宝。

在有爱的家庭中，爸爸妈妈主动、积极地承担为人父母的责任，遇到冲突就事论事，相互配合解决问题；老人尊重新手爸妈的决定，信任他们有能力照顾宝宝，不越位瞎指挥，不搅和他们的生活，只提供资源和力所能及的支持。

　　每个宝宝在生命初期的需求都很重要，需要全家合力尽力去满足。养育是个长期的旅程，新手爸妈要有成长型思维，不断学习，自我成长，才能跟上宝宝成长和发展的脚步，给予需要的支持。

总结　孕育唤醒了子宫，分娩重构了产道，哺乳开启了乳房的能量，妈妈通过这一系列过程重新认识了自己的身体。母乳喂养、亲密养育，使妈妈在日复一日的哺喂中，慢慢与宝宝建立起亲密的母婴关系。童年只有一次，让宝宝获得足够的安全感，将成为他人生背景的暖色调，陪伴他积极面对未来的挫折，勇敢投入和享受自己的人生。

第 **5** 章

宝宝到底吃饱没

容易"闹奶荒"的几个阶段

判断宝宝没吃饱的常见误区

什么是假性"没吃饱"

需要界限意识

思维比方法重要

妈妈怀疑自己乳汁不足，宝宝没吃饱怎么办

大胆去做，增加自信心

不论宝宝多大，家长们最关注的都是——宝宝到底
吃饱没？

本章就来详细讲讲关于宝宝吃没吃饱的那些事儿。

大小便

如何判断宝宝是否吃饱了

体重

宝到底吃饱没

虽然现在绝大多数家庭的物质条件已经很好了，但无论宝宝多大，父母始终对他的饥饱有很大的担忧：宝宝到底吃饱没？

怎样才算吃饱了呢？主要看当下的身体感觉，这个身体感觉是谁的？当然是宝宝本人的。可是在现实中，因为宝宝还不能表达，所以没法为自己的身体感觉做主，吃饱没吃饱被控制在大人手里。这样造成的长期影响是：有的宝宝对于自己的身体感觉很迟钝，经常会吃到吐；有的宝宝发展成另一个极端，吃的经验太痛苦了，长大后常常厌食。

母乳喂养、按需哺乳是人类天性，是大自然特别神奇的设计：宝宝按自己的需求吃，少吃多餐，两顿奶间隔时间不会太长，也不会因为太饿而一次吃很多；每次哺乳，宝宝可以自主感知饥饱，为自己的身体感觉做主。

随着宝宝渐渐长大，他开始在妈妈怀里边吃奶边嗯嗯啊啊和妈妈说话，吃几口吐出乳头玩玩然后继续吃……宝宝用各种方式和妈妈交流互动，表达自己的感受，愉悦或安抚自己的情绪。

在妈妈一次次的哺乳中，宝宝的身心脑得到同步的滋养和发展。

所以，宝宝吃饱没这件事，需要大人先问问自己："我把宝宝感知自己身体的自主权交给他了吗？""宝宝吃母乳除了满足饥饱需求，还有其他需求吗？"

5.1 / 如何判断宝宝是否吃饱了

判断不同月龄的宝宝是否吃饱的标准不同，一般主要依据：体重、小便（大便）、吞咽情况等，具体可参考表5.1。

表5.1 判断不同月龄的宝宝是否吃饱了

月龄	体重	小便（24小时）	大便（24小时）	吞咽情况	妈妈的乳房状态
第1天	体重下降（不超过出生体重的7%~10%）	至少1次小便，量很少	至少1次黑色胎便，1元硬币大小	看不到明显的吞咽动作	不胀，很软

月龄	体重	小便 （24小时）	大便 （24小时）	吞咽情况	妈妈的乳房 状态
第2天	体重下降（不超过出生体重的7%~10%）	至少2次小便，量很少	2次黑色胎便/黄绿色过渡样便	依然看不到明显的吞咽动作	不胀，很软
第3天	体重继续下降（不超过出生体重的7%~10%）	3片中等重量的湿纸尿裤	3次大便，呈黄绿色/黄色	吞咽动作明显，有间断的吞咽声	有生理胀痛，有明显硬块
第4天	体重继续下降（不超过出生体重的7%~10%）	4片中等重量的湿纸尿裤	3次大便，呈黄绿色/黄色	吞咽动作明显，有间断的吞咽声	生理胀痛缓解，硬块慢慢变小
第5天	体重不再下降，开始回升	5片中等重量的湿纸尿裤	3次大便，呈黄色	吞咽动作明显，有间断的吞咽声	生理胀痛消失，硬块消失
第6天	体重已经回升	6片中等重量的湿纸尿裤	3次大便，呈黄色	吞咽动作明显，有间断的吞咽声	恢复正常的柔软状态
第7天至6个月	前3个月体重增长快，后3个月体重增长放缓	6片中等重量的湿纸尿裤	每天至少1次或多天1次大便，颜色多样	吞咽动作明显，有间断的吞咽声	会涨奶、漏奶，感觉到奶阵
6个月后	结合生长曲线图来看	N/A	添加辅食后大便有变化，成形	清醒时，出现"零食奶"。"零食奶"时吞咽不明显。睡觉时吃奶，或者非"零食奶"时，吞咽较明显。	不涨奶、不漏奶，偶尔会感到奶阵
12个月后	结合生长曲线图来看	N/A	添加辅食后大便有变化，成形	清醒时，较多"零食奶"。睡觉时吃奶，吞咽明显一些。宝宝年龄越大，吞咽越不明显。	不涨奶、不漏奶，喂奶时感觉不到奶阵

从表5.1中可以看到一些变化。

- **宝宝吃奶时的吞咽情况一直在变化。**

  月龄越大，宝宝对乳汁量的需求会越小，妈妈的乳汁量随之减少。可是宝宝吃奶的需求不会因为妈妈的乳汁量减少而变小，有些阶段宝宝吸吮乳房的需求可能还会变大，比如宝宝生病的时候，或者进入大运动发展期。

- **湿纸尿裤数也在变化。**

  从6个月开始，宝宝消耗的纸尿裤会比以前少，这是因为随着宝宝长大，他的消化吸收能力逐渐增强，摄入高营养密度的食物会越来越多，所以单次小便的量会增多，但频率没有头6个月多。另外，宝宝开始吃辅食、喝水后，小便的量并不能准确反映他的母乳摄入量了，也就是说宝宝6个月后妈妈就不需要太关注他的小便了，而主要看他生长发育的整体情况。

- **妈妈乳房的感受发生变化。**

2～3个月后，妈妈会感觉乳房不再涨奶、漏奶。妈妈有意识地关注身体的感受很好，但要意识到，个人感受容易受周围环境的影响，妈妈对乳房的感觉和产奶量无直接的关系，和宝宝是否吃饱更无关系。

1. 大小便

宝宝的大小便是最容易判断他是否吃饱的标准。

❤ 小便

粗略统计，宝宝出生第1天1次小便，第2天2次小便，第1、第2天因为宝宝吃到的母乳并不多，湿纸尿裤不会太重，甚至可能尿液混合在大便里看不到。第3天开始就应该有3片中等重量的湿纸尿裤了，第4天4片，第5天5片，小便颜色不黄。从出生第6天开始一天（24小时）有6片中等重量的湿纸尿裤，小便颜色不黄。

中等重量的湿纸尿裤有多重呢？

国际母乳会的标准是：相当于将2～3汤匙的水倒在一片一次性纸尿裤上的重量。

Making More Milk（产出更多母乳）书中的标准是：

如果宝宝的体重小于3636g，大概就是30ml水倒在纸尿裤上的重量；

如果宝宝的体重大于3636g，大概就是45ml水倒在纸尿裤上的重量。

湿纸尿裤越多，说明宝宝吃的母乳越多。有时候一天中有的湿纸尿裤重一些，有的轻一些，可以平均计算。

精确统计可以这样做：把每片湿纸尿裤称重，减掉干纸尿裤重量后就是尿液的重量，每天270g尿液重量就达标了（宝宝体重超过3636g以后）。

一般不建议把每一片湿纸尿裤都称重，因为这样会增加焦虑。妈妈只要看到眼前的宝宝精神状态饱满就好，除非正在追奶，或者宝宝体重增加不理想，需要严格关注宝宝的母乳摄入情况时，才建议把湿纸尿裤称重。

♥ 大便

未满月的宝宝每天大便3次或以上。大多数宝宝在满月后会出现攒肚（也有极少数未满月的宝宝会出现攒肚），大便几天才有一次，这时就不能以大便作为判断宝宝是否摄入足够母乳的标准了。

2. 体重

判断宝宝是否吃饱的黄金标准是体重。

（1）关于称重

为确保称量准确，请选用精准的婴儿秤，千万不要用大人的体重秤称，大人抱着宝宝称完后再减去大人的体重，这样算是不准确的。建议称重时间相对固定，宝宝穿的衣服一样，不穿纸尿裤（或者穿干纸尿裤），在吃完奶一段时间后再称重。如果妈妈正在追奶减奶粉，我会建议带宝宝到社康中心或诊所称重，这样更准确。

在头两个月，宝宝每天增重平均只有30g左右，两个月后每天增重更少，吃一餐奶、尿一泡尿都可能影响宝宝体重称量的结果，所以每天称重反而会增加妈妈的焦虑。

如果宝宝生长已经稳定，妈妈乳汁量充足，每1～2个月给宝宝称重一次即可。如果妈妈正在追奶减奶粉，或者宝宝体重增长不好，可以每周给宝宝称一次体重。

（2）什么样的增重才达标

针对这个问题，不同的参考书籍有不同的答案。

有些说宝宝头三个月，每周最少增重150g，每个月600g就达标；有些说每周增重200g达标。其实，单纯看数字并不准确，还是要整体看宝宝的生长发育情况。

体重主要参考生长曲线图，只要宝宝的生长曲线在3%～97%曲线之间，并沿着自己的趋势在增长，就是正常的。

（3）生长曲线图

很多家长可能还不会画、不会看生长曲线图，下面我们就来详细了解一下。

♥ 什么是生长曲线图

简单地说，生长曲线图由一系列百分比曲线构成，是用来记录、检测、评估0~5岁宝宝生长发育情况的辅助工具。

举个例子，如图5.1所示，［Weight-for-age BOYS，Birth to 5 years (percentiles) 年龄别体重 男孩，出生到5岁（百分比）］，这张表就是0~5岁男孩体重增长百分比曲线图。

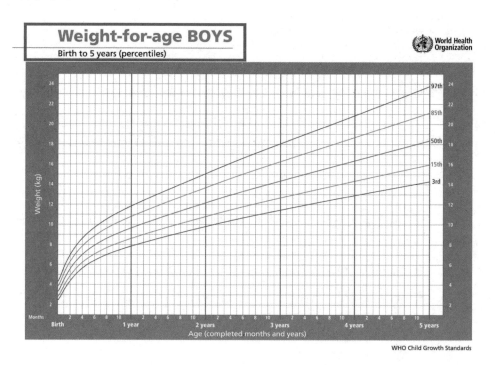

图5.1 0~5岁男孩体重增长百分比曲线图

图上横坐标代表月（年）龄，纵坐标代表体重，各条曲线后的数值代表不同的百分位点。定期监测宝宝的身高、体重，根据数值绘制出不同的点，点连成线，就是宝宝的生长曲线了。

💙 选择合适的生长曲线图

目前最常见的生长曲线图有三种：世界卫生组织（WHO）儿童生长曲线图2006版；CDC/NCHS（美国疾病预防控制中心/国家卫生统计中心）生长曲线图；中国九城市生长曲线图。

在曲线图的右下角可以看到你用的是哪一种。

对于足月宝宝，建议使用世界卫生组织（WHO）儿童生长曲线图2006版，它的制订基于纯母乳喂养人群，反映了全世界不同种族的儿童较为理想的生长发育状态，因此是评估5岁内宝宝生长的一个重要参考标准。

自2010年9月起，CDC也推荐2岁以下的婴幼儿采用世界卫生组织（WHO）儿童生长曲线图。

早产儿自出生后需要使用Fenton生长曲线图一直到纠正胎龄40～48周。纠正胎龄40～48周之后，可以使用世界卫生组织（WHO）儿童生长曲线图2006版进行记录跟踪，如图5.2所示。

有时候宝宝被认为体重增长不合格，其实是因为没有选对标准。注意生长曲线图的版本，同时注意区分男宝曲线图（蓝色）和女宝曲线图（红色）。

💙 绘制生长曲线

2006年WHO世界卫生组织儿童生长标准，可前往其官网查看。

2013年修订后的Fenton早产儿生长曲线图，可前往UNIVERSITY OF CALGARY官网子目录/fenton中查看。

举个例子，足月生产的男宝，6月龄，7kg。如图5.3所示，在横坐标位置找到6月龄，纵坐标位置找到7kg，两两相交绘制一个点。根据不同月龄宝宝测量出的数据绘制出不同的点，点连成线就是这个男宝的生长曲线了。

也可以下载能提供生长曲线表的App，根据提示输入宝宝的姓名、生日、性别、出生身高及体重、预产期等信息，选择每次给宝宝测量的日期、数据，它会自动计算月龄，根据数据生成百分位点。两个及以上的点就能绘制出生长曲线了。如果是早产儿，一定注意要输入预产期，系统会自动计算纠正胎龄生成曲线。

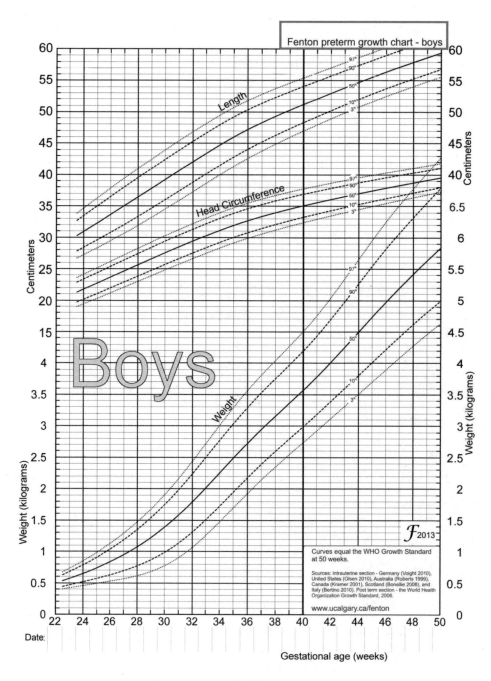

图 5.2　早产儿体重增长百分比曲线图

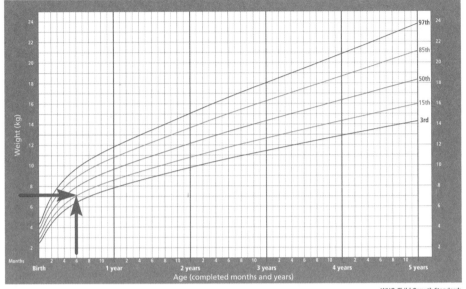

图 5.3　绘制生长曲线举例

💜 如何看生长曲线图

生长曲线图中共有五条曲线，分别是3%、15%、50%、85%、97%。

这相当于把同月龄、同性别的100个孩子按体重的轻重进行排序，体重最轻的排在第一位，依次类推，体重最重的排在第100位。排第3位的孩子，点就会在3%这条曲线上；排第97位的孩子，点就会在97%这条曲线上。排第3位之前或者排第97位之后的孩子，点就会落在曲线之外。通常绘制生长曲线的点落在3%～97%都属于正常范围，也就是体重排在第3～97位的宝宝都是正常的，只有当宝宝的体重低于3%或者高于97%的时候，才需要被特别关注。首先评估喂养情况，如果喂养正常，再去咨询医生进行医疗方面的相关排查。

除了看单个的点，还要长期监测宝宝的生长曲线的变化情况。在成长过程中宝宝的生长曲线肯定会有一些上下波动。如图5.4所示的生长曲线，波动未跨越曲线，所以宝宝的生长正常。

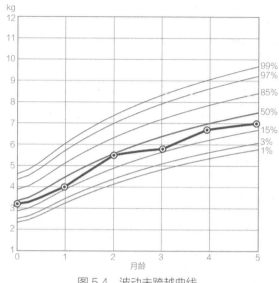

图 5.4　波动未跨越曲线

　　如图5.4所示的生长曲线波动跨越了50%的曲线，并非不正常，但大人需要留心观察，后面多测量几次，找找原因，认真评估宝宝的母乳摄入情况。

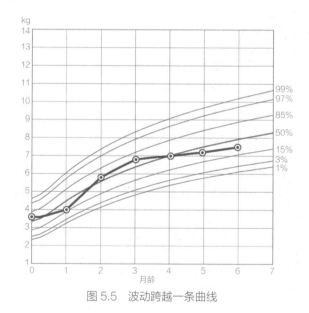

图 5.5　波动跨越一条曲线

　　如图5.6所示的生长曲线波动跨越了50%、15%两条曲线，大人需要更加关注宝宝的生长状况，及时咨询医生，排查可能的原因，如喂养不足、疾病等。

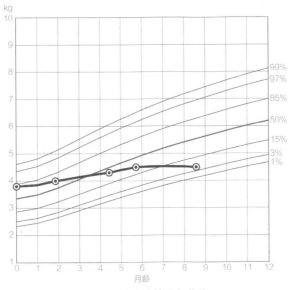

图 5.6 波动跨越两条曲线

宝宝是一个活生生的人，不是一个设置好固定程序的机器，父母不要苛求宝宝的喂养和生长一成不变，出生时在50%分位，就一定要按50%分位生长，到40%分位就不能接受，就要加奶粉。合理范围内的上下波动是正常的，使用不同的体重秤、在不同的时段、宝宝的大小便和衣物差异都有可能对测量数据造成影响。

正如每一片树叶都是独一无二的，每个宝宝都有自己的生长曲线。

总结一下，判断宝宝是否吃饱，主要参考以下几个方面。

- **出生后头3天内**：主要看宝宝的大便次数和颜色，以及体重变化情况；
- **3~6天**：主要看宝宝大小便和体重变化情况，以及吃奶时的吞咽情况；
- **6天到6个月**：主要看宝宝大小便和体重变化情况，以及吃奶时的吞咽情况（头3个月尤其重要）；
- **6个月后**：主要看日常喂养情况、生长曲线图，以及宝宝在各方面的发展和发育表现。

我们没办法判断宝宝某一顿吃得饱不饱，因为宝宝吃奶的需求并不是每一次都要吃饱，也不是只有饿了才吃。就像你在午饭后出去走走，看到甜品店，又进去吃了个甜品一样，你能说你是因为午饭没吃饱才吃甜品的吗？吃这件事，不只是满足生理的饥饱，有时候也是为了愉悦自己的情绪。

5.2／ 什么是假性"没吃饱"

1. 容易"闹奶荒"的几个阶段

这里的"闹奶荒"指的是在宝宝的某些月龄段，妈妈觉得自己没有奶了，因为担心宝宝吃不饱，恐慌之下，加了本不需要加的奶粉。

宝宝的成长是发展变化的，每个阶段都有各自的特点和规律，吃奶的行为也一直在变化。所以，妈妈需要把自己"放在太空中来看地球的变化"。

如果妈妈还只是一味地盯着宝宝的母乳摄入量，看不到他在别的方面的需求，就特别容易认为是自己奶不够才使宝宝吃不饱，从而误加了奶粉。

♥ 3~4个月

在这个月龄段，宝宝吃奶不认真，容易分心，清醒的时候吃几口就不吃了，或者边吃边玩，只有睡前迷糊奶才好好吃，而且吃奶的时间间隔比以前更长；妈妈感觉乳房不胀了，经常软软的，也不漏奶了。

发生这种情况，是因为这个月龄段的宝宝大运动发育明显，能翻身了，胳膊、腿比以前灵活了，视觉、听觉也都在发育；妈妈由于之前按需哺乳，乳汁已经接近供需平衡。

♥ 7~9个月

在这个月龄段，宝宝吞咽变少，吸吮乳房的时候咬妈妈，偶尔吃奶时哭闹，夜奶很多次。

发生这种情况，是因为这时候宝宝已经开始吃辅食了，身体在发育，认知情绪也在发展，自主性很强。如果妈妈提供的环境满足不了宝宝的需求，比如未提供或不允许宝宝啃咬安全的物品，或经常忽视宝宝的情绪，宝宝就会通过啃咬妈妈、哭闹来表达自己的心声，这和宝宝吃饱没吃饱没啥关系。

♥ 1岁后

宝宝1岁以后吃奶时很少有吞咽动作，吃几口就不吃了，过一会儿又要吃，而且夜醒增多，不"好好"吃辅食（指不符合大人预期的"好"）；妈妈感觉乳房不胀了，担心宝宝被饿着，所以要加奶粉，或者断奶。

其实，1岁后宝宝对母乳量的需求会下降，但宝宝吸吮妈妈的乳房不只是满足饥饱需求，更多是满足情感需求。在这个阶段，如果连妈妈都不信任宝宝知道饥饱，看不到宝宝行为背后的真实需求，那辅食喂养之路会更加不好走。

2. 判断宝宝没吃饱的常见误区

♥ 宝宝的某些行为，不代表他没吃饱

- **吃完不睡，睡了没多久就醒了。**

  没人规定宝宝吃完就必须睡觉。头一两个月的宝宝，大部分时候是边吃边睡，吃了就睡，醒了又继续吃。但这并不代表宝宝一直都是这样。过了3个月，宝宝清醒的时候变多，吃完不睡和是否吃饱没有直接关系。

- **总是要吃，吃了没多久又要吃。**

  一天的某个时间段，宝宝频繁要吃奶是正常的。

- **要吃夜奶。**

  要吃夜奶和是否吃饱是两码事，吃夜奶是一种日常的状态。

♥ 妈妈的某些感觉，不代表宝宝没吃饱

- **感觉乳房总是软的。**

  乳汁供需平衡后，乳房总是软软的，妈妈感觉不到涨奶、漏奶，这种情况特别正常。

- **感觉吸奶器吸出的奶没有瓶喂时的多。**

  瓶喂时宝宝吃得多，不代表宝宝真的需要那么多。另外，吸奶器吸奶的原理是模拟亲喂，但刺激奶阵效果肯定没有亲喂好。记住，吸奶器是用来吸

奶的，不是用来衡量乳汁量的，不要随意把你的自信输给吸奶器。

- **感觉宝宝频繁吃奶时吞咽少。**

  妈妈会有这种感觉：喂奶间隔时间长时，乳房胀胀的，宝宝吃奶时吞咽明显，能吃饱；喂奶间隔时间短时，宝宝吃奶时吞咽不明显，吃不饱。

  所以妈妈常常拉长喂奶间隔，等感觉乳房发胀之后（俗称攒奶）再喂宝宝，觉得这样宝宝能吃得更多。但其实这样做的本质是——妈妈在自行回奶。

  当乳房涨满时，乳汁流速快，宝宝吞咽有力，但同时乳房里的泌乳抑制反馈因子（FIL）增多，乳房会收到信号：不需要那么多"订单"了，少产些奶，这样乳汁量就在妈妈刻意攒奶中悄悄地减少了。

- **感觉宝宝吃完后乳房还有奶。**

  只要一直在哺乳，乳房就会源源不断地产奶，宝宝需要的多，奶就产得多，宝宝需要的少，奶就产得少。无论宝宝吃了多少奶，哺乳后再挤奶，依然能挤得出来，乳房永远不可能被完全"排空"。

5.3 / 妈妈怀疑自己乳汁不足，宝宝没吃饱怎么办

1. 要有界限意识

妈妈虽然生了宝宝，可并不代表宝宝要完全受妈妈控制。宝宝吃饱没吃饱是生理本能，是宝宝的事情，妈妈需要信任宝宝。客观、理性地来评估宝宝是否吃饱是妈妈的事情，如果妈妈自己评估不了，可以找专业的泌乳顾问协助。

如果妈妈自身处于焦虑中，缺乏家人的理解和支持，孤单无助，就特别容易去控制宝宝，要求宝宝达到自己心目中的吃睡标准，让宝宝来无辜承接妈妈的压力和焦虑。

2. 思维比方法重要

有些妈妈遇到问题只看表面，只寻求可以解决表面问题的绝招，这样做是最轻松的，却也是最低效的，永远在遇到问题和解决问题的旋涡里盘旋，从不会思考问题背后的真正原因，探究"冰山"之下那些看不见的部分。

按需哺乳也是如此，妈妈总是想着自己产了多少奶，够不够宝宝吃，却看不见宝宝这个人，就特别容易产生恐慌和焦虑情绪。

按需哺乳是妈妈和宝宝之间情感的链接和同频互动，并非仅仅是解决饥饱问题。没有交流、互动的喂养，只是为了喂奶而喂奶，那妈妈也会觉得母乳喂养太辛苦了，很难持续下去。

3. 大胆去做，增加自信心

真正的自信，建立于良好的自我认知的基础上，源自内心的力量。

在母乳喂养的道路上，会一直出现各种拦路虎。如何不被外界的声音带着走，需要妈妈日常多观察宝宝的行为，关注宝宝的感受，了解宝宝生长发育的需求和特点，大胆去做，去尝试，形成自己的认知版图，不害怕犯错，少一些自我质疑，自信心才会更强。

母乳喂养的很多功夫都在宝宝的嘴巴之外，需要妈妈投入很多时间和精力在宝宝的照顾和养育上。要知道，妈妈才是哺育宝宝的那个人，才是孩子的"七彩祥云"和"盖世英雄"啊。

> **总结**　妈妈在看完本章后，"宝宝吃饱没"这个高频担忧有没有减淡一些呢？宝宝在成长，所需的乳汁量不可能恒定，"智能"的乳房会跟随宝宝的成长做好同频的调节。请妈妈对宝宝的自主感觉多一些信任，对自己的身体少一分质疑，母乳喂养才会更加顺利。

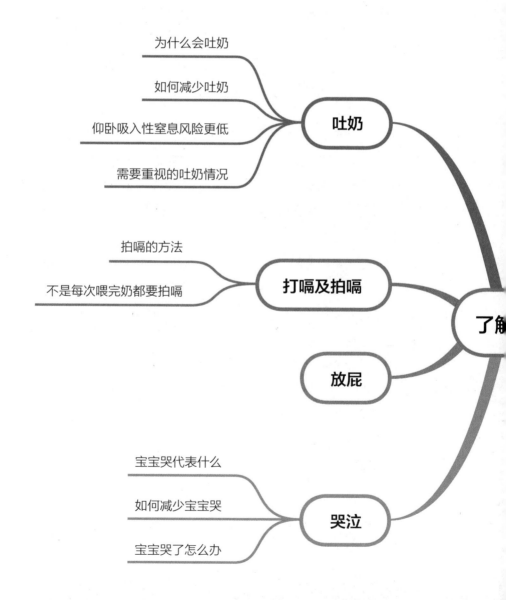

第6章

了解宝宝

为什么会吐奶

如何减少吐奶

仰卧吸入性窒息风险更低

需要重视的吐奶情况

吐奶

拍嗝的方法

不是每次喂完奶都要拍嗝

打嗝及拍嗝

放屁

了解

宝宝哭代表什么

如何减少宝宝哭

宝宝哭了怎么办

哭泣

宝宝出生来到这个世界后，真实的生活是怎样的呢？本章将带领新手爸妈了解和认识自己的宝宝，给予他们更多的自信和勇气。

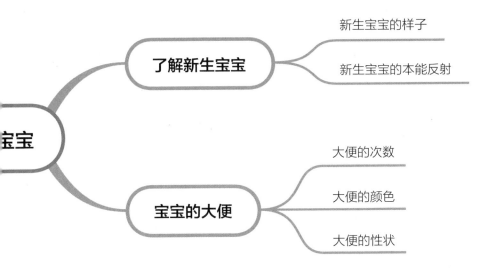

6.1 / 了解新生宝宝

现实中很多人不了解新生宝宝，会把一些常态当成问题，对宝宝的样子做出错误的解读，造成没必要的伤害。

1. 新生宝宝的样子

♥ 皮肤

刚刚出生时宝宝身上会有一层奶酪状的白色黏稠物，俗称胎脂。宝宝还在妈妈肚子里的时候，泡在羊水中，胎脂可以保护宝宝的皮肤，在出生的时候还可以作为润滑剂，所以这也是宝宝的自我保护层。妈妈不需要刻意擦掉胎脂，让它自然吸收就好了。个头大的宝宝皮肤红润，摸上去光滑柔软，而早产儿或者个头相对瘦小的宝宝，皮肤较松弛，褶皱也会比较多。在头一两周，宝宝的皮肤可能会有些脱皮，但妈妈别担心，这是新生宝宝要经历的正常过程。

♥ 胎毛

宝宝身上、脸上、耳垂有细细的绒毛，通常过一段时间就会消失。

♥ 乳房

宝宝的乳房会暂时性肿胀，甚至会少量溢奶，这是因为受母体的激素的影响，产后一两周左右会自行恢复正常。大部分宝宝出生时乳头都是凹陷的，这也是正常现象，等到了青春期会慢慢凸出。一定不要给宝宝挤乳头，挤压不会让乳头凸出，更无法消除肿胀，反而可能会造成乳房受伤、感染等。

♥ 外阴

女宝的外阴可能会肿胀，阴道也会有轻微的白色分泌物，这是非常正常的现象。不要认为这是"脏东西",这些分泌物反而有对抗细菌侵入、保护外阴的作用。每天给宝宝洗澡时或在宝宝小便后用温水冲洗外阴即可,切忌大力擦拭。

2. 新生宝宝的本能反射

新生宝宝有许多原始反射,这是对某种特定的刺激做出的"与生俱来的、无意识的反应",这也是为了让人类适应环境而设计的先天保护机制。这些本能反射会保护新生宝宝,遇到危险及时呼救,也有助于宝宝和大人之间形成良好的互动。出现这些原始反射,并不代表你的宝宝有问题。

♥ 觅食反射

觅食反射也称"寻乳反射",能帮助新生宝宝找到妈妈的乳头。无论是用乳头、手指,还是用奶嘴轻触宝宝的脸部或者唇部,他都会扭过头去寻找。

在大多数时候,新生宝宝左右摆头寻找妈妈的乳头,需要花费一点时间来确定位置,到3周左右时宝宝就能直接扭头含住妈妈的乳头了。随着宝宝慢慢长大,到4个月左右,在他学会用更多的方式表达自己的需求后,觅食反射就逐渐消失了。

误区:很多妈妈会用手指在宝宝嘴边轻点,试探他是不是还要吃奶,如果宝宝的嘴巴一直转向手,就认为宝宝要吃奶了。但事实上,这只是宝宝本能的觅食反射罢了。

♥ 吸吮反射

当妈妈将乳头、手指或奶嘴放进宝宝口中时,宝宝会本能地开始吸吮。

吸吮反射从胎宝宝的时候就已经有了,它和觅食反射共同合作,让宝宝一出生就能够吸吮到妈妈的乳汁,获取足够的能量。一般在宝宝4个月左右,吸吮反射逐渐消失,被主动的进食动作所代替。

误区:有的妈妈也会把手指放到宝宝嘴里,看其是否吸吮,以此来判断宝宝是不是要吃奶。这种方式是对宝宝本能行为的误读哦。

♥ 胃结肠反射

胃接收食物后,通过神经反射作用,让结肠运动,促进大便排出,这种现象被称为"胃结肠反射"。新生宝宝肠胃蠕动比成人快得多，同时由于神经发育尚未完全，自主排便的控制能力还不足，因此就容易出现边吃边拉，或者吃完很快就拉的现象。

胃结肠反射在宝宝进食后的15分钟内最强烈，母乳喂养的宝宝更明显，因为母乳更容易被消化吸收，所以母乳喂养的宝宝吃奶次数与大便次数都会多于奶粉喂养的宝宝，甚至有些宝宝在每次吃奶的时候或者吃完之后会马上拉大便。只要宝宝精神状态和喝奶情况良好，体重增加正常，妈妈就没有必要担忧。

误区：新生宝宝吃完就拉或者边吃边拉，常会被父母认为是消化不良，或者认为宝宝拉了大便后会饿，所以马上补喂。但事实是，宝宝拉的是肠道里的物质，而刚刚吃的还在胃里，等胃排空还要近一个小时呢。

❤ 莫罗反射

莫罗反射，也称为"惊跳反射"，是一种全身动作，仰躺的时候最容易发生（无论是在宝宝睡眠状态下还是在清醒状态下）。

莫罗反射出现时，宝宝表现为双臂伸直，手指张开，背部伸展或弯曲，头朝后仰，双腿挺直。莫罗反射其实是对新生宝宝的一种保护机制，这种反射就像一个警报，当宝宝通过感官突然接收到过多的信息时，警报就被触发。这是人类进化的遗存现象，当幼崽遇到紧急情况时快速伸出四肢抓住妈妈的皮毛，确保在妈妈移动时自己不容易掉落下来，也就有了更多的生存机会。

新生宝宝在对这个全新的世界不断认识、学习的过程中，也容易受到不同的感官刺激，因此比较容易激活莫罗反射。凭借莫罗反射的表现，父母还可以衡量宝宝的认知、注意力和感觉统合功能的发育情况。通常在宝宝6个月左右时这种反射就会消失。

误区：认为宝宝睡觉时胳膊、腿总动，睡不安稳，就给宝宝裹上"蜡烛包"，或者穿上很紧的束缚胳膊、腿的"防惊跳睡袋"，或者把宝宝的胳膊、腿紧紧绑起来，这无疑是把宝宝推向了生命危险的深渊——宝宝有需求时无法通过身体本能的行为来呼救，很容易发生窒息。

6.2 / 宝宝的大便

在妈妈群里，不管是在饭点还是在半夜，经常就有妈妈突然发出一张宝宝大便的照片！妈妈们真是为宝宝的"臭臭"操碎了心啊。可是别忘了，我们是在养宝宝而不是在养大便啊，只要宝宝精神状态好、吃睡正常，就不需要这么在意宝宝的大便：有时候绿一点、稀一点，或者次数多一点，都不是啥事儿。

1. 大便的次数

因为母乳（尤其是初乳）有轻泻的作用，所以母乳喂养的宝宝的大便，有时一天几次，甚至十几次，在大部分情况下都是正常的。还有的宝宝常常放屁时会带出来一点大便。妈妈对此都不用太担心，做好宝宝屁股的护理即可。

在出生 4～6 周后，有一部分纯母乳喂养的宝宝每天大便次数依然很多，另一部分宝宝可能会变成几天才有一次大便，就是俗称的"攒肚"。这些都是正常的。

2. 大便的颜色

一般来讲，宝宝的大便颜色是金黄色或者淡绿色的，但有时候可能呈现出明显的绿色，会让妈妈很担心。接下来让我们详细了解一下绿色大便是怎么回事吧。

绿色大便常见于以下几种情况。

♥ 正常现象

大多数时候，只要宝宝精神状态好，生长发育正常，妈妈就不用担心，不要觉得拉绿色大便的宝宝一定是哪里出了问题。

❤ 摄入不足

如果新生宝宝摄入了足够的母乳，在产后第3天大便就应该转为绿色或黄绿色，第5天开始转为黄色。如果第5天后宝宝的大便还是绿色，就要考虑宝宝可能母乳摄入不足。

这里强调一下，只有新生宝宝，父母才能通过绿色大便来判断他是否母乳摄入不足。

❤ 黄疸

混合了胆汁的大便可能会呈现出颜色较暗的绿色。

❤ 奶粉喂养

奶粉喂养的宝宝比母乳喂养的宝宝更容易有绿色大便，尤其是摄入了强化铁剂的奶粉或者水解蛋白奶粉。

❤ 妈妈乳汁非常多

如果宝宝有绿色大便同时伴有泡沫，而妈妈又乳汁过多，建议每次哺乳时尽量喂空一边乳房后再喂另一边，不要在一次哺乳中频繁换边喂。如果乳汁实在太多，还要适当减奶。

❤ 受食物或铁补剂的影响

宝宝吃了深绿色蔬菜（如菠菜等）或绿色水果，可能会有绿色大便。

另外，给宝宝补充铁剂也会使其大便呈现绿色。

大便的颜色各异，如果宝宝只是排绿色大便，但是精神状态好，生长发育正常，妈妈就不用太担心，继续观察就好。如果宝宝的大便呈现红色、白色、灰色，妈妈要及时咨询医生，排除患病理性疾病的风险。

3. 大便的性状

一般来讲，母乳喂养的新生宝宝大便性状会比较稀，有时候有少量黏液，可能还会有奶瓣，这些在大多数时候都属于正常情况。

♥ 伴有黏液

如果宝宝的大便中伴有少量黏液，但宝宝精神状态好，妈妈就不用担心。肠道黏膜分泌黏液形成屏障，防止病原菌入侵肠道，同时润滑肠道，便于大便排出。如果宝宝的大便中有血，或有腥臭味、脓液，并伴随腹痛、腹胀、频繁呕吐等，妈妈就需要警惕了。

♥ 泡沫大便

如果宝宝的大便里有泡沫，产生的原因可能是：妈妈的乳汁量远大于宝宝的需求量，喂奶时又频繁换边，导致宝宝摄入过多"前奶"，前奶含乳糖太多，容易在肠道内产生气体；妈妈吃太多容易产气的食物，如奶制品、豆类及豆制品、十字花科和根茎类蔬菜等；宝宝乳糖不耐受或肠道感染（这种情况较少见，可能同时伴有黏液）。

这种状态下，妈妈可以先调整自己的饮食，避免吃容易产气的食物，然后调整哺乳习惯，观察情况是否有所改善。一般情况下，只要宝宝精神状态好，问题就不大。

♥ 奶瓣

奶瓣指宝宝大便中出现的白色颗粒或瓣状物。关于奶瓣到底是什么，有很多不同的说法。有的说是未消化的脂肪和钙或镁结合后形成的皂块，有的说是母乳或奶粉中酪蛋白的凝结物。奶粉喂养的宝宝出现奶瓣的情况多于母乳喂养的宝宝，因为奶粉中的蛋白质较多。随着宝宝消化能力的提高，奶瓣会越来越少。

奶瓣并不是异常现象，如果宝宝的生长发育正常，妈妈可以继续观察。

♥ 蛋花汤样便

蛋花汤样便指大便呈水样，渣水分离。

偶尔出现蛋花汤样便，只要宝宝精神状态好，妈妈就不用太担心，可以继续观察。但如果持续出现蛋花汤样便，宝宝可能存在肠道感染的风险，需要妈妈带宝宝及时就诊，同时注意观察宝宝有没有出现脱水。

只要宝宝精神状态好，生长发育正常，大便真不是啥大事，妈妈不需要整天拿着放大镜看宝宝的大便。

6.3 / 吐奶

基本上所有小月龄的宝宝都会吐奶，大部分都是生理性吐奶。

如果宝宝在1岁以内，吐奶大多发生在喂奶时或喂奶后，有时在打嗝或者体位变化时，且在吐奶后宝宝没有哭闹，也没有表现出不舒服，其精神状态、生长发育一切正常，那父母不用特别担心。这种吐奶也可以称为生理性吐奶，大部分小月龄宝宝都会发生，尤其是6个月以内的宝宝表现更加严重一些。

1. 为什么会吐奶

胃与食管由贲门相连接，宝宝贲门的肌肉尚未发育完全，较为松弛，而且宝宝的胃相对呈水平位，容量又小。可以简单地这样理解，一个瓶子容量很小，装满了奶，横着放，而且瓶口又很松，那里面的奶就很容易溢出来。

另外，如果宝宝一次吃得太多、太快，吃奶时有明显哭闹，瓶喂方式不正确导致吞入太多空气，或者吃奶后体位立即变动过大等，都可能会引起吐奶。

2. 如何减少吐奶

没有任何有效的办法可以让宝宝不吐奶。随着宝宝长大，吐奶通常会逐渐好转，直至消失。如果宝宝吐奶越来越严重，父母可以采取以下方法进行改善。

- 哺乳时让宝宝的头部高于胃部，尽量避免水平的姿势；瓶喂时让宝宝的上半身尽量坐起。
- 按需喂养，不要让宝宝吃得过快、过急，也不要在宝宝过度饥饿或大哭的状态下喂奶。
- 喂奶中或者喂奶后给宝宝拍嗝。

- 喂奶后，适当竖抱宝宝20～30分钟，也可以使用背巾背着宝宝。
- 喂奶后，不要和宝宝玩得太剧烈，避免会挤压到宝宝腹部的运动。
- 不要给宝宝穿太紧的纸尿裤，增加腹部压力。

3. 仰卧吸入性窒息风险更低

宝宝仰卧位时气管在食管的上方，俯卧位时气管在食管的下方，如图6.1所示，侧卧位时气管和食管在同一个平面。如果发生吐奶，宝宝仰卧位（气管在上方），发生吸入性窒息的风险要比侧卧位和俯卧位小。

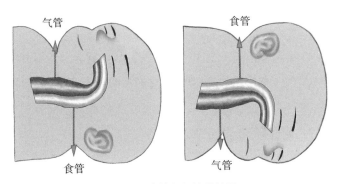

图 6.1　食管与气管的位置

4. 需要重视的吐奶情况

如果宝宝出现以下吐奶的情况，父母应该给予重视。

- 吐奶频繁，而且量大；
- 宝宝体重不增长，同时伴有腹胀、腹泻、发热等症状；
- 呕吐物伴有血丝。

另外，父母还要十分警惕胃食管反流，这种病会影响宝宝的生长发育。胃食管反流主要的表现是除了吐奶，宝宝的精神状态不好，吃得不好，睡得不好，还可能发生反复肺炎、反复咳嗽、呼吸暂停、食管炎等。

6.4 / 打嗝及拍嗝

宝宝打嗝很常见，虽然看着他很难受，但其实打嗝对他并没有什么危害。

各种刺激都会导致打嗝，比如进食过快、吞下大量空气、暴露于寒冷的环境中等。有研究认为年幼的婴儿可以通过打嗝排出胃内的气体。

打嗝一般都能自行停止，如果时间太长，妈妈可以拍拍宝宝的背或者直接喂奶就行。

妈妈在喂奶后给宝宝拍嗝，是因为宝宝的吞咽控制能力尚不成熟，在吃奶过程中会吞入一些空气（瓶喂的宝宝这种情况更加明显），而宝宝的胃容积较小，如果气体存留过多，会占据胃的空间，让他感觉不舒服。拍嗝有利于气体排出，减少胃内气体的存留，降低肠胀气的发生概率。

1. 拍嗝的方法

给宝宝拍嗝有以下几种方法。

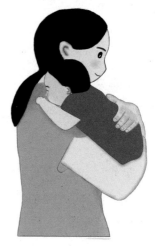

- 竖抱宝宝，让他的屁股坐在妈妈的胳膊上，双腿挤着肚子，头靠在妈妈的肩上。妈妈一只手抱着宝宝，用另一只手的空心手掌从下往上轻轻地拍宝宝的背，如图6.2所示。
- 让宝宝坐在妈妈的大腿上，妈妈一只手的手掌掌心支撑住宝宝的胸部，食指和拇指托住宝宝的下巴，用另一只手的空心手掌从下往上轻轻地拍宝宝的背，如图6.3所示。

图 6.2　拍嗝姿势一

- 让宝宝趴在妈妈的大腿上，妈妈的手环绕抱住宝宝，扶住宝宝的头，使宝宝的头比胸部略高一些，然后轻拍宝宝的背，或者是划圈抚摸，如图6.4所示。

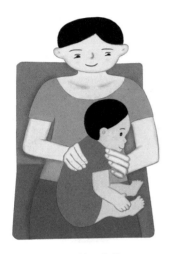

图6.3　拍嗝姿势二

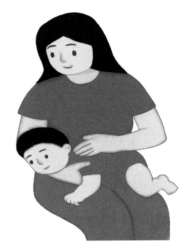

图6.4　拍嗝姿势三

需要注意，不要在宝宝吃完奶后马上做这个动作，避免吐奶，另外一定注意要让宝宝的头部比胸部略高。

如果已经尝试了几分钟，依然拍不出嗝也很正常，宝宝并不是每次都会打嗝，实在拍不出就停止吧。

2. 不是每次喂完奶都要拍嗝

如果宝宝是母乳亲喂，精神状态好，生长发育正常，吐奶不多，拍嗝并不是一件必需的事情。尤其是在夜间躺喂时，很多宝宝吃着吃着已经睡着了，拍嗝反而容易把他弄醒，妈妈只能再哺乳安抚，从而陷入"喂奶——拍嗝——醒来——喂奶"的循环，使妈妈和宝宝都很累。如果宝宝吐奶很严重，可以在哺乳后把宝宝竖抱20分钟，可能会有一定缓解作用。

6.5 / 放屁

屁主要产生于肠道内的食物被细菌分解而生成的气体。

如果摄入含乳糖较多的奶类，乳糖在肠道菌群的分解下会产生大量气体；宝宝哭闹或吃奶时，多少会吞入一些气体进入肠道，这也是"屁家族"组成的一部分；在宝宝添加辅食后，摄入的食物若蛋白质含量较多，经过肠道菌群的分解，也会产生屁，并且带有浓重的臭味。另外，攒肚的宝宝也容易放臭屁。

宝宝放屁是正常现象，父母不需要担心。

6.6 / 哭泣

宝宝一哭，父母就慌，本能的反应就是把宝宝抱起来哄哄，可是总有些"冷酷的声音"在耳边："宝宝哭是因为没吃饱，哭了不能抱，会给他养成坏习惯，抱了就放不下了。"

面对宝宝的哭，告诉父母"如何做"的太多太多了，但告诉"为什么"的太少太少了。下面我将用一点点文字来讲讲为什么宝宝会哭。

1. 宝宝哭代表什么

宝宝哭，一定是有他直接的需求，而需求不仅仅是饥饱这么单一。

俗话说"会哭的孩子有奶吃"，哭是孩子确保得到父母关注的一种方式，当孩子身体不舒服、心里不舒服时都会用哭来表达。

2. 如何减少宝宝哭

有时候，宝宝哭的行为是可以避免的。

- 给宝宝稳定、安全的生活环境；
- 给宝宝同频的温情互动和照顾；
- 给宝宝以他为主导的喂养和照护；
- 及时回应宝宝的需求。

研究发现，在宝宝头3个月，如果父母对宝宝的需求及时回应和满足，等到宝宝8～12个月时，他会比那些父母不及时给予回应的宝宝哭得更少，而且他的沟通能力也发展得更好，比如会运用脸部表情、手势、非哭声的发音来和别人沟通。

3. 宝宝哭了怎么办

♥ 及时回应、正确处理

当宝宝哭时，父母应该迅速抱起宝宝来安抚，同时排查宝宝哭的原因。

♥ 允许宝宝哭

很多时候，哭是宝宝释放压力、表达情绪的方式。如果父母无法准确判断宝宝哭的原因，那就镇定、平静地抱着他安抚即可，让他尽管哭，只要父母的内心是平静的，看宝宝的眼神是温情的，宝宝能感受到自己的哭是被接纳的，会渐渐安静下来。

♥ 竖抱、用背巾

父母的怀抱是最好的安抚。宝宝都喜欢被竖抱，如图6.5所示，因为比起躺着、趴着或横着抱，竖抱可以使宝宝的视野更加开阔，获得的信息更加丰富。对于容易发生肠胀气、胃食管反流

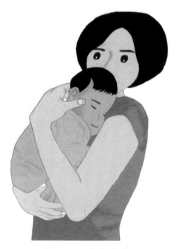

图 6.5　竖抱宝宝

的宝宝来说，竖抱也可以让他感觉舒适一些。竖抱宝宝时，要把宝宝和自己贴合在一起，让宝宝能感受到父母的心跳，使他更容易获得安全感，也更加容易被安抚。

竖抱会影响宝宝脊柱发育吗？不会。

未满月的宝宝就可以竖抱了，这并不会影响他的脊柱发育。3个月前的宝宝控制不了自己的头部，所以竖抱宝宝时，父母应用手臂和身体支撑着宝宝的身体，也就是说，宝宝的体重并不完全由他的脊柱支撑，父母的身体承担了宝宝的一部分重量。

♥ 父母切忌眼里只有动作技巧，看不见眼前的宝宝

我经常看到这样的画面，宝宝哭的时候，父母完全看不见眼前的宝宝，只是自顾自地用萝卜蹲、嘘嘘等技巧来安抚宝宝。宝宝哭宝宝的，父母哄父母的。

宝宝怎么了，是身体不舒服，还是有情绪？需要父母用心去感受，用眼睛去观察，宝宝的肢体语言是怎样的，神态又是怎样的……而不是不管不顾，赶紧先把各种安抚技巧用起来再说。

再高级的技巧，完全不顾及宝宝的需求，也只是机械运动而已。

总结

在母乳喂养、亲密育儿的道路上，很多妈妈的不自信和担忧，都源自对宝宝的不了解。一旦清晰地了解了宝宝之后，妈妈就会发现宝宝需要的并不多，吃喝拉撒睡，都是他的本能。请相信宝宝的本能，并用母性的本能去回应宝宝，保护宝宝，无条件地满足宝宝吧。

第 7 章

母乳喂养路上的"拦路虎"

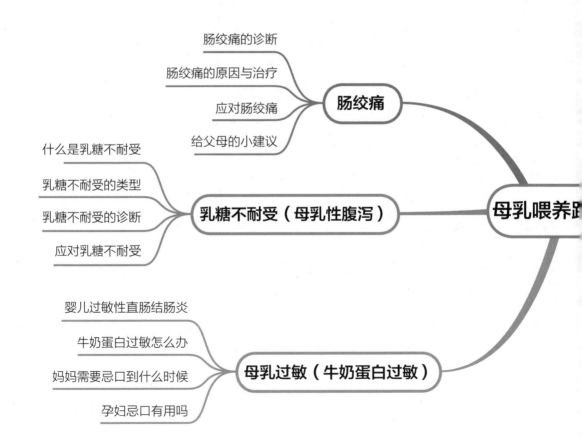

- 肠绞痛的诊断
- 肠绞痛的原因与治疗
- 应对肠绞痛
- 给父母的小建议

肠绞痛

- 什么是乳糖不耐受
- 乳糖不耐受的类型
- 乳糖不耐受的诊断
- 应对乳糖不耐受

乳糖不耐受（母乳性腹泻）

母乳喂养路

- 婴儿过敏性直肠结肠炎
- 牛奶蛋白过敏怎么办
- 妈妈需要忌口到什么时候
- 孕妇忌口有用吗

母乳过敏（牛奶蛋白过敏）

Chapter 7

母乳喂养的道路很少一帆风顺，宝宝经常出现各种情况，这些都是考验父母的"拦路虎"。本章就让我们来详细了解一下宝宝在成长过程中可能出现的各种状态，以及其产生的原因和如何应对等，给予宝宝全方位的呵护和照顾。

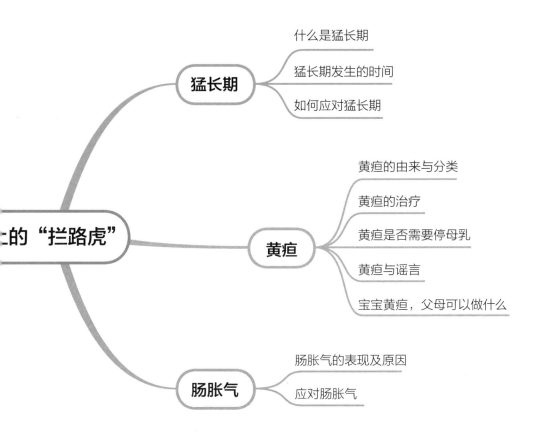

看着还不能用语言表达的宝宝承受着各种生理不适，父母恨不得自己替宝宝承受。人类进化到现在，新生宝宝依然保留着一些常见的身体状况，在生命之初，就在用各种生理不适拉着父母走出幻象："爸爸妈妈，现实点，勇敢面对各种挫折吧。"

7.1 猛长期

经常有妈妈问："宝宝特别容易哭闹，总是要吃奶，不给吃就哭，但含上乳头又吐出来，不好好吃。是不是我的乳汁不足啊？"

这个问题实在太常见，妈妈及家人们总喜欢把任何问题都归咎于乳汁不足。

无论在任何时候，当怀疑妈妈乳汁不足时，首先要通过宝宝的大小便情况进行初步判断。如果宝宝在某些月龄段，每天的大小便次数都很多，容易哭闹，不好好吃奶，那很有可能宝宝的哭闹属于猛长期哭闹。

1. 什么是猛长期

顾名思义，就是宝宝飞速生长的时段，又叫"生长加速期"。

宝宝的生长发育并不是匀速的，而是有时快，有时慢。当宝宝处于猛长期时，他对母乳的需求会增加，就会出现一直要吃奶但总感觉吃不饱的假象。简单地说，这是一段宝宝自发的多吃快长的时期。

处于猛长期的宝宝通常有以下表现：

- 刚吃完奶没多久又找奶吃，每天吃奶比以前频繁；
- 吃奶时不好好吃，吃几下就吐出来，还来回扯妈妈的乳头，感觉很烦躁；
- 以前吃完奶可以马上入睡，现在要一直含着乳头，一取出就哭闹，每天要"挂"在妈妈身上吃；
- 睡觉不踏实，夜间频繁醒来要吃奶。

以上宝宝的这些行为表现，可以在喂养、睡眠、情绪三方面做以下简单总结：

- 吃奶需求高，感觉怎么吃也吃不够；
- 比以前容易醒，尤其是在夜里会频繁醒来；
- 没有以前平静，经常很烦躁，甚至大哭。

2. 猛长期发生的时间

一般而言，新生宝宝恢复到出生体重后，会开始快速生长，尤其是在头一个月，往往会经历两个猛长期。

猛长期一般发生在第7~10天、第3~6周、第3~6个月、第8个月、第10个月和第12个月。

猛长期的发生时间因宝宝的个体差异而有所不同，不会局限在固定的某天，只是更容易出现在这些时间范围内。

对于能一直满足宝宝吃奶需求的妈妈来说，她们可能完全觉察不到宝宝猛长期的到来。

猛长期一般持续2~3天，最多不超过7天。猛长期结束后的一两天，宝宝可能会睡得比平常多，吃奶减少，妈妈察觉涨奶（随着宝宝的吸吮减少，妈妈的奶量又会恢复正常）。

3. 如何应对猛长期

应对猛长期应该注意以下几个方面。

- **按需哺乳，及时回应**。

  处于猛长期的宝宝对母乳的需求明显增加，妈妈往往要付出更多的精力。

  按需哺乳，宝宝想要吃奶时就喂，不用在意是否刚刚喂完一次，也不用在意宝宝一次吃半个钟头还是几分钟。妈妈多观察宝宝的需求，及时回应即可。

- **接纳宝宝，平静拥抱**。

  尽量做一些让宝宝觉得平静、舒服的事情。除了哺乳，妈妈的怀抱也是安抚焦躁的宝宝的最佳选择。妈妈可以平静地竖抱着宝宝多去户外走一走。如果妈妈烦躁了，可以让爸爸抱；爸爸烦躁了，让家里其他心情平静的人来抱。

- **不要加奶粉**。

  很多妈妈面对宝宝哭闹要吃奶的情况，总会觉得是自己的乳汁不足，没让宝宝吃饱，因此开始加奶粉。但这时候加了奶粉会使母乳喂养受到干扰，后续可能会遇到很多问题。

多和其他妈妈交流、分享哺乳经验，就会知道猛长期基本上是每个宝宝都会经历的正常的生长发育过程，妈妈不必担忧、怀疑，要对自己充满自信。

7.2 / 黄疸

黄疸特别常见，基本上"十个宝宝八个黄"。

1. 黄疸的由来与分类

孕期胎儿需要很多红细胞来携带氧气，但出生后宝宝可以自主呼吸，就不需要太多的红细胞了，大量红细胞被破坏分解，产生过多的胆红素。同时，因为新生宝宝的肠道功能不完善，胆红素代谢较慢，从而造成胆红素蓄积。当血液中的胆红素增多就会出现皮肤、黏膜黄染。

黄疸分生理性黄疸、病理性黄疸和跟母乳喂养相关的黄疸。

♥ 生理性黄疸

生理性黄疸最常见。出现这类黄疸的宝宝没有病理性疾病，生长发育正常，一般胆红素值也不会太高，黄疸在1~2周内会自行消退。

♥ 病理性黄疸

病理性黄疸主要是由于肠道梗阻、胆道闭锁、溶血性疾病、肝脏疾病等引起的。

♥ 跟母乳喂养相关的黄疸

一般认为这是生理性黄疸的特殊类型。纯母乳喂养或者以母乳喂养为主的宝宝，出现黄疸的概率和持续时间都会高于以奶粉喂养为主的宝宝。排除病理性黄疸，跟母乳喂养相关的黄疸主要有两种。

一种是母乳喂养不足性黄疸。这种黄疸一般在宝宝出生后第1周内就会出现，因为哺乳欠佳导致宝宝母乳摄入不足，伴有显著的体重减轻及大小便次数不足。

另一种是母乳性黄疸。这是在宝宝出生1周后仍持续存在的黄疸，目前被认为是生理性黄疸的延续。它一般在宝宝出生后第3～5天出现，在第2周达到高峰，第5～15周胆红素逐渐降至正常水平。

造成母乳性黄疸的原因，可能跟母乳中存在某种可促进肠道吸收胆红素的元素，如β-葡萄糖醛酸酶有关。

为什么母乳喂养的宝宝比奶粉喂养的宝宝更容易发生黄疸呢？这说明黄疸并不完全是个坏东西，有很多研究也证实了这种说法。胆红素对于人体是有保护作用的，我们没有必要"谈黄色变"。

有一个研究发现，早产宝宝容易发生视网膜病变，但胆红素值高的宝宝不容易发生视网膜病变。另一个研究发现，高胆红素水平与幼儿成年后患心脏病、癌症的概率呈负相关。

少量的胆红素相当于一种抗氧化剂，对人体有保护作用；只有重度高胆红素血症，或者合并其他疾病，才会增加患胆红素脑病的概率。

2. 黄疸的治疗

大部分黄疸胆红素值只是轻微升高，这种情况可以不治疗，注意监测就好。

少部分黄疸胆红素值达到一定数值，需要光照治疗，但这个数值与宝宝年龄、有无其他高危因素有关，交给医生判断就好。

对于极少数黄疸，光照治疗无效，胆红素值继续上升，可能需要换血治疗，这也要由医生来做专业判断。

3. 黄疸是否需要停母乳

在绝大多数情况下不需要。

对于母乳喂养不足性黄疸，需要评估母乳喂养状况，加强哺乳有效性及增加哺乳频率，让宝宝多吃多排。通过充足的喂养，可以避免和改善母乳喂养不足性黄疸。

而对于母乳性黄疸，如果胆红素值轻微升高，一般无须干预；如果母乳喂养是评估后唯一可能导致黄疸的原因，也无须停喂；如果胆红素值达到光照治疗标准，宝宝可以接受蓝光治疗，但治疗期间依然可以母乳喂养。

有些医生会建议通过"停母乳三天看黄疸降不降"的方法来确诊是否是母乳性黄疸，但这种没有经过任何临床分析就盲目停母乳的方式我是非常不赞成的。母乳性黄疸是一个排除性诊断，应该通过临床分析排除其他疾病后，才考虑是因为吃母乳导致的黄疸，而不是通过停母乳来排除是否是其他疾病引起的黄疸。

如果医生详细了解了宝宝病史并做了相应检查，认为其他疾病导致黄疸的可能性很小，就可以高度怀疑是母乳性黄疸，但如果胆红素值没有高到需要干预的程度，完全可以不做任何处理继续观察，不一定非要当时就"确诊"。

再次重申，不建议通过停母乳来确诊母乳性黄疸，因为这样做不利于母乳喂养的顺利进行。我们在案例咨询过程中遇到过太多妈妈在停母乳三天后乳汁量变得很少，需要重新追奶，或者宝宝突然换奶粉后出现腹泻或便秘的情况，真的是得不偿失。

对于病理性黄疸是否可以继续母乳喂养，需要遵医嘱。

4. 黄疸与谣言

谣言一：晒太阳退黄疸。

蓝光治疗可以退黄疸的原理是通过照蓝光，让宝宝体内的未结合胆红素转换成其他物质排出体外。虽然太阳光中也含有蓝光，可能会对退黄疸有效，但需要直接晒太阳而不是隔着玻璃晒。美国儿科学会等权威机构都不建议让新生宝宝直接晒太阳，因为会增加皮肤被灼伤的风险。

谣言二：喝水或葡萄糖水退黄疸。

胆红素主要是通过排便的方式排出体外的，而给新生宝宝喝水或葡萄糖水只会增加宝宝排尿的次数，并不会增加排便的次数。

而且，大量饮水容易使宝宝吃奶变少，反而不利于排便，更加不利于退黄疸。

谣言三：喝茵栀黄退黄疸。

喝茵栀黄退黄疸的原理跟吃泻药类似，就是让宝宝多排便，使胆红素随大便排出体外。

但茵栀黄含有中药成分，副作用不明，很多宝宝吃了茵栀黄后出现严重腹泻、便血、烂屁股等情况，因此这种退黄疸的方式也不建议。

谣言四：喂奶粉退黄疸。

一些妈妈想让宝宝早点退黄疸，就会添加奶粉，希望宝宝多吃一些后可以排出更多的胆红素。我很能理解这样的想法。的确，退黄疸就是需要多吃多排，但宝宝的胃肠道、肾脏都还比较娇嫩，奶粉中的高蛋白及其他物质都会加重宝宝消化器官的负担，将来发生其他疾病尤其是过敏性疾病的风险就会增加。而且，给宝宝加了奶粉后，妈妈的乳汁量会减少。如果想让宝宝多吃多排，还是多喂母乳吧。

谣言五：黄疸宝宝不可以打疫苗。

在世界卫生组织关于疫苗接种的文件里，特别指出"新生儿期有黄疸不应作为接种的禁忌"。《中国新生儿高胆红素血症诊断和治疗专家共识》里也写道："母乳性黄疸的婴儿若一般情况良好，没有其他并发症，则不影响常规预防接种"。

5. 宝宝黄疸，父母可以做什么

父母应密切注意宝宝的精神状态，遵医嘱定期复查胆红素值。

如果已经排除因疾病导致的黄疸的可能性，那就让宝宝多吃母乳多排便。若母乳喂养遇到问题，及时咨询专业的泌乳顾问。如果宝宝吃母乳情况良好，但一直有轻度黄疸持续不退，父母也不要太担心，因为母乳性黄疸最长需要12～15周才能完全消退。

当发现宝宝越来越黄，或者大便颜色渐渐变白且宝宝精神状态不佳时，要及时咨询医生。

7.3 / 肠胀气

大部分宝宝都会因为肠胀气而哭闹，肠胀气是很常见的生理现象。

1. 肠胀气的表现及原因

宝宝哭闹不安，经常脸憋得通红，身体蜷缩，紧蹬双腿，发出嗯嗯声，好不容易放个屁或者排便之后，哭闹才会有所缓解。

引起肠胀气的原因可能是：

- **宝宝吞咽了过多的空气。**

  可能由于喂养方式不当，特别是在奶瓶喂养的过程中，使宝宝吞咽入了过多的空气，或者宝宝在哭闹过程中吞入过多的空气。
- **宝宝消化道内产生过多气体。**

  可能哺乳妈妈摄入了容易产气的食物，比如豆类及豆制品、奶类及奶制品等，或者妈妈的乳汁过多且频繁换边哺乳，导致宝宝摄入了较多的前奶，前奶中含乳糖较多，乳糖会在肠道里酵解产生很多气体。
- **当宝宝乳糖不耐受或对奶粉过敏时，也容易出现肠胀气。**

2. 应对肠胀气

几乎每个宝宝都会经历肠胀气，父母应该如何做来减缓宝宝的肠胀气，让宝宝感觉舒服些呢?

(1) 处理大原则

♥ 母乳喂养、按需哺乳

妈妈应注意观察宝宝的吃奶需求信号,及时哺乳,这非常重要。

如果宝宝已经发出很多次信号,却没有被妈妈发现,直到大哭时妈妈才给予回应,在宝宝哭泣时哺乳会导致宝宝含乳不佳,吃进去太多空气,造成肠胀气。所以,如果宝宝已经大哭,妈妈应先把宝宝抱起来安抚,待他平静后再哺乳。

父母的眼光一定要放长远,认知的版图也要更广阔,不要总拿母乳的成分和奶粉做比较,甚至觉得奶粉喂养也不错。其实,在宝宝身体不舒服的时期母乳喂养能非常好地保护宝宝,帮助他平稳度过特殊时期,而奶粉喂养带给宝宝的不适只会更多。

♥ 日常喂养照顾要跟着宝宝的需求走

在咨询中我发现很多妈妈在照顾宝宝时,不把宝宝当成一个完整的人来对待,总是在"修理"宝宝的身体"零件"。比如,宝宝肠胀气,那就只处理肠胀气,专家说拍嗝可以缓解肠胀气,于是每次哺乳完一定要给宝宝拍嗝,不论白天还是夜里,不论宝宝睡了还是没睡。有时候宝宝吃完奶已经睡着了,又被妈妈拍嗝拍醒了,宝宝醒后无法自主入睡,还得吃奶入睡,可妈妈又觉得宝宝本来就肠胀气了,所以不敢再喂奶,怕越喂胀气越严重,宝宝需求得不到满足于是哭闹,妈妈就开始各种哄睡操作,或者往宝宝嘴里塞个安抚奶嘴了事。

这么操作是不是把简单的问题搞复杂了?

正常的思路应该是:比处理肠胀气更重要的是缓解肠胀气。按需哺乳是最能让肠胀气宝宝感到舒服的事情。胀气的时候,宝宝不只是肠胃不舒服,情绪也会不好,所以按需哺乳、少量多餐,可以让宝宝肠胃更舒服,最主要的是吸吮妈妈的乳房可以安抚宝宝的情绪,也有利于宝宝入睡。肠胀气和按需哺乳并不冲突。

总之,要多去观察眼前的宝宝,了解他的真实需求,才能从根本上去帮助宝宝。

♥ 父母要情绪平静

宝宝肠胀气时身体不舒服，缺乏安全感，抱宝宝的人情绪越平静，宝宝越容易安静下来。如果宝宝哭闹让妈妈心烦，情绪难以处理，这时要毫不犹豫地把宝宝交给家里其他情绪平静的人来抱。

（2）缓解肠胀气的方法

缓解肠胀气，最主要的是帮助宝宝放屁。在其腹部给予外力，让宝宝的屁更容易放出来，使肠胀气得以缓解。

在肠胀气未发作和发作时可以用下面这些方法来试一试。

♥ 肠胀气未发作的时候

- **饮食调整**。

  如果宝宝肠胀气严重，哺乳妈妈尝试回避摄入易胀气的食物，有些宝宝的情况可能就会有所改善。如果回避无效，妈妈调回正常饮食就好。

- **俯卧**。

  在宝宝情绪好并且愿意趴着的情况下，多让宝宝趴着玩（要有大人看护）。

- **做腹部按摩排气操**。

  即按摩宝宝腹部，促进肠道蠕动。排气操可以在白天父母和宝宝的情绪都比较好的时候做，在宝宝哭闹时不适合做。

- **做蹬自行车游戏**。

  宝宝情绪好的时候让其平躺，父母轻抚宝宝的双腿，引导他做蹬自行车的动作，这样也能促进排气。

♥ 肠胀气发作的时候

宝宝肠胀气发作时，可以让宝宝俯卧在大人胸前，如第4章图4.4所示；或竖着抱起宝宝，使宝宝的腿贴着大人的身体，屁股撅起来蹲坐在大人的胳膊上，如图6.2所示。

这两种方式可以使宝宝的身体完全贴合大人的身体，让他有安全感，更舒服，也更容易放屁排气，而且大人操作起来也比较容易。

或者尝试一下飞机抱，如图7.1所示。

（3）注意事项

♥ 竖抱、拍嗝要灵活运用

举个例子。

对于肠胀气严重的母乳喂养宝宝，在白天，如果宝宝吃完奶已经睡着了，就让他趴在大人胸前睡；如果宝宝还没有睡着，大人可以把他竖抱起来拍嗝。在晚上，妈妈哺乳完给宝宝拍拍嗝后再喂另一边，这样宝宝睡着后就不用再拍嗝了。

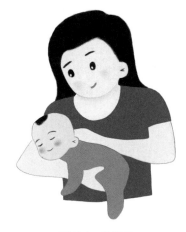

图 7.1　飞机抱

对于奶瓶喂养的宝宝，要在他清醒的状态下喂，喂完拍拍嗝，再竖抱宝宝15～20分钟，如果宝宝困了就趴在大人胸前睡。

为什么要趴在大人胸前睡呢？因为肠胀气的宝宝本身身体就不舒服，如果直接把他放到床上睡，很容易"落地醒"。而趴在大人胸前睡（可参考第4章图4.4和图4.5），既能缓解肠胀气，又能让宝宝睡得安心、舒服一些。但这种方式大人会累一些，所以家人之间要互相支持，换一换、歇一歇很重要。可能有人会担心宝宝趴着睡不安全，其实只要大人是清醒的，能随时观察宝宝，那宝宝就是安全的。

所有的技巧都要根据宝宝的整体喂养情况灵活运用，一定不要生硬地为了用而用，毕竟你养的是个人，而不只是肠胃哦。

♥ 注意喂养技巧

下面的日常喂养技巧可以减少宝宝吞入空气，增加排气。

- 妈妈哺乳的时候注意宝宝的衔乳姿势是否正确；乳汁过多的妈妈不要频繁换边哺乳，可以多次哺乳都只用一边乳房。

- 如果是奶粉喂养，注意正确的奶瓶喂养技巧，例如为了减慢奶的流速，奶瓶不要竖太直，并尽量使奶嘴前端充满奶；若宝宝对牛奶蛋白过敏，必要时在医生指导下，更换合适的水解配方奶。

❤ 西甲硅油的有效性

西甲硅油是一种表面活性剂，可以改变肠道中气泡的表面张力，使之破裂和融合，释放出的气体被肠壁吸收，并通过肠蠕动排出体外。西甲硅油进入肠道后大部分都会排出体外，所以不会对宝宝的身体产生不利影响，但西甲硅油对肠胀气是否有效存在一些争议，更多研究认为，它只是起到了安慰剂的作用。

❤ 不要大力摇晃或者摔宝宝

宝宝哭闹时，有些大人很容易抱着宝宝使劲摇晃，这样做特别危险。有些大人面对宝宝的哭闹，情绪难以自控，会对宝宝发火，甚至摔宝宝。如果发现身边有这样的人，赶紧把宝宝抱走，避免悲剧发生。

7.4 / 肠绞痛

很多父母发现，宝宝几乎每天都会有一段时间（多在黄昏或夜里）哭闹得特别厉害，哭闹声比平时更大，音调更高，听起来像在尖叫或承受疼痛，而父母对此基本上毫无办法，喂奶、抱抱这些平时有效的安抚招数完全不管用。面对这种状况，父母要警惕：这可能就是肠绞痛引发的哭闹。

1. 肠绞痛的诊断

肠绞痛（也被称为"肠痉挛"）是 1～4 月龄婴儿出现长期哭闹难以安抚的一种行为综合征。哭闹的发作无明显诱因，长时间的哭闹主要发生在下午或晚上（因此也被称为"黄昏闹"），在婴儿 4～6 周龄时达到高峰，3～4 月龄后会逐渐缓解。目前没有证据表明这种哭闹是由于婴儿腹部或其他部位疼痛引起的。

关于肠绞痛的诊断标准，以前一直沿用的是"3 个 3"，即婴儿哭闹大于 3 小时，至少一周 3 天，持续 3 周以上。但是在 2016 年，罗马专家委员会对此进行了修订，因为专家们认为这个标准太过武断地专注于婴儿哭闹的时间，而缺乏严谨性，没有证据表明哭闹超过3小时与哭闹2小时50分有什么区别，而且更加让人困扰的并不是婴儿哭闹了多久，而是婴儿长时间哭闹难以安抚和哭闹的不明原因。

更新的临床诊断肠绞痛的标准是：

- 症状开始和停止的年龄段小于5月龄；
- 在无明显诱因下出现长时间的反复哭闹、烦躁或易激惹，监护人难以阻止和安抚；
- 无生长迟缓、发热或生病的迹象。

肠绞痛婴儿的生长发育正常，身体各项指标也正常。肠绞痛的哭闹跟平时的哭闹区别在于：

- 阵发性发作；
- 哭闹性质不同（如声音更大、音调更高、发音障碍更严重）；
- 张力过高（如面部潮红、双拳紧握等）；
- 难以安抚。

2. 肠绞痛的原因与治疗

很遗憾，发生肠绞痛的原因至今不明。大部分观点认为是由宝宝神经发育不成熟、对刺激异常敏感导致的，也有观点认为可能是因为宝宝对哺乳妈妈摄入的某类食物过敏或对牛奶过敏、乳糖不耐受、进食过饱等引起的。

对于肠绞痛的治疗方案只有两个字：等待。

因为发生原因、机制不明，所以对肠绞痛至今没有特效的治疗方法。传说中的西甲硅油其实没什么治疗作用，作为安慰剂的可能性更大。

虽然没有好的治疗手段，但有一个好消息就是，大多数宝宝在3~4月龄的时候肠绞痛会自然好转，只有小部分宝宝会持续到半岁。

3. 应对肠绞痛

面对肠绞痛的宝宝，父母应该怎么做才可以让宝宝觉得舒服些呢？

（1）可以做什么

以下几种方式，可以帮助父母更好地应对宝宝肠绞痛。

♥ 按需哺乳，及时哺乳

按需哺乳，宝宝吃奶间隔不要太久，一次也不要吃太多，这种少吃多餐的方式会使宝宝的肠胃更舒服；及时哺乳，宝宝情绪更好，哭闹更少。

♥ 改善喂养技巧

改善喂养技巧可能对因喂养不当而引起肠绞痛的宝宝有效，如每次喂奶中、喂奶后都充分给宝宝拍嗝；奶瓶喂养时注意技巧以减少宝宝吞入的空气；正确评估宝宝的母乳摄入量以避免喂养过度或者摄入不足的情况发生等。

♥ 尝试安抚技巧

- **改变抱的姿势。**

  可能这个时候平时用惯的摇篮抱已经起不到太大作用了，大人可以用背巾把宝宝背在胸前，让宝宝的胸腹更贴近自己，或者采用飞机抱的方式，让宝宝趴在自己的手臂上。

- **抱着宝宝走动和说话。**

  抱着宝宝，小幅度、有节奏地摇晃和温柔地轻哼，让宝宝感觉好像重回到妈妈的子宫，虽然无法从根本上缓解肠绞痛，但是有很好的安抚效果。

- **换个环境。**

  用背巾背上宝宝出去转转，或者给宝宝洗个热水澡、抚触宝宝的腹部等也会有一定效果。

- **使用安抚奶嘴。**

  宝宝天生有吸吮的需求，除了吃奶，有时候只是想"吃着乳房"获得安抚。但是，"太阳不会总是在"，比如妈妈乳头伤痛，或者因为一些原因没法长时间亲喂，那宝宝哭闹时就可以暂时用安抚奶嘴来替代以满足宝宝的吸吮需求。但是即使用了安抚奶嘴，妈妈也要多抱抱宝宝，毕竟肠绞痛的宝宝更需要怀抱。

♥ 调整饮食

建议哺乳妈妈调整饮食，暂时回避容易引起过敏的食物，如牛奶、奶制品、鱼和蛋等，或者不吃产气多的食物，如西蓝花、洋葱、土豆、红薯、花生等。

对于奶粉喂养的宝宝，父母可以在医生的指导下，将配方奶改为合适的水解配方奶。如果水解配方奶能有效减轻宝宝哭闹、烦躁（一般在48小时内有效），可继续使用；如果宝宝的症状没有缓解，可重新换回原来的配方奶，因为水解配方奶的口感不如配方奶，而且价格也更贵一些。

♥ 家人支持

宝宝的肠绞痛哭闹很容易让妈妈崩溃，家人要多体谅妈妈和宝宝，主动抱宝宝，让妈妈多休息。

（2）慎用以下两种方式

♥ 吃益生菌

研究发现，益生菌对治疗肠绞痛的效果并不明确，所以不推荐。不过，近年来有一些研究显示，使用罗伊乳杆菌DSM可以减少宝宝的哭闹时间，但获益证据不一，它可能对纯母乳喂养的宝宝更有效。同时，市售益生菌产品的安全性尚不明确，美国FDA也没有评估过益生菌产品，这些产品可能含有未标注的成分，或者受到真菌或其他病原体的污染等（摘自UpToDate临床顾问）。所以，父母在考虑是否尝试使用罗伊乳杆菌DSM前，需要充分权衡利弊后再做出决定。

♥ 吃乳糖酶

通过让宝宝吃乳糖酶来治疗肠绞痛并没有可靠的研究数据支持，所以不建议。

（3）千万不要这样做

父母一定要避免情绪失控，大力摇晃宝宝！

由于肠绞痛多发生在黄昏或夜里，这个时间段正好是人一天最疲惫的时候，宝宝的哭闹对于父母来说是一种巨大的折磨，我也曾经有过无法安抚孩子导致情绪崩溃、大哭的经历。

在这个时候，父母一定要避免情绪失控，千万不要大力摇晃宝宝。因为宝宝的脑部组织和骨骼均未发育完善，这种行为很可能造成摇晃婴儿综合征，导致脊柱损伤、脑损伤、眼部损伤，甚至失明。国内外皆有大力摇晃婴儿致残甚至致死的案例。

如果父母在照顾宝宝时感觉自己的情绪快要失控了，可以先把宝宝平放在安全的床面上，做个深呼吸，让自己冷静下来，或者把宝宝交给家里其他情绪平静的人照顾。

4. 给父母的小建议

肠绞痛是一种生理性的疼痛，是大部分宝宝生长发育过程中必经的。

这种状况不会持续很长时间，在宝宝3～4月龄时，大部分宝宝的哭闹时间会缩短，再等宝宝大一点，可能在不知不觉中，父母就会发现宝宝已经很久没有无端哭闹过了。

父母要做的就是多点耐心，等待，等待，再等待。父母很难，可是宝宝更难。对于肠绞痛的宝宝，父母除了耐心陪伴，真的别无"绝招"。

7.5／ 乳糖不耐受（母乳性腹泻）

我经常收到哺乳妈妈的咨询："宝宝每天大便次数特别多，一天十几次，拉得屁股都烂了，这该怎样办才好，需要停母乳改吃奶粉吗？"

宝宝的这种腹泻，很有可能是因为乳糖不耐受引起的。

1. 什么是乳糖不耐受

前面我们讲过，母乳中的乳糖含量非常高，乳糖只有在乳糖酶的作用下水解为葡萄糖和半乳糖，才能被身体吸收、利用。而乳糖酶只存在于一个地方——小肠黏膜的绒毛膜上。如果因为各种原因小肠黏膜缺乏乳糖酶，乳糖就不能在小肠内被分解吸收而直接进入结肠，在结肠中乳糖被肠道菌群酵解产生酸和气体，导致出现腹泻、腹胀、腹痛等不适。

2. 乳糖不耐受的类型

乳糖不耐受主要分为以下三类。

* **先天性乳糖不耐受。**
  这是一种染色体缺陷的遗传性疾病，非常罕见，在中国人群中极少出现。此类乳糖不耐受的宝宝一出生就会发生腹泻，不能吃任何含乳糖的食物。
* **原发性乳糖不耐受。**
  原发性乳糖不耐受在中国的成年人中比较常见，约有90%的发生率。宝宝2岁后，随着年龄的增长，乳糖酶逐渐减少，所以会出现一喝牛奶就胀气、拉肚子的情况。
* **继发性乳糖不耐受。**
  继发性乳糖不耐受较常见，继发于一些疾病，比如感染、腹部疾病，或者宝宝服用过一些药物以后，小肠黏膜被破坏，小肠中的乳糖酶减少，从而导致乳糖不耐受发生。

3. 乳糖不耐受的诊断

适合小宝宝的实验室检查，是通过检测大便中的还原糖来初步判断有没有发生乳糖不耐受的。但是，小于3个月且健康的母乳喂养的宝宝，在做乳糖不耐受测试时，结果也可能呈阳性，所以检测大便的方法未必准确。医生主要还是根据宝宝症状来诊断。

4. 应对乳糖不耐受

如果是先天性乳糖不耐受，宝宝一出生就要吃无乳糖配方奶，但这种乳糖不耐受在中国人中很罕见，大部分乳糖不耐受都属于继发性乳糖不耐受。

♥ 调整喂养方式

对于母乳喂养的宝宝，请妈妈继续母乳喂养，除非宝宝出现营养不良或者体重下降等情况，才考虑在医生指导下暂时选择无乳糖配方奶。如果宝宝只是多次稀便，但精神状态正常，生长发育正常，请不要轻易停掉母乳，更不要轻易更换为无乳糖配方奶。

对于奶粉喂养的宝宝，一般没有必要更换为无乳糖配方奶。如果宝宝腹泻时间持续超过2周，可以考虑咨询医生，看是否需要更换为无乳糖配方奶。

♥ 耐心等待

产生继发性乳糖不耐受是因为小肠内的乳糖酶因为某种原因被破坏了，而乳糖酶自身可以恢复，3月龄内的宝宝，少则1周、多则8周乳糖酶就可以恢复。

♥ 做好宝宝的屁股护理

宝宝频繁腹泻，很多父母遇到的最大问题就是宝宝红屁股、烂屁股，所以做好宝宝的屁股护理非常重要。

在宝宝每次大便后要及时换尿不湿，用温水清洗，并且自然风干，或者用软布轻柔蘸干，之后厚厚地涂上护臀软膏。有妈妈发现用吹风机吹干屁股的效果也很好，但一定小心选择低挡小风，避免宝宝被过热的风吹伤。

♥ 避免误区

误区一：滥用乳糖酶。

虽然现在市面上有很多乳糖酶，而且有些妈妈也觉得给宝宝吃了乳糖酶后宝宝的腹泻有所好转，但研究并未发现乳糖酶对治疗乳糖不耐受有确切疗效。很多妈妈觉得有用，要么是心理作用，要么是宝宝的腹泻本身可能也快好了。

误区二：宝宝屁股护理的误区。

很多妈妈会用自家榨的菜籽油、山茶油，或者网购的紫草油给宝宝涂屁股，但事实上，菜籽油、山茶油、紫草油没办法涂得很厚，很难达到完全隔离尿液、粪便的效果；而且，自榨油的卫生条件没办法保障，如果宝宝的屁股有破损，甚至可能会有感染的风险。

痱子粉对治疗红屁股没有任何作用，而且有些痱子粉里添加的冰片、薄荷、滑石粉等成分还可能会刺激宝宝娇嫩的皮肤，存在轻度致癌风险。另外，如果宝宝不小心吸入了痱子粉，还有可能引起咳嗽、哮喘等。

做宝宝屁股护理时，建议使用以"氧化锌"成分为主的护臀霜，而且要涂得足够厚，这样能保证将屁股与尿液、粪便隔离开。如果宝宝的屁股看上去有明显破损、红肿等，要及时咨询医生，必要时还需要同时接受抗感染治疗。

7.6　母乳过敏（牛奶蛋白过敏）

一些宝宝吃母乳后出现了过敏症状，被诊断为"母乳过敏"。其实确切地说，应该是"对母乳中的某些蛋白成分过敏"，比较常见的过敏成分是牛奶蛋白。可能是因为宝宝在出生后早期因吃了配方奶而摄入了牛奶蛋白，也可能是妈妈饮食中的牛奶蛋白进入了乳汁当中。

比较常见的是婴儿过敏性直肠结肠炎。

1. 婴儿过敏性直肠结肠炎

牛奶蛋白是最常见的触发因子，通常发生于宝宝 2 ~ 8 周时，最早也有在出生后 1 周即出现。最常见的症状是：

- 正常性状的大便带血丝和（或）黏液；
- 可能排便频率增加，但明显的腹泻很少见；
- 少数宝宝伴有湿疹。

除了大便改变，宝宝其他方面一切如常，体重正常增长，也没有明显的腹泻、哭闹等不适表现。

生长发育正常、营养状态良好的小宝宝，突然发生血性大便，不伴有其他不适表现，就要考虑宝宝是否患婴儿过敏性直肠结肠炎，但还需要排除肛裂、感染、肠套叠等情况，有这些情况时宝宝往往还会有别的症状。

2. 牛奶蛋白过敏怎么办

（1）全母乳喂养的宝宝

如果宝宝发生了牛奶蛋白过敏，首选治疗方式是管理妈妈的饮食。

♥ 轻中度牛奶蛋白过敏

过敏症状不严重，并未影响宝宝的生长发育，也没有出现因为便血导致的贫血。

不需要停母乳改吃配方奶。

妈妈回避牛奶及奶制品至少2周，部分需要4周。

在妈妈进行了膳食剔除以后，大部分宝宝会在3天至2周内症状有所改善。

如果症状未能缓解，接下来的第一步应是仔细回顾妈妈的膳食，以确保已从膳食中完全剔除了所有的牛奶蛋白来源，包括其他所有哺乳动物的奶及奶制品，如黄油、奶酪等，以及可能含有这些成分的食物，比如点心、饼干、冰激凌等，和标有"酪蛋白"或"乳清蛋白"的食物等。

如果妈妈完全剔除所有的牛奶蛋白来源至少2周后宝宝仍有症状，随后还应从妈妈的膳食中剔除大豆，然后剔除蛋。

停掉奶制品不会影响母乳质量，但是因为奶制品是摄入钙的主要来源，因此建议在忌口期间妈妈额外口服钙剂补充，保证每天摄入钙达到1000mg。

有极少数宝宝在妈妈剔除所有可疑食物后仍有轻微症状，但精神状态良好、体重正常增长、生长发育正常，妈妈可以继续母乳喂养，给宝宝时间来恢复正常。不要轻易断母乳或更换深度水解蛋白配方奶或氨基酸配方奶。

♥ 重度牛奶蛋白过敏

过敏已经影响到了宝宝的生长发育，或是宝宝出现了贫血等情况。

可以考虑暂停母乳喂养数日到2周，期间使用氨基酸配方奶。妈妈在停喂期间，吸出母乳以维持泌乳，不要轻易断奶。

待宝宝情况好转后，妈妈可以考虑恢复母乳喂养，但要严格膳食回避。

我们在案例咨询中遇到很多妈妈，面对宝宝的过敏症状（比如大便带少量血丝等），因为着急就断了母乳，但宝宝不吃氨基酸配方奶，无奈又要追奶，这对妈妈和宝宝来说，都是一件非常有挫折感的事情。

（2）配方奶喂养的宝宝

♥ 轻中度牛奶蛋白过敏

采用深度水解蛋白配方奶替代以牛奶或以大豆为基础的配方奶。

约有5%～10%的宝宝改用深度水解蛋白配方奶喂养后过敏症状仍未改善，应给予氨基酸配方奶。

♥ 重度牛奶蛋白过敏

首选氨基酸配方奶。

妈妈们，铆足了劲母乳喂养吧。6个月前，宝宝没有别的东西可吃，如果普通配方奶过敏，特殊配方奶口感又很苦，有的宝宝不接受，家长每次都要连哄带骗地喂宝宝吃，真的让人好心疼。给宝宝母乳喂养，就是在生命之初给宝宝最强有力的健康护航。

3. 妈妈需要忌口到什么时候

随着孩子肠道屏障功能和免疫功能发育成熟，对母乳中食物蛋白过敏这种情况会自然缓解。

几乎所有孩子到1岁时，都可以耐受妈妈的正常饮食，包含牛奶在内。

最早在6月龄后，如果宝宝的大便检查结果正常，可以尝试恢复饮食。建议妈妈停止忌口以前，跟儿保医生沟通。

重新引入曾经导致宝宝过敏的食物后观察3～5天，如果再次出现过敏症状，需延迟到9～12月龄再次尝试。

4. 孕期忌口有用吗

　　没有证据显示妈妈在孕期回避牛奶或鸡蛋等食物可以减小宝宝将来患过敏性疾病的发生率，所以妈妈在孕期并不需要特别忌口。

总结 养育宝宝是个大工程、大项目，宝宝在成长过程中遇到的各种挑战，其实也是最考验父母的，每个宝宝都需要父母付出足够的耐心来疼爱和保护，并给予理解和支持。

第 8 章

母乳的营养

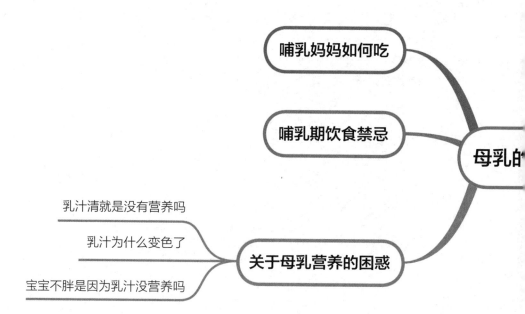

哺乳妈妈如何吃

哺乳期饮食禁忌

母乳的

乳汁清就是没有营养吗

乳汁为什么变色了

关于母乳营养的困惑

宝宝不胖是因为乳汁没营养吗

在现实生活中，由于对母乳营养的传统错误认知，妈妈们一方面盲目忌口，这个不吃、那个不碰，另一方面又为了追求下奶、母乳营养而"胡吃海喝"。吃，对哺乳妈妈来说成了一件很痛苦的事情。本章将从科学的角度来详细介绍母乳营养与饮食的关系，给妈妈们"松松绑"。

母乳如何合成

营养

母乳营养与饮食的关系 ← 母乳的物种专一性

母乳营养与饮食的关系

哺乳妈妈的营养需求

8.1 母乳如何合成

我曾在微博上提问："母乳的成分从哪里来？"大部分人的回答是"从血液里来"，也有人说"从脂肪里来"，还有人说"从水里来"。

民间有各种传言：哺乳妈妈不能乱吃，否则某些物质会通过乳汁影响宝宝；哺乳妈妈要多吃，乳汁才会有营养；哺乳妈妈要多喝水，才能提高乳汁量，等等。

然而，这些说法都是错——误——的！

母乳的组成成分包括：水、蛋白质、碳水化合物、脂类、矿物质、维生素、电解质、活性细胞，等等。这些成分通过三种途径、五种机制进入腺泡腔成为乳汁的一部分。

三种途径是：从血液进入、从间质液进入、在乳腺细胞中生成。

五种机制包括：Apicaltransport（顶端运输）、Reversepinocytosis（逆向胞饮）、Exocytosis（胞吐作用）、Transcytosis（胞移作用）和Paracellularmovement（细胞旁路）。

虽然有多种途径和机制，但母乳中的绝大部分成分都是由乳腺细胞合成后分泌到腺泡腔里的。虽然血液和组织液中的某些成分也会进入母乳，但需要突破重重"关卡"（比如血乳屏障），最终留下的量实在太少，大多数情况下可以忽略不计。

乳房不是下水道，妈妈吃什么就漏什么，母乳里的绝大部分成分都是乳房自己生产的，跟妈妈的饮食关系并不大。

8.2 母乳营养与饮食的关系

不同种属的哺乳动物母乳的各种营养成分含量都不相同，因此母乳具有物种专一性。

1. 母乳的物种专一性

母乳的营养跟什么有关？你一定想不到，与母乳的营养成分关系最密切的因素是哺乳妈妈的种属！

不同哺乳动物的母乳当中脂肪、蛋白质、乳糖的含量都不一样，如表8.1所示。

表8.1　不同哺乳动物的母乳中各营养成分的含量

物种	2倍出生体重时间（天）	脂肪（%）	蛋白质（%）	乳糖（%）
人	180	3.8	0.9	7.2
牛	47	3.7	3.4	4.8
老鼠	6	15	12	3.0

数据来源：《母乳哺育理论与实务》。

母乳的物种专一性，指的是不同种属的哺乳动物的母乳是最适合本种属的宝宝生存和发展需要的。

老鼠出生6天体重就翻倍，因此老鼠妈妈的乳汁里含有非常高的蛋白质和脂肪。

人类宝宝在出生头两年内主要是"长"大脑，而不是长个子、长体重。人类宝宝出生体重3~6个月翻倍，脑容量2年内翻3倍，到2岁末时可以达到成年人的80%。因此人奶里的乳糖含量非常高，可以完美匹配宝宝大脑发育的需求。同时，人奶的蛋白质含量并不高，但乳清蛋白占多数，它容易消化又含有多种免疫物质，可以减轻对宝宝肾脏、肝脏的负担。

牛奶中的蛋白质含量比人奶中的蛋白质含量高，但以酪蛋白为主，不容易消化吸收，并不适合人类宝宝（1岁以内不能直接喝牛奶）。

不同种属的哺乳动物，其母乳中主要营养成分的含量不同；而相同种属的哺乳动物，其母乳的主要营养成分差别并不大。

2. 母乳营养与饮食的关系

下面我们分别从蛋白质、脂肪、维生素、矿物质等几个方面讲讲母乳营养与饮食的关系。

❤ 蛋白质

妈妈节食并不影响母乳中蛋白质的质和量。当然，还是要建议哺乳妈妈正常吃饭，不要盲目节食。

❤ 脂肪

妈妈饮食不影响母乳中脂肪的总量，但饮食中的脂肪类型会影响母乳中脂肪酸的构成比。

举个例子，如果哺乳妈妈的饮食中含长链多不饱和脂肪酸 Ω–3（其中包含 DHA）比较多，那母乳中也会含有较多的长链多不饱和脂肪酸 Ω–3。

❤ 脂溶性维生素

脂溶性维生素包括维生素 A、D、E、K。母乳中脂溶性维生素的含量会随着妈妈的饮食发生变化，如果饮食中缺乏脂溶性维生素，则母乳中相应维生素的含量会减少，但可以通过补充摄入达到提升含量的目的。

- 维生素 A。

  明显的维生素 A 缺乏在资源丰富的地区很少见，所以并不推荐哺乳妈妈、新生宝宝常规补充维生素 A，除非是在维生素 A 缺乏明显的地区。

- 维生素 D。

  维生素 D 在母乳中含量恒定且很少，所以建议所有母乳喂养的宝宝都补充维生素 D。

- 维生素 K。

  维生素 K 在母乳中的含量非常低，而宝宝刚出生时体内维生素 K 不足，所以建议立即补充维生素 K。现在国内所有医院的常规做法都是在宝宝出生后立即肌肉注射一针维生素 K。出生后几天宝宝的肠道就可以自身合成维生素 K 了。目前没有研究显示妈妈额外补充维生素 K 对宝宝会有好处。

♥ 水溶性维生素

母乳中水溶性维生素的含量跟妈妈的饮食相关，如果饮食中缺乏水溶性维生素，则母乳中相应维生素的含量会受到影响，所以建议妈妈多吃新鲜蔬果。需要注意的是，水溶性维生素在母乳中的含量是有上限的，并不会因为大量补充摄入而使母乳中的水溶性维生素含量升高。比如维生素 C 在母乳中的浓度上限为160mg/L，维生素 B_1 在母乳中的浓度上限为200mcg/L。

- **叶酸。**

  如果哺乳妈妈体内缺乏叶酸，其母乳中叶酸的含量也会受到影响。孕前及孕期就要开始补充叶酸，使身体有一个好的储备。

- **维生素 B_{12}。**

  维生素 B_{12} 缺乏常见于素食、极度营养不良、胃做过部分切除的妈妈。这些妈妈如果哺乳，建议考虑额外添加维生素 B_{12} 补充剂。

♥ 矿物质

母乳中大部分矿物质的含量恒定，与妈妈的饮食和血液中的含量无关，比如钙、磷、镁、铜、铁、锌。

所以妈妈做乳汁检测查宏量/微量元素，比如钙、铁等来判断母乳中是否缺乏矿物质没有意义。但是，母乳中硒和碘的含量与妈妈的饮食有关。

为了让大家更清楚，我总结了表8.2。如表所示，虽然妈妈的饮食摄入会影响母乳中一些维生素的含量，但主要的三大营养素：蛋白质、脂肪、碳水化合物都与妈妈的饮食关系不大，钙、磷、镁、铜、铁、锌在母乳中的含量也是恒定的。

表8.2   母乳中各营养素与妈妈饮食的相关性

营养素	与妈妈饮食的相关性	备注
蛋白质	无关	妈妈的饮食不影响母乳中蛋白质的质和量
脂肪	部分相关	妈妈的饮食不影响母乳中脂肪的总量，但影响其中脂肪酸的构成比
碳水化合物	无关	是成熟母乳中最稳定的成分

营养素	与妈妈饮食的相关性	备注
脂溶性维生素（维生素A、D、E、K）	相关	与妈妈饮食中相关维生素的摄入量有关，如果饮食中缺乏某类维生素，则母乳中相应维生素的含量减少，但补充后又会增加
水溶性维生素（维生素C、叶酸、B族维生素）	相关	与妈妈饮食中相关维生素的摄入量有关，但有浓度上限
钙、磷、镁、铜、铁、锌	无关	在母乳中含量恒定，与妈妈的饮食和血液中的含量无关
硒和碘	有关	与妈妈饮食中相关矿物质的摄入量有关

8.3 哺乳妈妈的营养需求

虽然母乳的营养跟妈妈的饮食关系不大，但哺乳妈妈自身的身体也需要营养和热量，下面我们就一起来看看哺乳妈妈的营养需求吧，如表8.3所示。

表8.3 在孕期、哺乳期，妈妈对营养素的需求

营养素	孕期推荐每日需要量	哺乳期推荐每日需要量	孕期和哺乳期每日摄入最高上限
维生素A	770mcg	1300mcg	3000mcg
维生素D	600IU	600IU	4000IU
维生素E	15mg	19mg	1000mg
维生素K	90mcg	90mcg	ND
维生素C	85mg	120mg	2000mg
维生素B_1	1.4mg	1.4mg	ND
维生素B_2	1.4mg	1.6mg	ND
维生素B_6	1.9mg	2mg	100mg
维生素B_{12}	2.6mcg	2.8mcg	ND
烟酸	18mg	17mg	35mg

营养素	孕期推荐每日需要量	哺乳期推荐每日需要量	孕期和哺乳期 每日摄入最高上限
叶酸	600mcg	500mcg	1000mcg
钙	1000mg	1000mg	2500mg
磷	700mg	700mg	4000mg
铁	27mg	9mg	45mg
锌	11mg	12mg	40mg
碘	220mcg	290mcg	1100mcg
硒	60mcg	70mcg	400mcg

数据来源：UpToDate临床顾问。

特别说明：ND表示尚无参考数据。

从表8.3可以看出，在哺乳期，妈妈对于维生素 A、C、E、B_6、B_{12}，及碘、硒、锌的需求高于孕期，对于维生素 D、K，和钙、磷的需求与孕期没有区别，而妈妈在哺乳期对于铁的需求相较于孕期是降低的（因为月经延迟，会减少哺乳期的失铁量）。

8.4 哺乳妈妈如何吃

我们已经知道了哺乳妈妈的饮食对母乳营养的影响并不大，即使有时候妈妈的饮食营养和摄入热量有限，但母乳依然能够满足宝宝生长发育的需求。因为乳腺细胞会首先动员妈妈身体内的热量储备，除非妈妈长期营养不良，才会影响母乳的营养构成。

因此，哺乳妈妈要遵循饮食均衡及食材多样化的原则。

- **饮食均衡**：适当选择高热量、富含蛋白质的食物，例如瘦肉、鸡蛋、奶制品、豆制品和低汞的海鲜，搭配各种谷薯类及蔬果；
- **食材多样化**：食材多样化除了可以让妈妈摄入多种营养物质，还可以让母乳的口味更丰富，让宝宝尽早接触不同的口味，有利于宝宝以后接受新的食物。

如果哺乳妈妈的饮食遵循这两个原则，那么从日常饮食中就能够获得所需的营养物质，也无须配合服用营养补充剂。

♥ 热量

母乳的平均热量为67kcal/100ml，哺乳妈妈比非哺乳妈妈有更高的热量需求。哺乳妈妈需要多吃一点，大约每天从饮食中额外获得330~500kcal，以保持热量供应。一位哺乳妈妈在产后6个月内每天需要的总热量是2130~2730kcal，6个月之后每天需要的总热量是2200~2800kcal。

♥ 蛋白质

母乳中蛋白质的含量恒定，跟妈妈的饮食无关，但哺乳妈妈自身身体需要的蛋白质会多一些。产后6个月内哺乳妈妈需要的蛋白质是71g/天，比非哺乳妈妈每天多25g。

♥ 钙

虽然每天有200mg的钙会分泌到母乳中，但哺乳妈妈和非哺乳妈妈对于钙的需求量都是1000mg/天（妈妈年龄大于19岁），因为妈妈在哺乳期会动用自身骨骼中钙的沉积，同时减少尿液中钙的排出，来保证母乳中的含钙量。

虽然骨骼中的钙量会减少，但补充钙剂对于改善钙的流失并没有作用，当妈妈停止哺乳后，骨骼中的钙量就会回升。有研究发现，母乳喂养不仅不会增加妈妈将来患骨质疏松的概率，反而会降低这种概率。

妈妈通过做乳汁检测查矿物质来判断母乳中是否缺钙没有意义。即使妈妈不补充钙剂，母乳中也不会缺钙。摄入钙是否充足主要影响的是妈妈自身的身体储备，要不要补钙根据妈妈的饮食是否能满足日常钙的需求来决定。我们首先推荐的补钙方式是食补。

钙的主要食物来源有：芝麻及果仁；奶类及奶制品（如酸奶、奶酪）；虾米、小鱼干和连骨头吃的鱼（如罐装沙丁鱼）；强化了钙质的饮料、豆浆和用传统方法做的豆腐等；一些蔬菜（如卷心菜、西蓝花、芥蓝、菜心等），虽然菠菜也含有较多的钙，但其生物利用率低。常见食物的含钙量如表8.4所示。

表8.4　常见食物的含钙量

食物	食物的量	含钙量
低脂原味酸奶	220ml	415mg
沙丁鱼罐头（油浸，带骨头）	85g	325mg
低脂水果酸奶	220ml	313~384mg
切达奶酪	42g	307mg
脱脂牛奶	220ml	299mg
高钙豆浆	220ml	299mg
低脂乳酪	220ml	284mg
减脂牛奶（2%脂肪）	220ml	293mg
全脂牛奶（3.25%脂肪）	220ml	276mg
用石膏做的老豆腐	120ml	253mg
鲑鱼罐头（带骨）	85g	181mg
用石膏做的嫩豆腐	120ml	138mg
芥蓝（新鲜的，煮熟）	240ml	94mg
香草味冰激凌	120ml	84mg
卷心菜、大白菜（切碎的）	120ml	74mg
白面包	1片	73mg
全麦面包	1片	30mg
西蓝花	120ml	21mg

如果妈妈的饮食中含钙的食物种类丰富，比如每天能摄入两杯牛奶、一杯酸奶，就不需要额外补钙了。但如果妈妈的饮食中含钙量不够，就需要再补充钙剂来满足身体对钙的需要。建议计算出每日饮食中大概的含钙量，再按差额补充。别忘了补充维生素D，如果妈妈的日晒不足，每日需要补充维生素D600IU。

❤ **铁**

女性（年龄大于19岁）在哺乳期每日铁的需求量是9mg，如果一位哺乳妈妈服用的营养补充剂含有30mg铁，而妈妈本身没有贫血，那这个量就超出了妈妈的需要。

如果宝宝贫血，妈妈要不要补铁呢？不需要。因为不管妈妈补了多少铁，母乳中的铁含量都是恒定的，母乳中的铁含量跟妈妈的饮食和血液中的铁含量都没有关系。如果确定宝宝是缺铁性贫血，应该给宝宝补充铁剂，并且在6个月后给宝宝吃铁含量高的辅食。

♥ 鱼类和贝壳类

鱼类和贝壳类富含蛋白质和其他营养物质。前面我们说过，如果哺乳妈妈摄入较多的长链多不饱和脂肪酸 Ω-3，母乳中就会含有较多的长链多不饱和脂肪酸（包括DHA、EPA）。大家都认为这种脂肪酸会有利于宝宝的神经系统发育，使宝宝更聪明，然而这一结论并没有得到研究数据的有力支持。长链多不饱和脂肪酸的确可以促进神经系统发育，构建出更完善的大脑，但是否能提高宝宝智商，目前的研究尚无发现。

摄入鱼类和贝壳类还可能增加暴露于汞的风险。美国FDA对于此类食物的摄入有以下建议：

- 哺乳妈妈每周摄入225～340g低汞的鱼类和贝壳类（大概是两餐的量），如虾、罐装吞拿鱼、三文鱼、鳕鱼、鲇鱼；
- 避免食用鲨鱼、剑鱼、鲭鱼、方头鱼等含汞量太高的鱼；
- 对于当地产的鱼，建议查找报告了解安全性，否则建议一周吃少于170g（一餐的量）当地水域的鱼，并且不要再吃别的鱼。

♥ DHA

上面说了，目前的研究并没有有力的证据证明母乳中含的DHA越高，宝宝的智商就越高。所以，不推荐妈妈常规吃DHA补充剂，但可以多吃含DHA丰富的海产品，比如低汞的鱼类。

♥ 饮水

哺乳妈妈需要多喝水，每天大概2.1L。随着宝宝月龄增大，妈妈的乳汁量会慢慢减少，饮水量也会相应减少。哺乳妈妈对于水量的需求其实就是以自己不口渴为宜。

额外多喝水会增加乳汁的分泌吗？很遗憾，不会。

8.5 / 哺乳期饮食禁忌

关于哺乳期饮食禁忌，传统的说法非常多，顾虑主要是担心影响乳汁，进而影响宝宝。其实，乳汁主要由乳腺细胞生产和分泌，跟妈妈的饮食几乎无关，妈妈摄入的食物进入乳汁的量微乎其微。因此，哺乳妈妈并不需要特别忌口。

我精选了一些咨询过程中经常被问到的与哺乳期饮食禁忌相关的问题，整理如下。

Q：可以吃辣椒、花椒、芥末和葱、姜、蒜等辛辣刺激性食物吗？

可以。虽然辣椒、花椒、芥末等辛辣刺激性食物可能会稍稍改变乳汁的口味，但对于宝宝的身体不会产生任何不利影响，反而让宝宝提前接触多样化的食物，对他将来接受辅食更有利。

吃辣椒会不会导致"上火"呢？吃辣椒后出现的口腔、胃部不适等刺激性症状，其实是辣椒中的辣椒素作用的结果，并不存在"上火"一说。而辣椒素分子量较大，基本不会进入乳汁。如果妈妈吃完辛辣刺激性食物后喂宝宝，宝宝表现出不舒服，妈妈可以先回避，过段时间再试，如果宝宝还是有不舒服的表现，妈妈应继续回避此类食物。

Q：可以吃生鱼片、生海鲜吗？

可以。孕期不建议妈妈吃生鱼片、生海鲜，是担心寄生虫、细菌、病毒感染会影响胎儿，导致胎儿畸形。但在哺乳期，即使妈妈感染了寄生虫、细菌、病毒，通过乳汁影响宝宝的概率也非常低。

当然，如果妈妈吃了卫生不过关的生鱼片、生海鲜，导致腹泻、胃肠炎等，那自己的身体肯定会很不舒服，所以还是尽量选择新鲜的生鱼片和安全的生海鲜食用。

Q：可以喝茶、咖啡和奶茶吗？

可以。哺乳妈妈每天摄入不超过300mg咖啡因（大概每天2～3杯的量）是安全的。

含有咖啡因的饮品包括咖啡、茶、可乐等，巧克力也含有咖啡因。

一包速溶咖啡通常含65～100mg咖啡因，一杯普通现磨咖啡（240ml）含80～135mg咖啡因，一杯红茶大概含50mg咖啡因，一杯绿茶约含20mg咖啡因，一罐可乐含40mg咖啡因，一罐红牛饮料含50mg咖啡因。

需要注意，早产儿和新生儿对咖啡因的清除率较低，即使妈妈摄入很少量的咖啡也可能使宝宝兴奋进而影响睡眠，甚至一部分敏感宝宝在妈妈喝了咖啡哺乳后会表现得比较兴奋或者烦躁，所以对于早产儿和新生儿，以及对咖啡因敏感的宝宝，妈妈需要暂时回避含咖啡因的饮品。宝宝对咖啡因的敏感程度会随着年龄增大而减轻。

Q：可以吃容易胀气的食物吗？

可以。妈妈吃了容易胀气的食物后哺乳，大多数情况并不会使宝宝有明显胀气等不适。

但对于少部分肠胀气较明显的宝宝，妈妈可以试着回避容易导致胀气的食物，看看对缓解宝宝的肠胀气是否有帮助。如果有所缓解，可以暂停摄入这部分食物，等宝宝大一些再尝试。

容易胀气的食物包括豆类及豆制品、奶类及奶制品、高淀粉食物（土豆、红薯等）、十字花科蔬菜（如西蓝花、萝卜等）。

Q：可以吃冰凉的食物吗？

可以。很多人担心妈妈吃了冰凉的食物会使乳汁变凉，导致宝宝拉肚子。事实上，冰的东西会导致拉肚子本身就是一个伪命题。冰的东西经过口腔、食道到达胃时早就不冰了，跟身体的温度完全一致，所以并不会影响胃肠道。而乳汁在妈妈体内一直是恒温的，无论妈妈吃什么东西都不会使乳汁变凉，更不会让宝宝拉肚子。

Q：可以喝酒吗？

尽量不要喝。

酒精是一个很特别的物质，它可以视血乳屏障如无物，自由地在血液和乳汁间穿行。即使哺乳妈妈饮了很少量的酒，酒精也可能会进入乳汁，同时会减少妈妈的乳汁量，影响宝宝的发育，所以哺乳妈妈饮酒要谨慎。

妈妈实在想喝酒，建议喝一份标准酒量后等2小时再哺乳。如果喝了两份标准酒量，那就等4小时再哺乳。

一份标准酒量是：30ml的烈酒（40%酒精浓度）或375ml的啤酒（3.5%酒精浓度）或100ml的红酒（15%酒精浓度）。

有人会在喝酒后挤出乳汁"排空"乳房，以为这样乳汁中就没有酒精了。但事实上这种办法是不可行的，只要血液里含有酒精，乳汁中就会有，而且乳汁中的酒精含量基本等同于血液中的酒精含量。只有当酒精在血液中被完全代谢后，乳汁中才不会有酒精。

很多地方都有这样的习俗：月子里要吃用黄酒、米酒等做成的"下奶良方"——酒蒸蛋、米酒鸡汤、酒酿圆子、醪糟等。哺乳妈妈要坚决拒绝这一类含有酒精成分的食物，因为即使是煮沸后的食物，如果持续沸腾时间低于1小时，25%~75%的酒精仍然会残留在食物中，而月子里正是需要频繁哺乳的时候，妈妈根本做不到间隔足够长的时间等酒精代谢完全后再哺乳。

还有人问做菜时能不能放料酒？如果只放几滴，应该问题不大，但料酒不是必须放的，所以谨慎起见，最好不要放。

Q：可以抽烟吗？

尽量不要抽。

吸烟不仅会将尼古丁等有害化学物质通过乳汁传给宝宝，还会导致乳汁量减少。

研究发现，妈妈在哺乳期吸烟，宝宝更容易：

- 睡眠模式改变，如易醒等；
- 患婴儿猝死综合征（SIDS）和哮喘等过敏相关疾病；
- 行为改变，更易哭泣。

Q：哪些食物会让宝宝不舒服或过敏？

妈妈饮食中的成分进入乳汁的量微乎其微，所以在绝大多数情况下，哺乳妈妈可以想吃什么就吃什么（除了烟和酒），不需要太担心哺乳会导致宝宝有异常。如果宝宝敏感、易过敏，妈妈在吃完某种食物哺乳后发现宝宝出现不适，妈妈最好先回避这种食物，过段时间再次尝试。

哺乳妈妈完全没有必要因为担心宝宝对某种食物过敏而从一开始就回避它，除非是有过敏家族史的宝宝，对某种食物过敏的概率非常高。

哺乳妈妈吃东西和给宝宝添加辅食是同样的道理。给宝宝添加辅食时，不用因为担心宝宝对鸡蛋过敏、对海鲜过敏就不给他吃鸡蛋、吃海鲜，正确的做法应该是先尝试，如果在尝试后发现宝宝过敏了，就暂时回避过敏食物。

Q：可以吃中药、中草药吗？

尽量不要吃。民间有各种号称吃了能下奶的中草药偏方，以及乳腺炎治疗偏方，但因为中草药缺乏哺乳期安全性的相关研究数据，所以不建议服用。

8.6 关于母乳营养的困惑

哺乳妈妈经常担心自己的乳汁没营养，对于乳汁的颜色、稀稠等有很多困惑。

1. 乳汁清就是没营养吗

经常有妈妈问："我的乳汁很清，不是乳白色的，是不是没营养啊？"

母乳亲喂的妈妈根本看不到乳汁颜色，也压根不会担心这个问题。可是当看到吸出来的乳汁颜色不是乳白色时，妈妈就变得不淡定了。

其实，就像宝宝的大便一样，只要宝宝生长曲线正常、精神状态好，大便的颜色真的不重要啊！乳汁也是，除非在乳头没有伤口的情况下乳汁经常带血，才需要妈妈特别关注。

乳汁被分为"前奶"和"后奶"。

"前奶"呈淡蓝色，含乳糖比较多、脂肪比较少，所以颜色看上去会更清淡。"前奶"主要是为了给宝宝"解渴"的，同时前奶中的乳糖对宝宝大脑神经系统发育至关重要。我们通常看到的比较稀薄的奶，多数属于"前奶"。

"后奶"呈淡黄色，含丰富的脂肪，质地比较稠厚，热量很高，能扛饿。"后奶"的主要作用是让宝宝摄入热量、增加体重。

虽然我不喜欢"前奶""后奶"这种叫法，因为会增加妈妈的焦虑，但为了通俗易懂，在本书中我还是沿用了这种叫法。

脂肪是乳汁所有成分中含量最不稳定的，它的含量多少跟妈妈乳房的充盈度有关。当妈妈乳房充盈（也就是乳汁很多）的时候，乳汁中脂肪含量比较低；当妈妈乳房不充盈的时候，乳汁中脂肪含量比较高。

我们可以这样想象，扭开一个热水水龙头，刚开始放出来的是凉水，放的时间久了才变成热水。脂肪也是一样的道理，刚开始的时候，大部分脂肪还附着在乳腺细胞壁上，不会沉积到乳汁中，只有当乳汁流出一段时间以后，乳汁中才会有较多的脂肪。

很多时候，宝宝想吃奶其实并不是因为饿了，他只是想寻求安抚或者口渴了，而这时吃几口含乳糖比较多的"前奶"，就可以满足宝宝的需求。

"后奶"含的脂肪比较多，一方面是为了给宝宝提供热量，另一方面是为了增加饱腹感，让宝宝觉得饱了，不想再吃了。

宝宝需要什么，妈妈的乳房就会智能地提供什么。因此，没必要刻意去追求"前奶"或"后奶"，每一滴乳汁都是有营养的，对宝宝都很重要，科学喂养才是王道。

2. 乳汁为什么变色了

乳汁的颜色并不是一成不变的。它的变化通常与妈妈吃的食物关系密切，所以乳汁可能呈现黄色、粉色、绿色、红色等。绝大多数时候，乳汁变色都是正常的，妈妈不需要担心。

♥ 黄色乳汁

如果妈妈吃了太多黄色、橘色的蔬菜，比如胡萝卜、南瓜等，会导致乳汁变黄。

当妈妈堵奶、出现乳腺炎，或者在离乳期间，乳汁的颜色和成分也会发生改变，类似初乳，变成黄绿色。很多妈妈看到黄绿色乳汁会误以为是乳汁变质或者乳房化脓了，其实并不是。

♥ 粉色乳汁

如果妈妈吃了很多深红色食物，比如甜菜根、红心火龙果等，乳汁就可能呈现粉色。

有时候也会因为乳头破损，导致乳汁中混有妈妈的血液而呈现粉色。

♥ 绿色乳汁

妈妈吃了太多绿色或者蓝色的食物，比如大量的绿叶菜、海带，或者吃了一些维生素片或铁剂，就可能使乳汁变绿。

♥ 红色/棕色乳汁

出现红色/棕色的乳汁，可能是因为其中融入了妈妈的一些血液成分。产后初期出现这种情况，最常见的原因是妈妈乳头破损（可能因宝宝衔乳姿势不正确、舌系带短所致）。

还有两种比较常见的情况：

- **锈管综合征**。

    乳汁呈铁锈色，常见于产后刚开始泌乳的妈妈。原因是乳腺之前不需要泌乳，相当于它在休息，而孕期乳腺管快速扩张导致乳腺管壁上的毛细血管出血，会产生红细胞附着在乳腺管壁上，当产后哺乳时红细胞混入乳汁里使乳汁呈铁锈色。随着时间推移，乳汁会慢慢变为正常颜色。

- **乳腺管内乳头状瘤**。

    乳腺管内乳头状瘤也会导致乳汁中带有血液。乳腺管内乳头状瘤是乳腺导管上皮的良性肿瘤，癌变率不高。但如果乳汁中持续带血，建议妈妈及时咨询医生以明确出血原因。

3. 宝宝不胖是因为乳汁没营养吗

经常有妈妈咨询，问"我家宝宝纯母乳喂养，但就是长得不胖，是我的乳汁没有营养吗？"

遇到这样的问题，我特别无奈，常常打趣道："大家同样吃饭，有人胖有人瘦，瘦的人是因为他吃的饭没营养吗？"

相信每个人的身边都有那种吃不胖的"瘦子"，我妈就是，身高一米五八，体重不到九十斤，天天数落我节食，她说要像她一样吃得多，身体才会好。我要是能有她那吃不胖的体质，我肯定想吃啥就吃啥。

个人体质跟基础代谢率、对食物的吸收有效性等有关系。另外，还有一个影响胖瘦的因素就是基因遗传。如果孩子的生长曲线一直都在3%到15%之间，排除喂养不足的因素，爸爸妈妈可以回忆一下自己小时候体型怎么样，如果自己都是吃不胖的人，为什么一定要求宝宝胖嘟嘟的呢？

总结 前面的内容已经反复讲了母乳的营养构成主要跟哺乳动物的种属有关，母乳当中的主要营养成分跟妈妈的饮食没有太大关系。人奶才是最适合人类宝宝生存和发育的。在绝大多数情况下，根本不可能存在人奶没有牛奶有营养这一情况。

第 9 章

堵　奶

关于"通乳套餐"的十大谣言

堵奶

可以做什么

不要做什么

堵奶居家护理小建议

堵奶，是大多数哺乳妈妈都会遇到的状况。事实上，堵奶本身并不复杂，只要有科学的应对方式，大部分堵奶都会恢复正常。但在现实中，大众对堵奶的误会很多，一旦处理不当，便会使堵奶变得严重，给母乳喂养雪上加霜。本章将带领大家科学认识堵奶、正确处理堵奶，让哺乳妈妈少走些弯路，少受些伤痛。

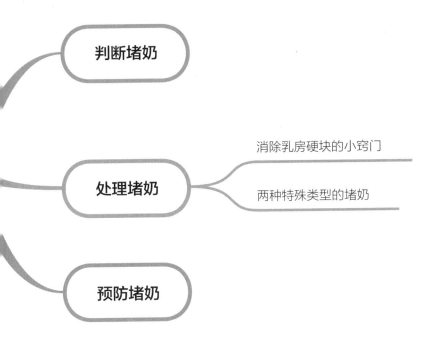

判断堵奶

处理堵奶

消除乳房硬块的小窍门

两种特殊类型的堵奶

预防堵奶

9.1 / 判断堵奶

堵奶最主要的一个表现就是有乳房包块，因为乳腺管堵塞后，乳汁出不来，乳汁淤积在乳腺管里越来越多，就会形成包块。有时候刚开始只是一个很小的硬结，慢慢才变得越来越大，有时候刚开始就是一个很大的硬块。

除了乳房包块，如果堵塞发生在乳头表面的乳腺管里，堵奶还会表现为乳头有小白点或小白泡。

一些妈妈经常会觉得自己的乳房里有硬块，以为是堵奶了，其实是检查方法不对产生了误判。检查乳房时，要把食指、中指和无名指并拢，用指腹划圈依次检查乳房的各个部位，千万不要用拇指和其他手指对捏，这样捏会感觉哪里都是硬块，但其实捏到的只是乳腺组织。

另外，还有人会把肋骨误当作硬块。肋骨摸上去很硬，呈长条状而非块状。

9.2 / 处理堵奶

当妈妈发现乳房上有硬块后，不要太着急，硬块消除是需要时间的。此时妈妈要做的第一步是想办法自救：给宝宝频繁哺乳。利用奶阵时乳汁向外喷的压力将阻塞冲开，这是解决堵奶的最有效的方法。而刺激奶阵最好的办法就是让宝宝吸吮乳房，如果宝宝能够认真吃奶，在1~2天内，大部分硬块会慢慢变小直至消失，堵奶的疼痛也会慢慢减轻。

1. 消除乳房硬块的小窍门

如何更有效地解决堵奶问题，有三个小窍门。

💟 调整宝宝衔乳的方向，让宝宝吃奶时下巴对着乳房硬块

比如，硬块在乳房下方6点左右的位置，可以让小宝宝趴在妈妈的乳房上吃奶，如果是大宝宝，就让他坐在妈妈腿上吃奶，这样宝宝的下巴正好对着硬块。如果硬块是在乳房上方1点左右的位置，则妈妈和宝宝都躺下，呈"69"式哺乳，如图9.1所示。

💟 哺乳时，妈妈持续按摩硬块

宝宝的下巴可以不用对着乳房硬块，但哺乳时妈妈要持续且轻柔地按摩硬块（按摩硬块边缘靠近乳头方向的位置）。

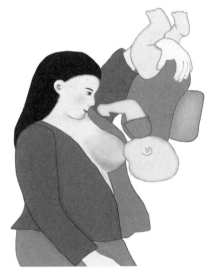

图 9.1　"69"式哺乳示意图

其实这也就是常说的"哺乳三步曲"中的第二步。"哺乳三步曲"既可以提高哺乳的有效性，让宝宝吃奶吃得更好，又可以预防堵奶的发生。当妈妈发现乳腺管堵塞时，可以在第一时间自救（详见第3章3.2节）。

💟 手挤奶+冷敷乳房

如果采用了上述方法，宝宝一次吃奶结束，乳房硬块仍然没有完全消失，那妈妈可以尝试手挤奶。挤奶的手法跟前面讲的一样，同时在手挤奶的基础上增加一个划圈按摩乳房硬块的步骤，妈妈可以按摩一会儿硬块，挤一会儿奶，然后再按摩，再挤奶。如此反复，如果硬块仍然没有消失，下次哺乳时继续这样处理即可。

同时，在哺乳间歇还可以冷敷乳房。

2. 两种特殊类型的堵奶

♥ 小白点

乳头上出现的沙砾样的白色小颗粒，被称为"小白点"。最常见的原因是妈妈乳汁中不健康的脂肪含量过高，造成乳腺管堵塞，小白点附着的出乳孔没有乳汁流出。所以，除了乳头上看到的小白点，乳房上也常伴有硬块出现。

此时可以在乳头上涂抹厚厚的羊脂膏，哺乳前把干净的棉柔巾用温水浸湿后覆盖在乳头上，帮助软化乳头表面的皮肤。宝宝吃奶时可以采用上文说的两个小窍门，或者让宝宝的下巴对着乳房硬块吸，或者哺乳时妈妈持续按摩乳房硬块边缘。如果此类小白点反复发生，妈妈还需要调整饮食，少吃油腻的食物，保证饮水充足，并且多运动。

还有一种小白点类似于小溃疡，是曾经出现小白点时被反复用针挑过后形成的创伤，创面角质增生，不容易愈合。这种小白点一般不伴有乳房硬块，乳头表面附着小白点的出乳孔也能顺利出奶，但是，这种小白点在愈合的过程中有堵塞出乳孔的风险。对于这种小白点，妈妈可以在哺乳后涂抹羊脂膏来促进伤口愈合，必要时需要在医生指导下用抗生素软膏，保持创面干燥，不接触衣物，使用乳头保护罩（不是乳盾）将乳头表面与衣物隔离开。

乳头小白点千万不要用针挑，否则形成溃疡后很难愈合。

♥ 小白泡

乳头表面有一层透明的膜，被称为"小白泡"，它会封住某个出乳孔，使乳汁移出不畅，所以也会同时伴有乳房硬块出现。产生原因主要是宝宝衔乳姿势不当引起乳头磨损，表皮增生，类似于"死皮"。

对于这种小白泡，妈妈可以先将乳头浸泡在温水里或者用温湿的毛巾敷乳头几分钟后，尝试用干净的纱布或棉签轻轻擦拭，然后再哺乳。一天数次，1～3天基本就可以冲破小白泡。如果小白泡太大，还要做好创面的抗感染处理，需要在医生指导下使用抗生素软膏。

还有一种小白泡，非常疼，但并没有乳房硬块。这种小白泡多数是宝宝吃奶时衔乳姿势不正确、宝宝拉扯乳头造成的。这时候，一定不要抠破、挑破小白泡！不哺乳时可以涂上乳汁或者乳头膏，用乳头保护罩（不是乳盾）套在乳房上，隔离开衣服的摩擦；哺乳时尽量选择安静的地方，让宝宝以正确的姿势衔乳，避免宝宝拉扯乳头，一般两三天就会自行恢复。预防小白泡的关键是，哺乳时宝宝的衔乳姿势正确，要含住乳头和大部分乳晕。

科学处理堵奶，能较好地避免堵奶进一步发展为乳腺炎、乳腺脓肿等。

9.3 / 预防堵奶

反复堵奶是一件特别痛苦的事情，很多妈妈因此不得不放弃母乳喂养。我忍不住很自豪地说一句，2020年4月1至2021年2月28日，已经有2000多位反复堵奶的妈妈在我们线上咨询团队咨询师的帮助下极少再出现堵奶了，她们都开始享受母乳喂养的乐趣了。

做好以下这几点，可以减小堵奶的发生率。

♥ 按需哺乳，乳汁量供需平衡

产后头两三个月，妈妈和宝宝日夜待在一起，随时观察宝宝，及时按需哺乳。妈妈按需哺乳做得越好，不额外"排空"乳房，越有利于乳汁量早日供需平衡。供需平衡后，乳房是最舒服的。我在微博、小红书上经常看到有博主各式"炫奶"，有用壶来接奶的，有宝宝吃不完直接把奶倒掉的……这样真的不好。乳汁太多，给妈妈带来的只会是三天两头堵奶和不得不吸奶的痛苦。

事实上，日常按需哺乳，乳汁量达到供需平衡后，堵奶的风险会小很多。

♥ 尽量亲喂，少用吸奶器

吸奶器的原理其实就是模拟宝宝的吸吮过程，刺激妈妈的乳房产生奶阵，从而使乳汁移出。但吸奶器的效果跟宝宝吸吮比起来差太远了，所以很多妈妈会感觉"用吸奶器吸，吸不干净"。如果妈妈一直只用吸奶器吸而不亲喂，乳房就很容易堵奶。

有的妈妈可能会说我要上班，必须用吸奶器吸。没关系，上班时用吸奶器吸，回家后尽量亲喂也可以。

马蕾分享

我母乳喂养二女儿nunu到26个月，期间只发生过一次堵奶，那还是我去北京出差，没法亲喂只能用吸奶器造成的。

♥ 哺乳时运用小技巧

建议每一位妈妈哺乳时尽量做到"哺乳三步曲"，关爱乳房，会让你远离堵奶。

♥ 远离油腻的汤水

油腻的汤水中并没有我们想要的营养物质，反而是高嘌呤、高脂肪，会影响母乳中脂肪的构成比例，使不健康的脂肪增多，脂肪颗粒容易堵塞乳腺管。所以，远离油腻的汤水，也是预防堵奶的一个方法。

♥ 避免不必要的乳房按摩

在绝大多数正常的情况下，哺乳妈妈不需要找通乳师，只要能按照前面说的方法去做，尤其是按需哺乳，哺乳时做到"哺乳三步曲"，就很少会遭遇堵奶问题。但有很多妈妈超级不自信，经常找通乳师按摩通乳，甚至还办了通乳套餐。反复按摩乳房，很容易导致乳腺组织受伤，更加容易出现堵奶。

♥ 避免过度疲劳、心理压力过大

产后妈妈比较虚弱，如果除了哺乳和照顾宝宝，还要承担做家务等太多的事情，导致身心过度透支，也会较容易出现堵奶问题。

家人要多关心妈妈，多给妈妈一些肯定和支持。妈妈也要多关注自己，有需求时积极提出，寻求帮助。

堵奶问题，如果只看乳房，不关注日常的喂养情况和母婴状态，便难以看到堵奶背后的本质，造成妈妈在堵奶——通乳——堵奶——通乳的错误道路上恶性循环。

9.4 关于 "通乳套餐" 的十大谣言

乳房承担了哺育后代的职责，娇嫩的乳房需要温柔的呵护。可是妈妈对自己的乳房实在太陌生了，听信了太多谣言，尤其那些充斥在耳边的办 "通乳套餐" 的声音，更是让妈妈不知所措。下面我总结了相关的十大谣言，让我们一起来看看这到底是怎么回事。

谣言一：只有 2~3 个孔在出奶，乳腺管不通。

乳腺管是输送乳汁的通道，最终会在乳头表面开口，但不是每个乳腺管的开口都一定可以挤出乳汁。因为可能这个乳腺管后方连接的是没有产奶能力的腺叶，那么它的开口挤不出乳汁就很常见。

好像一片树林里，并不是所有的树木都是参天大树，个个硕果累累，有时也会有长不大、结不出果实的小树苗。

判断乳腺管通不通，是不是堵奶了，主要还是看乳房里面有没有硬块，如果妈妈自己都摸不到什么硬块，只是在挤奶时仅有 2~3 个孔出奶，那并不是乳腺管不通，而是一种正常现象。

谣言二：喷出来的奶柱太细，乳腺管太细，若不按摩疏通，很容易堵奶。

乳腺管像树根一样逐渐分级，我们肉眼看得到的是在乳头表面的乳腺管开口，直径是 1~2mm，越往下分支的乳腺管越细。我们看到的 "喷出来的奶柱太细"，可能是因为乳腺管开口较小，或者开口处的平滑肌较紧，而在乳房里面一级、二级、三级乳腺管的情况我们并不清楚。

妈妈不用太在意喷出来的奶柱是粗还是细，这些都不是引起堵奶的原因，不需要因此办 "通乳套餐"。

谣言三：挤出来的奶是凉的，乳腺管不通。

乳汁属于体液的一种，在体内是恒温的，但为什么有的妈妈感觉挤出来的奶是凉的呢？

首先，每个人的体温不一样，有些偏高，有些偏低；其次，每个人的感受不一样，同样的温度有的人觉得合适，有的人觉得凉；再有，挤出来的奶的温度跟外界环境、奶量和流速有关，如果奶量少且流速慢、外界环境的温度低，挤出来的奶很快就会变凉。

谣言四：追奶就要定期按摩疏通。

如果经过专业判断，妈妈的确乳汁不足，需要追奶，也并不是靠按摩疏通的方式来追，而是要靠宝宝多次有效吸吮乳房，让乳汁频繁移出来达到增加乳汁量的目的。

谣言五：每周都要护理乳房，否则会堵奶。

乳房会根据宝宝的需求来调节产量，也会根据宝宝的身体状况调节乳汁的成分。为什么我们非要把如此"智能"的乳房想象成下水道一般，不定期疏通就一定会堵奶呢？一直通乳按摩乳房，反而可能因为按摩不当使乳腺受伤。

谣言六：有深度淤积，需要按摩通乳。

乳汁淤积究竟有没有深浅之分呢？并没有！当乳汁淤积发生时，整个腺体从浅层到深层都会发生改变，根本没法区分深和浅。

如果妈妈发现乳房某个部位有点硬，可能是涨满乳汁的乳腺组织，并不一定是乳汁淤积，妈妈可以在哺乳时轻柔按摩乳房，只要哺乳后能变软就好。

谣言七：乳汁挤出来有脓，需要不定期"排空"，否则宝宝吃了会生病。

大家可能看到过通乳师通乳排出的乳汁，带点黄绿色，较黏稠，通常误以为乳汁里有脓液。

其实这并不是脓液，而是因为堵奶、乳腺炎等原因，乳汁成分发生了改变：水分减少、乳糖和钾离子的浓度降低、钠离子和氯离子的浓度升高、脂肪所占比例升高，这时排出的乳汁看上去就会是黏稠的白色粉状，或乳白色、乳黄色的膏状，类似离乳时的乳汁，而非脓液。真正的脓液是被封闭包裹在脓腔里的，在绝大多数情况下脓腔跟乳腺管不相通，所以脓液挤不出来，要靠医生穿刺或者切开排脓。

即使是黏稠变色的乳汁，也可以给宝宝吃，并不会影响宝宝的身体。

谣言八：总漏奶，是气血不足所致，需要疏通乳腺来追奶。

漏奶在哺乳妈妈身上非常常见，一般3个月后会逐渐缓解。

漏奶与乳汁是否供需平衡，妈妈身体的敏感度及乳腺平滑肌的松弛度相关，而和气虚、血虚没一点关系，所以妈妈不用太担心，顺其自然就好。

如果妈妈深受漏奶困扰，可以在漏奶时尝试用手轻压一下乳头，可能当下就不漏了。

在哺乳初期，大部分妈妈都会漏奶，其实这正是爱的激素爆棚的表现呀。

谣言九：乳腺增生需要疏通，不然总是堵奶。

还记得在第1章中讲到的，孕期和哺乳期乳腺增生对于乳房产奶有多重要吗？

乳腺相当于生产乳汁的"工厂"，为了产后生成大量乳汁，这个"工厂"在孕期就要开始"买机器""建厂房"，乳腺增生就是这个过程。

如果没有乳腺增生，就没法产奶啦。在孕前很多女性也会出现乳腺增生，这是乳房从青春期就开始在为产后哺乳做准备。

谣言十：断奶后乳房要排残奶，否则会得乳腺癌。

这是一个超级大谎言，断奶后并不需要排残奶，详见第15章。

9.5 堵奶居家护理小建议

我们对堵奶的详细情况已经逐一做了分析，而面对堵奶，妈妈通常都会很害怕，有时候也很难搞清楚自己究竟是属于哪一种情况的堵奶。这里分享一些通用的护理小建议，妈妈可根据自己的实际情况选择。

1. 可以做什么

第一步：淡定，持续哺乳。

一部分堵奶可以在宝宝一次认真吸奶后就被解决，但大部分堵奶一般不会这么快就消失，通常会有个过程，需要时间。妈妈只需要持续、频繁地哺乳，让宝宝用适合的姿势吸吮（下巴对着硬块处），或者在哺乳时配合轻柔地按摩乳房就可以了。

第二步：观察硬块变化。

对于大部分堵奶，如果做到第一步持续哺乳，一般1~2天硬块会自行消失，疼痛也会一天天减轻，如果没有别的身体不适，如发烧等情况，那就是有好转的迹象，继续哺乳就行。

第三步：寻求泌乳顾问的帮助。

第一、第二步是建立在母乳亲喂、按需哺乳的基础上的，妈妈自行观察处理，如果有好转趋势，就不用太担心。

如果亲喂很少，或者日常没有按需哺乳，或者对堵奶非常担心，可以寻求专业的泌乳顾问的帮助。泌乳顾问不仅能处理堵奶问题，还会帮助妈妈找到堵奶的原因，调整喂养进入正轨，降低以后堵奶发生的概率。

我们线上咨询团队指导妈妈处理堵奶的成功案例非常多。泌乳顾问在妈妈有需求的时候，及时视频连线进行高效在线指导，帮妈妈减轻堵奶带来的压力，同时指导妈妈科学处理乳房硬块，等下次再遇到堵奶，妈妈自己就能够非常淡定地处理了。

第四步：及时就医。

如果堵奶经过积极处理，一两天后仍然没有任何好转，或者出现发烧、疼痛加重等情况，需要及时求助医生。因为有可能乳房已经发生了乳腺炎或出现了其他性质的硬块，医生可以根据乳房B超来初步诊断。

2. 不要做什么

第一，不要大力按摩硬块。

我们在实际工作中遇到过很多妈妈，以为乳房就是下水道，堵了就要疏通，于是让家人轮流按摩硬块，有的拿擀面杖擀硬块，有的拿猫胡子从乳头捅进去，有的……想着都疼啊。本身堵奶已经很疼了，再用这些方法给乳房"上刑"，娇嫩的乳房怎么受得了呢？

第二，不要自行热敷乳房。

有的妈妈拿热毛巾敷乳房，但毛巾的温度太高，把乳房的皮肤烫伤了。不当的热敷不仅处理不了堵奶，还会给乳房多加一重伤害，同时还可能加快堵奶转变为乳腺脓肿的进程。

第三，不要做红外理疗、扎针灸。

很多妈妈一发现堵奶就立刻去医院，有的医生建议做红外理疗、扎针灸。其实，去医院做这些没有必要的治疗，会减少宝宝对乳房的吸吮，进而加重堵奶。

有没有发现，面对堵奶，比"可以做什么"更重要的是"不要做什么"。希望读完本章后，妈妈再遇到堵奶，都能理性面对、科学处理。

总结 哺乳期堵奶，科学处理非常重要。母乳喂养是妈妈和宝宝两个人共同谱写的"双人舞曲"，不能只单看乳房。在确保喂养正常、按需哺乳的基础上，有针对性地处理堵奶问题，会事半功倍。

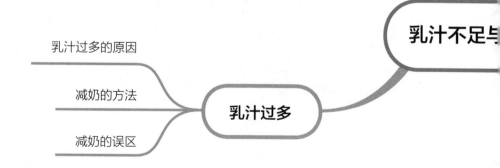

第10章

乳汁不足与乳汁过多

乳汁过多的原因

减奶的方法

减奶的误区

乳汁过多

乳汁不足与

乳汁不足，妈妈发愁；乳汁过多，妈妈也发愁。事实上，真正乳汁不足的妈妈其实很少，很多妈妈都是"被"乳汁不足的。本章带领大家详细了解乳汁不足和乳汁过多的原因和处理方法，使妈妈在哺乳过程中能避免一些常见的误区。

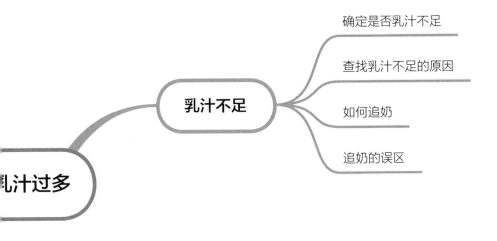

确定是否乳汁不足

查找乳汁不足的原因

乳汁不足

如何追奶

追奶的误区

乳汁过多

10.1/ 乳汁不足

哺乳妈妈遭受最多的灵魂拷问就是"是不是奶不够了？要不要追奶？"在决定追奶之前，哺乳妈妈需要先确定是不是真的乳汁不足。

1. 确定是否乳汁不足

以下这些情况，经常会被误以为妈妈的乳汁不足。

♥ 感觉乳房不胀了，也不漏奶了

有些妈妈原本乳房非常容易涨奶，刚喂完没多久就又涨奶，突然有一天，妈妈发现乳房不胀了，也不漏奶了，就怀疑自己乳汁不足了。

这种情况很大可能是因为妈妈之前一直按需哺乳，现在乳汁已经趋向供需平衡了，只有在宝宝吃奶的时候才会分泌大量乳汁，宝宝不吃奶时，妈妈也不会觉得乳房特别胀，这是正常的现象。

♥ 宝宝刚吃奶没多久，又要吃

未满月的宝宝吃吃睡睡，吃了没多久又要吃，基本上属于新生儿的常态。因为宝宝的胃小，需要少吃多餐才能让他既吃饱又不会太累，再加上胆囊收缩素的作用会使宝宝一吃奶就容易睡，所以并不能用这些表现来判断宝宝没有吃饱。

另外，如果宝宝进入某个特殊时期，比如猛长期等，典型表现就是吃了没多久又要吃，而这并不是因为妈妈乳汁不足，只是宝宝需求更高了。

♥ 宝宝吃完母乳后还能喝配方奶

宝宝吃母乳吃了四五十分钟，刚吃完母乳还能喝几十毫升的配方奶，这种情况看上去好像宝宝没吃饱，是不是妈妈的乳汁不足了？不是。宝宝还能吃，并不代表他饿了。

就像你已经吃了晚饭，感觉吃饱了，但是当好朋友约你去吃烧烤时，看到满桌子好吃的，你可能忍不住又吃了很多。这个时候你还能吃，并不代表你饿了，你只是被美食"诱惑"又忍不住吃了一些，愉悦自己的心情而已。

宝宝也是一样，他并不饿，但是吸吮奶嘴会满足他的吸吮需求，愉悦他的心情。如果是妈妈亲喂，宝宝可以自己主动掌控是要用力吸吮出乳汁，还是轻微吸吮满足自己的吸吮需求；而当瓶喂时，配方奶会经奶嘴自动流出，即使宝宝没大力吸吮也会吃到很多，所以很容易吃撑。

♥ 自己的宝宝没有别人家的宝宝胖

在小区里遛娃，有的家长非要比比谁家的娃娃胖，谁家的胖就说明谁家养得好，而瘦一点的宝宝妈妈就会被质疑乳汁不足。

其实，每个宝宝都有自己的生长发育规律，都有自己的生长曲线，我们前面讲过，在3%～97%的范围内都是正常的，我们不能要求所有的孩子都排在前面，一定会存在有的孩子长得胖一点，有的长得瘦一点的情况。而且，孩子小时候长得太胖并不是好事，成年后发生肥胖、三高的概率会更高。

在确认宝宝摄入充足的前提下，顺应宝宝的需求按需喂养就好。

♥ 一喂奶瓶宝宝就不哭了

宝宝哭的原因有很多，可能是饿了，也可能是要换尿布了，或者宝宝觉得无聊，想找人陪玩，或者有情绪想宣泄，等等。

那有人问："为什么一喂奶瓶宝宝就不哭了呢？难道他是饿了吗？"这其实是两码事。首先，我们判断宝宝是否吃饱，不是看他吃完母乳后还吃不吃；其次，一喂奶瓶宝宝就不哭了，并不代表他哭一定是因为饿。别忘了，吸吮奶嘴也是一种安抚方式，可以让宝宝停止哭闹。安抚奶嘴的原理就是通过吸吮奶嘴来安抚宝宝。

♥ 吸奶器吸出的乳汁不多

很多妈妈担心自己的乳汁不足，就用吸奶器来吸，看看能吸出多少，甚至有的医务人员也会建议妈妈用吸奶器吸出的乳汁量来判断宝宝吃了多少奶。这是大错特错。

马蕾分享

我生第一胎时也掉进了这样的"坑"。我用吸奶器一次只能吸出20～30ml乳汁，这样的量让我以为，单靠母乳亲喂宝宝是吃不饱的，所以我选择了用吸奶器把乳汁吸出来，改用瓶喂母乳＋配方奶的方式。在学习了母乳喂养专业知识之后，我真是追悔莫及。

其实，在宝宝有效吸吮的情况下，吸奶器吸出来的乳汁量，远远少于亲喂时宝宝吃到的量。吸奶器吸奶是模拟亲喂的原理，通过负压吸吮刺激奶阵产生后让乳汁移出，但是模拟就是模拟，吸奶器的"吸"和宝宝的"吸"效果肯定不一样，所以一定不要用吸奶器吸出的量来衡量自己的乳汁量。

❤ 吃完母乳，宝宝不入睡

很多人认为，宝宝吃饱了应该就睡了，吃完不睡就是没吃饱，所以是妈妈的乳汁不足。这是非常大的误判。乳汁足与不足，是没法通过当下的一次哺乳行为来判断的。

类似上面的误区还有很多，这里就不逐一列举了，希望大家记住一个判断乳汁是否充足的黄金标准：

- 对于纯母乳喂养的宝宝，主要看宝宝的大小便、体重和精神状态，别的都是"浮云"。具体如何判断，可以参考第5章。
- 对于混合喂养的宝宝，通过观察大小便和监测体重，只能判断其摄入是否充足，而妈妈的乳汁是否充足，是很难通过宝宝的大小便及体重来判断的，因为有可能减少的乳汁已经用配方奶补充给宝宝了。这时怎么办？建议咨询专业的泌乳顾问，或者尝试增加亲喂或适当减少配方奶，看宝宝的大小便有无明显变化。如果经过评估分析确定是妈妈乳汁不足，则先找找可能的原因，再有针对性地追奶。

2. 查找乳汁不足的原因

要查找乳汁不足的原因，首先需要了解泌乳的条件。乳汁充足必须具备以下

4个条件。

- **健康的乳腺组织**：没有因为自身疾病导致的乳腺发育不良；
- **正常的激素和激素受体**：内分泌激素正常；
- **完整的神经通路和乳腺管**：没有因为外伤或乳房手术切断了乳房神经或乳腺管；
- **正确的哺乳程序**：产后宝宝频繁有效地吸吮乳房，让乳汁正常移出，乳房得到充分刺激。

事实上，因为哺乳程序不正确导致的乳汁不足占到了全部原因的95%以上。所以，乳汁不足的妈妈查找原因，要首先从以下几方面分析。

第一，24小时的哺乳频率是否达标。

有的妈妈认为自己哺乳已经很频繁了，但事实上一天24小时只哺乳了6次或7次，或者一天哺乳总次数然虽然在8次以上，但是间隔非常不均匀，有时1小时哺乳一次，有时4~5小时还没有哺乳，夜间哺乳次数更是极少。对于新生宝宝来讲，妈妈通常一天需要哺乳8~12次及以上。

第二，宝宝是否有效吸吮。

哺乳时宝宝是否有效吸吮？也就是宝宝的衔乳姿势是否正确，吃奶时是否有明显的吞咽声音或者动作？

第三，排查其他因素。

如果哺乳频率足够高，也确认了宝宝是有效吸吮，但妈妈的乳汁依然不足，这时需要进一步排查：妈妈泌乳的先天条件如何，比如，有没有一些内分泌疾病（未控制的甲亢、甲减、糖尿病等），孕期乳房有没有增大，乳房以前有没有做过手术，等等；宝宝吃奶的先天条件如何，还要排除宝宝口腔结构异常，比如舌系带偏短等。

第四，求助医生或专业的泌乳顾问。

如果妈妈无法确定导致自己乳汁不足的原因，建议及时求助医生或专业的泌乳顾问。接下来要讲的是其他情况正常，仅仅是因为宝宝有效吸吮不够导致乳汁不足的追奶策略。

3. 如何追奶

如果准确评估后确认乳汁不足，妈妈想要追奶，需要投入很多时间和精力，付出很多辛苦，身边的家人要尽量给予支持和关爱。

（1）追奶的三大原则

♥ 追奶先追人

母婴一体，不可分割。在日常咨询中，我们会遇到很多妈妈眼中只有乳汁，一味地追求看得见、可衡量的乳汁量，每天不停地吸奶、挤奶，可是对于宝宝的需求完全不了解或无视。

宝宝需要的不只是满足饥饱，更需要妈妈的亲密照顾和陪伴。妈妈需要经常和宝宝在一起，这样宝宝发出的需求信号才能被敏锐地觉察到，才能被给予及时的回应和满足。

追奶的妈妈需要先"追"宝宝这个人，看到眼前宝宝的需求，以按需哺乳为基础，才能真正达到追奶的目的。

♥ 家人支持

追奶的妈妈很辛苦，家人要看得到这份辛苦，同时做出一些实际的支持。

在妈妈哺乳时宝宝稍微一哭，家人就觉得妈妈的奶被吃光了，宝宝吃不饱了才哭，所以立刻喂奶瓶。这种宝宝一哭就喂奶瓶的做法，对妈妈的付出是极大的否定，会特别打击妈妈的哺乳自信。

家人不能只是嘴巴上说支持母乳喂养，行动上也要真的理解妈妈和宝宝，做些力所能及的事情。比如，在宝宝烦躁的时候，平静地抱起宝宝安抚，宝宝情绪好了，再鼓励妈妈哺乳；在妈妈频繁哺乳感觉累的时候，给妈妈按摩一下腰背肩颈；在妈妈难过想要放弃的时候，及时肯定妈妈的付出并给予鼓励……

家人要给妈妈多一些关爱和理解，让妈妈能够有成长的时间和空间，慢慢适应角色，慢慢相信自己的母性本能，相信自己有足够的乳汁来满足宝宝的需求。

♥ 放松心情

放松心情在追奶旅程中的作用实在太重要了。妈妈经常紧张、焦虑，会影响催产素、泌乳素的释放，不利于乳汁的生成和移出，也就比较难提高乳汁量。而妈妈放松心情，催产素释放"爆棚"，追奶自然就比较容易成功。

当然，人的情绪是受多方面因素影响的，尤其在产后初期，妈妈容易焦虑是太常见和正常的事了。

这里说的放松心情，不是让妈妈每天哈哈大笑，而是妈妈需要坦诚接纳产后真实的自己，比如身材变形、掉头发、睡眠不足，等等。角色改变的同时，喜怒哀乐都属于正常的情绪表达。妈妈可以哭泣，可以悲伤，可以焦虑，也可以犯错，谁都无法做到时时刻刻开心，更无法成为完美的妈妈。

（2）追奶的四大方法

落实到具体的方法就因人而异了，每个人都不一样。接下来，我将分享一些通用的方法，以供参考。

♥ 持之以恒

追奶是一个非常艰辛又漫长的过程，只有妈妈具备坚定的信念和执行力，才能把这条路坚持走下去，并最终到达彼岸。

马蕾分享

我二女儿nunu出生时，因为舌系带问题导致了我的乳汁量减少。经过15天的努力，我的乳汁量从每天200ml上升到了800ml。夜间别人已进入梦乡时，我却要上好闹钟每3个小时起来吸奶一次。

追奶的辛苦，只有经历过的人才会真正懂。在我指导的追奶案例中，每一位成功的妈妈都能够按照追奶计划来执行，而且坚持很多天。追奶考验妈妈的恒心和毅力，只要找到了问题所在，然后制订出切实可行的计划并持之以恒地去做，乳汁量就会有明显的提升。

♥ 频繁移出乳汁

追奶的妈妈，如果乳汁量缺口很大，就需要频繁地移出乳汁，至少每天10次，白天不超过2小时一次，夜间不超过3小时一次。间隔时间是从上一次哺乳开始到下一次哺乳开始。

　　尽量让宝宝吸吮乳房以达到每天至少10次的目标，但如果宝宝吃不了那么多次，或者因为各种原因宝宝吸吮乳房的效果不好，就需要使用吸奶器来帮助追奶了。

　　当然，乳汁移出的频率要根据妈妈的真实乳汁量以及有多大乳汁量缺口来决定，如果缺口不大，往往在增加了哺乳有效性之后乳汁量就够了，并不需要再额外吸奶。

　　如果不得不使用吸奶器，建议使用双边电动吸奶器，因为产生奶阵时对两边乳房同时都会有影响。用双边电动吸奶器，不仅可以使吸奶时间节约一半，而且可以使吸奶量增加15%。

　　用吸奶器来追奶，妈妈千万不要只盯着吸出了多少，这样的关注无形之中给自己太大压力，非常不利于奶阵的产生。吸奶的同时追追剧，让自己的情绪放松下来更有利于产生奶阵。

💗 增加哺乳有效性

　　要增加乳汁量，只靠宝宝多吸吮还不够，同时还要做到有效吸吮。所以追奶策略里有很重要的一条——增加每次哺乳的有效性。如何增加哺乳的有效性？要想办法刺激出奶阵，只有产生奶阵，才会有大量乳汁移出，才会有新的乳汁产生。

　　可以通过以下方法增加哺乳有效性。

- **哺乳前妈妈按摩、温敷乳房，刺激奶阵的产生。**
- **确保宝宝衔乳姿势正确。**

　　在我做的追奶案例里，95%的宝宝都存在衔乳太浅的问题。妈妈需要调整哺乳姿势，确保宝宝衔乳正确。在第3章3.2节中我们已经讲过，只有衔乳正确才能让乳汁更好地移出，如图10.1所示。

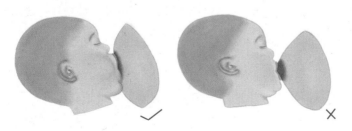

图 10.1　不同的衔乳姿势

- **挤压按摩乳房**。

  妈妈一只手抱住孩子哺乳，可以是摇篮式或者别的任何姿势，另一只手放在乳房上，远离乳晕位置，拇指和其他四指分开，在宝宝吸吮暂停，或者乳汁移出变慢（宝宝吞咽不明显）时，手指向胸壁方向和乳房内部挤压，可以想象成挤压乳腺组织里面的乳汁，让它从腺泡流到乳腺导管，再流入宝宝口中。按摩挤压的频率不一定要很高。如果宝宝吞咽增快，妈妈可以保持挤压的手势不变，停顿几秒后再次挤压。这样做可以增加乳汁的流量和流速，让宝宝更愿意吸吮妈妈的乳房，而且可以刺激喷乳反射发生，增加乳汁量，使宝宝吃到更多。

- **频繁换边**。

  有的妈妈以为，要想增加乳汁量就要尽量"排空"乳房，于是让宝宝在一边乳房上连续吃15～20分钟，甚至更久。但事实上，宝宝基本只吃出了第一次奶阵，后面再也刺激不出奶阵，也就无法有效移出乳汁了。对于追奶的妈妈，建议在哺乳的整个过程中频繁换边，当宝宝吃左边乳房吃出第一次奶阵以后，宝宝吞咽不明显了，就可以换到右边乳房，当右边乳房第一次奶阵结束后，再换回左边乳房。这样频繁换边的哺乳更容易刺激出多次奶阵，使更多乳汁移出。

  一次哺乳每边乳房可以吃2～3次。但一次哺乳总时长一般不要超过45分钟，否则宝宝和妈妈都会很累，不利于追奶，而且时间过长也不利于刺激奶阵产生。

大部分追奶的妈妈乳汁量的缺口并不大，增加哺乳有效性后，会发现宝宝吃到的乳汁明显增加了。

♥ 额外增加乳汁移出

除亲喂之外，还可以用以下两种方式额外增加对乳房的刺激，让乳汁多移出。

- **额外手挤奶**。

  妈妈每次哺乳或者使用吸奶器吸奶之后，再手挤奶几分钟（3～5分钟即可），可以额外"排空"乳房，增加乳汁产量。

- **额外手挤奶＋吸奶器吸奶。**

    妈妈在每次哺乳或者使用吸奶器吸奶之后，过约半小时，实施手挤奶或者使用吸奶器吸奶（10～15分钟即可），可以增加乳汁的移出；或者结合日常的哺乳情况，在两次哺乳间隙手挤奶或者使用吸奶器吸奶。

曾经有人问过我，如何才知道乳房已经"排空"？其实，乳房是永远也无法"排空"的，只要你挤，就一直会有乳汁，我们只能说尽量让乳汁多移出，尽量"排空"。

关于追奶，最核心的原则就是多移出乳汁，就会有更多新的乳汁产生。但如何让乳汁移出，亲喂还是用吸奶器，频率究竟怎样……每个妈妈的情况不同，追奶方案也会各有不同。宝宝月龄越小，追奶越容易。如果妈妈看了这部分内容后追奶依然没有明显效果，建议及时求助专业的泌乳顾问，根据个体情况制订个性化的追奶方案很重要。

4. 追奶的误区

在追奶路上，各种"拦路虎"、各种"大坑"实在是太多了，接下来我们了解一下这些常见的误区。

误区一：喝下奶茶、中草药、猪蹄汤催奶。

下奶茶基本上都含有中草药成分，目前没有任何证据表明这些下奶茶对于提升乳汁量有帮助。中草药成分不明，毒副作用未知，是否会进入乳汁而影响宝宝，我们不知道。像猪蹄汤之类的油腻汤水不仅不能提升乳汁量，还会增加妈妈堵奶的风险。

误区二：找催乳师催奶。

催乳师催奶的本质是通过按摩、手挤奶移出乳汁，有人感觉按摩后乳汁增多了，但其实是因为催乳师帮妈妈把乳汁"排空"了，所以在下一次哺乳时妈妈可能会感觉乳汁略有增多。但是，如果只借助几天一次或者一天一次的按摩"排空"，而没有宝宝频繁地有效吸吮，则远远不够。而且，如果被催乳师反复用不正确的手法按摩，反而很容易导致乳腺组织受损，造成反复堵奶等问题。

误区三：月子里要休息好，等出了月子再来追奶。

这是很常见的误区。妈妈在月子里白天只喂宝宝三四次，夜里完全不喂，想等出了月子后再追奶。但在这种情况下，要追奶成功非常困难，甚至实现纯母乳喂养可能性很小。

我们可以这样打个比方。一个工厂有工人和机器，如果这个工厂很长时间都只接到很少的订单，这个工厂的一部分工人就会被解雇，机器也会被转卖。此时如果再重新给这个工厂下订单，但非常遗憾，它已经没有能力再扩大生产了。同理，乳房也需要有类似工人和机器的产奶组织，如果长时间不吸奶，这些产奶组织就会退化，那么乳房也失去了产奶的能力。这时候想要重新追奶，就困难重重了。

所以，如果真的发生了乳汁不足的情况，建议妈妈越早启动追奶，越容易成功，千万不要拖到月子结束后再开始。

10.2 / 乳汁过多

一部分妈妈乳汁不足，但也有一部分妈妈乳汁过多。乳汁少的妈妈可能会很羡慕乳汁多的妈妈，但其实乳汁过多也会有很多麻烦——频繁涨奶、堵奶，易发乳腺炎。对于这部分妈妈只有减少乳汁量才能走出这样的怪圈。

1. 乳汁过多的原因

乳汁过多最常见的原因就是妈妈没有按需哺乳，经常额外吸奶，"排空"乳房。乳房的产能是巨大的，据报道，一位妈妈可以纯母乳喂饱她的5胞胎。如果妈妈经常额外吸奶，给乳房的信号就是要多产奶，于是乳房就加班加点地生产很多乳汁。

2. 减奶的方法

接下来，我分享一些减奶的方法，妈妈可以根据自己的实际情况来选择和尝试。

❤ 按需哺乳

妈妈和宝宝步调同频，妈妈按需哺乳，不额外吸奶，乳汁才更容易供需平衡。

❤ 在保证按需哺乳的基础上，适当涨奶

适当涨奶，简单来说，就是一个字——憋。

乳汁里面有一个成分，叫作"泌乳抑制反馈因子（FIL）"，当乳汁增多时它也会增多，从而抑制乳汁生成。当乳汁减少时它也会减少，乳汁生成不被抑制。

当妈妈发现自己的乳汁过多，宝宝经常只吃一边乳房或者一边乳房都吃不完，刚喂完奶没多久又开始很明显地涨奶，感觉很难受，这时就要考虑减奶了。

减奶的妈妈尽量一次哺乳只用一边乳房，3小时后换另一边。如果距上次哺乳不到3小时宝宝又要吃奶，就继续只喂原来的那边乳房，3小时后再换另一边乳房。这样持续几天，乳汁可能会慢慢减少。

但如果4～7天乳汁都没有减少，就要延长单次哺乳的时间，比如延长为4小时、5小时或6小时。有些乳汁特别多的妈妈，可能需要同一边哺乳间隔达12小时。

注意，时间只是参考，妈妈个体差异很大，要特别关注自己乳房的感觉。

大多数妈妈减奶几天就会有明显效果，但有些乳汁非常多的妈妈，减奶需要的时间会更长一些，半个月甚至更久都有可能，妈妈需要多一点耐心。

❤ 警惕堵奶、乳腺炎

不额外"排空"乳房，乳房一直胀着，会不会发生堵奶、乳腺炎呢？有可能。但如果妈妈经常额外"排空"乳房，乳汁始终供大于求，发生堵奶和乳腺炎的概率更大，而且次数更多。

乳汁过多的妈妈在不额外"排空"乳房时，为了减少发生堵奶、乳腺炎的风险，在下一次哺乳亲喂涨奶的那边乳房时要确保没有堵奶。

在哺乳时认真做到"哺乳三步曲"，如果哺乳完成后乳房还有硬块，可以冷敷，下次哺乳时继续选择这边的乳房。

如果发现堵奶又不能及时自救成功，一定要求助专业的泌乳顾问或者医生，

避免堵奶加重演变成乳腺炎等。

3. 减奶的误区

"乳汁多是好事，这样就不用担心宝宝吃不饱啦"，很多妈妈都非常羡慕"大奶量"的妈妈，但其实乳汁太多也有很多烦恼，尤其是容易频繁堵奶。堵奶让妈妈不得不早早结束哺乳之旅，随后又陷入无尽的自责和懊恼中。

妈妈的乳汁越多不等于宝宝吃得就越好。乳汁过多需要科学减奶，一定要避免以下的这些常见减奶误区。

误区一：天天抱着吸奶器吸奶。

乳汁过多的妈妈很痛苦，常担心越亲喂乳汁越多，于是选择用吸奶器吸奶，再瓶喂给宝宝。这样不亲喂的乳汁移出方式，使乳房生产的乳汁和宝宝需要的乳汁很难达到供需平衡。

误区二：妈妈节食。

妈妈因为乳汁过多吓得每天不敢吃太多，也不敢喝太多水，担心自己饮食不当会使乳汁会更多。其实没有必要，正常吃喝就可以。

误区三：乳房憋很久不喂。

有的妈妈只顾着憋乳房，忘了眼前还有个嗷嗷待哺的宝宝，他才是调节乳汁量、实现供需平衡最靠谱的人。所以，憋乳房要用正确的方式，不要盲目地憋哦。

误区四：吃回奶药，喝回奶茶。

前面说过，不推荐喝下奶茶，同样也不推荐喝回奶茶。根据泌乳原理来减奶才是最靠谱的方式。有一些药物虽然有减奶的作用，但副作用太大，一般不推荐。

> **总结** 母乳喂养是妈妈和宝宝两人共同参与的事情，如果妈妈看不见宝宝的需求，一味只偏重乳汁量，那母乳喂养很可能会变成妈妈一个人的"独角戏"，妈妈因此要承受乳汁不足或乳汁过多的烦恼和伤痛。愿妈妈们都能看见眼前的宝宝，按需哺乳，早日实现供需平衡，走在享受幸福哺乳的光明大道上。

第 11 章

宝宝拒绝乳房

产前学习

产后身体力行

如何避免宝宝拒绝乳房

心理准备

妈妈自我改变和调整

寻求专业的泌乳顾问的支持

家人的理解和支持非常重要

可以做和不可以做的事

宝宝拒绝乳房怎么办

宝宝拒绝妈妈的乳房，是在工业化社会发展的大背景下催生出的哺乳问题。本章带领大家认识和了解，宝宝拒绝妈妈乳房这个现象背后到底发生了什么，如何避免出现这种状况，以及出现这种状况后如何处理……让我们一起来探秘吧。

宝宝拒绝乳房

被误解的"乳头混淆""厌奶"

宝宝拒绝乳房的原因

哺乳是妈妈和宝宝一起来完成的事情，当期许的宝宝的状态和现实不一样的时候，妈妈往往感觉很挫败，甚至怀疑自己不是个好妈妈。尤其当宝宝哭，不好好在妈妈乳房上吃奶的时候，妈妈的心好像碎了一样，认为宝宝在妈妈怀里哭闹不吃奶，是因为不喜欢妈妈，拒绝妈妈。

宝宝拒绝妈妈乳房的背后，真相究竟是什么呢？

11.1 被误解的"乳头混淆""厌奶"

在日常工作中，我常会遇到宝宝拒绝妈妈乳房的案例，宝宝一吃奶就大哭，或者吸上几口就推开妈妈。妈妈经常做出的判断要么是瓶喂久了，宝宝吃妈妈的奶没耐心了，流速、流量混淆了；要么是宝宝厌奶，一吃奶就哭，等等。

看得出妈妈特别爱学习，但同时也特别喜欢拿这些非事实定论，如乳头混淆、流量混淆、厌奶来解释问题。当我问她们面对这些情况，都做过哪些处理时，我发现很多妈妈都会选择：乳旁加奶、压舌训练、强行停掉奶瓶、饿一饿或让宝宝吃药（促进消化的药）……

而宝宝拒绝妈妈乳房真正的原因是什么呢？宝宝不吃奶、哭闹时的表现是怎样的呢？宝宝当下的行为反应到底代表什么？宝宝的内心正经历着什么？……妈妈都需要去了解。

如果拿"乳头混淆""厌奶"这些名词来直接套用，那每个妈妈和宝宝都被深深地误会了。宝宝拒绝妈妈的乳房，从来都是妈妈和宝宝两个人之间的事情，而不单纯是妈妈的乳房和宝宝的嘴巴之间的事情。

哺乳这件事情，我们需要对妈妈和宝宝两个人多一些敬畏母婴本能的信心，多一些促进母婴情感链接的支持，从而促进早期母婴关系的良好建立。

11.2 / 宝宝拒绝乳房的原因

常见的宝宝拒绝妈妈乳房的原因（按照宝宝月龄来划分）如表11.1所示。

表11.1　宝宝拒绝妈妈乳房的原因

月龄	宝宝拒绝妈妈乳房的表现	可能的影响因素	处理大方向
全月龄段	一吃奶就哭闹；一吞咽就哭闹	病理因素，如宝宝有产伤，患中耳炎、鹅口疮等	针对病理因素对症处理
0~1月龄	含不住乳房；一吃奶就哭闹	受宝宝口腔条件的限制，如舌系带短、唇系带短等	相信母婴本能，了解宝宝的吃睡常态，看到宝宝哭闹背后的真实需求，接纳宝宝吸吮乳房的需求，按需哺乳并及时回应，积极修复母婴关系
		妈妈的乳头、乳晕水肿（因生产用药、吸奶器使用不当、生理性涨奶所致），或乳头凹陷、扁平，或乳头过大等	
		宝宝衔乳姿势不佳	
		奶瓶、安抚奶嘴、乳盾等哺乳辅助设备的介入，影响了宝宝正确含乳	
		妈妈乳头用药，药物影响宝宝吃奶体验	
		母婴经常分开，母婴链接中断	
1~2月龄	突然不好好吃奶了；经常一吃就哭	宝宝只有吃奶时才和妈妈在一起，平时都和妈妈分开	
		宝宝有恐惧、害怕的情绪	
		频繁改变环境、更换照顾人，家庭氛围不佳	
		瓶喂的量和次数过多	
		宝宝有过糟糕的吃奶体验，经常呛奶，被强迫吃奶、睡眠训练、睡眠引导、程序育儿，未给予及时哺乳	
3~4月龄	吃奶间隔明显拉长；只有睡觉迷糊的时候才好好吃奶，清醒的时候不吃奶；吃奶前会哭	妈妈不了解宝宝生长发育的特点	
		定时哺乳、程序育儿、按哭哺乳而非按需哺乳，母婴链接中断	
		妈妈不了解宝宝的真实需求，期待没有界限	
7~9月龄/1岁左右	突然不吃妈妈的奶；吃奶时哭闹	宝宝咬妈妈时，妈妈的处理方式让宝宝恐惧	
		宝宝的自主性被限制	
		没有按需哺乳，母婴关系受挫	

为什么要按照月龄划分呢？因为不同月龄的宝宝有不同的生长发育特点和需求，一个不到1月龄的宝宝，不大可能出现3月龄的宝宝的吃奶特点。根据不同的月龄，才能更客观地找到宝宝拒绝妈妈乳房的原因，做出判断和分析。

当然，妈妈并不是一定要按照这个表格的月龄划分来对号入座，具体的还要根据宝宝自身的实际情况，做深入的了解和分析，切忌生搬硬套。

虽然都是母乳喂养，可每个妈妈和每个宝宝都是独一无二的存在，表11.1是我总结的一些较常见的共性，仅供参考。

11.3 如何避免宝宝拒绝乳房

这几年，母乳喂养的大环境越来越差，对妈妈和宝宝非常不友好。宝宝吃母乳这个最基本的需求越来越不能被充分满足，宝宝拒绝妈妈乳房的情况越来越普遍。很多宝宝才1岁，就不吃母乳了，而妈妈希望亲喂的时间更久一些，这真是哺乳之路上最大的遗憾啊。

如何避免宝宝拒绝妈妈的乳房呢？排除病理因素和一些不可抗力因素后，在当前的育儿环境里，妈妈必须自我负责，做出有利于妈妈和宝宝的选择，而不是被动地等待安排和拯救。

1. 产前学习

妈妈在产前就要把这本书看起来，提前了解一些基本的哺乳常识，比如乳汁如何产生、产后最初母乳喂养如何做、如何判断宝宝吃饱了、新生宝宝如何照顾、宝宝吃睡的特点、宝宝的基本需求以及如何满足这些基本需求……

产前学习并不能保证产后一定顺心如意，可是产前学习，一定会使妈妈在产后遇到问题或者困惑时，做出更加理性、客观的选择。

2. 产后身体力行

❤ 母婴一体，肌肤接触，早哺乳

产后若没有特殊情况，不要让宝宝跟妈妈分开。宝宝第一时间和妈妈做肌肤接触，直到宝宝本能地找妈妈的乳房来吃，开启母乳喂养。出了产房后，妈妈要和宝宝在一起持续做肌肤接触，频繁哺乳。头3个月里，妈妈尽量和宝宝日夜在一起，这样做可以减少因引入奶瓶、奶嘴而造成的干扰，以及其他人的干预等，母婴链接越强，宝宝拒绝妈妈乳房的情况越少发生。

❤ 按需哺乳，及时满足

不论宝宝刚出生，还是三四个月，或者一两岁，按需哺乳永远是母乳喂养的核心原则。按需哺乳，就是给小宝宝一种"我可以决定我的吃睡日常，不被别人掌控，想吃不想吃、想睡不想睡，我说了算"的感觉，有了最初的被妈妈"看见"并及时得到满足的爱之初体验，宝宝就会从妈妈这里生发出独立、自信、自尊的自我价值感。同时，绝大部分的宝宝拒绝妈妈乳房的情况也就能避免了。

❤ 妈妈顺应宝宝的步调

成为妈妈，角色发生变化，从此就要顺应宝宝，吃睡日常尽量都以宝宝为中心。而现实却往往相反，很多家庭是让宝宝来适应大人，或者适应家庭的安排，比如程序育儿、定时哺乳、刻意断夜奶等，这样就很容易出现宝宝拒绝妈妈乳房的情况。

提供以宝宝为中心的照顾，及时满足宝宝的需求，在这个前提下妈妈可以根据当下的实际情况灵活调整，找到既能顺应宝宝又能兼顾妈妈的方式，母乳喂养到自然离乳就不是什么难事了。

11.4 / 宝宝拒绝乳房怎么办

拒绝妈妈乳房的宝宝，能否顺利回到母乳亲喂，很多时候取决于大人的态度。

1. 心理准备

♥ 宝宝回到母乳亲喂需要时间

遇到宝宝拒绝妈妈乳房，妈妈通常会很着急，想要立刻解决问题。我很理解妈妈的心情，只是冰冻三尺非一日之寒，真的没有一颗速效药，可以吃了立刻变好，尤其是宝宝拒绝妈妈乳房的情况。妈妈能做的就是了解基本原则后，无条件地表达对宝宝的爱，其他的都交给时间。

宝宝越小，回到母乳亲喂的可能性就越大；宝宝越大，妈妈的挑战就会越大，付出也会越多。

♥ 宝宝只是遇到了挫折，需要大人的支持和帮助

产后初期，是妈妈和宝宝的学习期，也是磨合期（至少需要1~2周的时间）。一方面，新生宝宝的身体肌肉协调能力还不够好，寻乳——含乳——吸吮——吞咽，需要数次的练习，才能很好地完成；另一方面，妈妈的身体还没有完全恢复，怎么抱宝宝哺乳，怎么找到舒适的哺乳体位，都需要慢慢尝试、磨合和体会。尤其对于产后和妈妈分离、用奶瓶喂养的宝宝，要想顺利回到母乳亲喂，更需要时间。

♥ 宝宝拒绝的是吃奶这件事情，不是不喜欢妈妈这个人

宝宝哭闹不愿意吃奶的时候，被月嫂或奶奶一抱，立刻就不哭了，大部分妈妈见状会特别难过，觉得宝宝不喜欢自己。

事实上，宝宝拒绝的只是吃奶这件事情，而不是不喜欢妈妈这个人。

所以，逻辑清晰才能稳住自己。宝宝吃奶哭了，正常的处理逻辑是：安抚哭闹的宝宝，"看见"宝宝的感受（害怕、委屈），然后平静地抱着宝宝哄，宝宝不愿意吃也不勉强，等宝宝安静了再喂。

如果这时候妈妈逻辑混乱，不解决问题反而去纠结对错："都是我的错，是宝宝不喜欢我才拒绝我，我没有奶，我不是个好妈妈……"，陷入自我质疑中，不能自拔。

妈妈一定要有底气呀，这世界上除了你，还有谁和宝宝一起经历过怀胎十月的同呼吸共命运？还有谁和宝宝每天依偎在一起哺乳无数次？这一定是非妈妈莫属。妈妈和宝宝天然的亲密情感链接，岂能被一个奶瓶、奶嘴或者一个月嫂、阿姨所干扰和替代？要信任宝宝，宝宝最爱的人肯定是妈妈，只是宝宝在当下吃奶这件事上遇到了困扰，并不代表妈妈不好，更不代表宝宝不喜欢妈妈。

当然，如果有人故意挑拨离间妈妈和宝宝的关系，打击妈妈的自信，妈妈要主动跟他划清界限，捍卫自己和宝宝的利益。比如，有的妈妈说："我坐月子的时候，婆婆没事找事就和我吵架，每次进房间不敲门，我喂奶时指手画脚说我没奶……后来我主动提出搬出去住，我自己带孩子，和婆婆保持距离，从此，家庭中的话语权牢牢掌握在我手里。"

我非常鼓励妈妈要勇敢地捍卫自己的权利，虽然在家庭关系中无所谓对错，但当对方确实侵犯到妈妈的权利的时候，妈妈要主动摆脱这种消耗自己能量的关系，这是对自己和宝宝最大的保护。

♥ 拒绝乳房，不是坏事

宝宝前一两个月吃奶吃得好好的，三四个月后经常一吃奶就哭；以前一直母乳亲喂，突然一岁多宝宝不吃奶了。这不是坏事，这是宝宝在用"吃奶哭、拒绝乳房"这个行为，释放自己的天然攻击性，表达自己强大的生命力，向妈妈呼喊："妈妈，看见我，看见我！"这恰恰是心智健康的孩子会有的一种正常表现。

要知道，很多在前期和妈妈分离、被睡眠训练、程序育儿、定时哺乳的宝宝，到了三四个月肢体灵活、已经能反抗的时候，却依然乖乖地按照妈妈的安排去做，乖乖地一觉睡到天亮，乖乖地吃奶，没有一点情绪表达，这样的宝宝才是最让人担心的。这些经常不被"看见"的宝宝内心可能已经绝望，不再敢真实表达自己的需求和情绪。这种"乖"的背后，宝宝的生命力被削弱，很难发展出真实的自我。

宝宝可以拒绝妈妈的乳房吗？当然可以。妈妈也要能接受拒绝，接受宝宝对自己说"不"，要相信彼此的关系是稳固的，要知道攻击性是孩子天然的本性，要看到宝宝拒绝乳房的背后，隐藏着他真实的需求和心声，妈妈要改变和调整养育方式，去满足和理解宝宝。

如果宝宝的需求经常不被"看见"，总要求遵照大人的安排，那一日复一日，宝宝不能按照自己本来的样子成长，早早懂事乖巧，独立睡觉，不敢真实做自己，也没有了生命的活力。

攻击性代表的是宝宝强大的生命力，宝宝求生欲这么强，妈妈有什么理由，因为宝宝拒绝妈妈乳房这件事情就自我怀疑、自暴自弃呢？是不是妈妈自己已经失去了向别人说"不"的勇气呢？那么，跟上宝宝，再重新成长一次吧。

2. 妈妈自我改变和调整

❤ 看到事实，而不是名词

在宝宝拒绝妈妈乳房的案例中，妈妈最容易掉的一个"坑"是：拿"乳头混淆""厌奶"这样的名词来套用到宝宝身上，把简单的问题复杂化。

张婷分享

在一个线上咨询的案例中，妈妈主诉："产后2个月，宝宝拒绝乳房，吃着吃着就大哭。我看了很多资料说这是宝宝乳头混淆了，于是我乳旁加奶、压舌训练、停掉奶瓶……很多方法都用上了，可是情况却越来越糟糕。"

与这位妈妈视频沟通后，我发现可能的原因是妈妈对婆婆的控制不满，也很怕给宝宝喂奶，因为喂奶时宝宝一哭，家人立刻冲奶粉，并抱怨妈妈的乳汁不足。宝宝哭闹的反应和家人的不信任造成妈妈不自信甚至自我怀疑。

宝宝拒绝妈妈的乳房只是一个现象，这个现象背后的本质是：家人对妈妈和宝宝的控制，无法让妈妈正常按需哺乳，从而进一步影响到妈妈和宝宝的母婴关系。当母婴关系不再平衡的时候，喂养必然会出问题。所以，宝宝拒绝妈妈的乳房，原因并不在妈妈的乳房和哺乳技巧，而问题更多出在妈妈和宝宝的母婴关系上。

我们需要支持的是妈妈和宝宝两个人，而不是妈妈的乳房和宝宝的嘴巴。

❤ 了解宝宝吃奶的行为特点和需求变化

这部分请参看第4章。我在这里简单提一下，不同月龄的宝宝吃奶的行为特点和需求变化。

对于头一两个月的宝宝，每天需要频繁哺乳（最少8 ~ 12次，甚至更多），宝宝吃着吃着就闭上眼睛休息，吞咽也是阶段性的，吃奶时间因人而异，这是最基本的常态。如果现实中妈妈不了解宝宝，就会误读宝宝的吃奶行为。

张婷分享

在一个线上咨询的案例中，妈妈主诉："宝宝3个月，不好好吃奶，经常哭，家人总担心宝宝吃不饱。"具体了解后我发现，不是宝宝不好好吃奶，而是宝宝吃奶的状态和妈妈期待的不一样。这个宝宝每次吃奶只吃5分钟左右就闭上眼睛不吃了；奶阵来的时候，宝宝吞咽动作清晰可见，而且体重增长也正常。可是妈妈觉得，宝宝吃5分钟根本吃不饱，别的宝宝吃奶至少要15分钟。于是，每次宝宝闭上眼睛后，妈妈总会想方设法强迫宝宝再继续吃，而宝宝不愿意吃就会大哭。宝宝一哭，家人就以为母乳不够了，赶紧冲奶粉给宝宝，妈妈也很有挫败感，觉得对不起宝宝。这种情况在咨询案例中很常见，如果不了解宝宝吃奶的常态，妈妈就无辜"躺枪"了。

三四个月后，宝宝吃奶不像以前频繁了，每次吃奶的时间缩短，吃的时候也不再专注，睡觉时间更少，清醒时间更长，对外界的一切充满了兴趣，活力无限，而这个时候很多妈妈却误认为宝宝厌奶了。

正常孩子到了三四个月，随着身体发育，吃奶的技术已经非常熟练了，口腔的吸吮协调能力提升，吃奶效能增强，加上母乳里的饱腹因子发生变化，宝宝吃一顿可以"扛"更久了；而且，宝宝的认知发展，兴趣点发生转移，对外界的探索欲大增，吃奶的时候不再很专注，往往出现很多小动作，听到一点响动就扭头不吃了。这都是正常的现象，这些行为都说明宝宝在成长。

如果不了解这些，就会给宝宝扣上个"厌奶"的帽子，觉得宝宝有问题了，于是用各种招数处理所谓的"厌奶",想让宝宝回到从前的状态。

大人要"看见"、理解和尊重宝宝的变化,用发展的眼光宏观地看待和接纳他的成长。

♥ 整体考虑,及时回应和满足宝宝的需求

哺育宝宝,并不是只管他吃就行了,宝宝的吃睡及日常照顾和陪伴都很重要。

父母对宝宝的需求要及时回应。有的父母认为,宝宝哭一哭,不要紧,锻炼肺活量;让宝宝自己睡,可以培养他自主入睡的独立能力;夜里不给宝宝吃夜奶,禁止他频繁夜醒……可是,我想提醒这些父母,你们面对的是婴儿,不要拿对待三四岁孩子的态度来对待不到1岁的婴儿。

两三个月后的宝宝出现不吃奶的状况,问题不是出现在不吃的那一刻,而是出现在过去对宝宝的日常照顾中。

当父母有意无意地给宝宝做睡眠训练或睡眠引导时,主张宝宝吃和睡完全分开,完全杜绝奶睡,如果宝宝闹瞌睡就拍拍、走走、哄哄,不喂奶或者刻意断夜奶,让宝宝一觉睡到天亮,慢慢地,宝宝开始不吃奶或者不好好吃奶了。这种状态的根本原因是:宝宝不具备自主入睡的能力,吃奶可以帮助宝宝更愉快、更安心地入睡(就是俗称的"奶睡"),但父母不了解宝宝的需求,不知道通过哺乳来满足宝宝的需求。

如果宝宝的日常需求被父母敏锐地发现、及时回应并给予满足,宝宝拒绝妈妈乳房的问题自然也就不攻自破了。

♥ 相信母婴本能

宝宝吸吮妈妈的乳房是本能,宝宝越小,吃奶的本能越强。我每次看到宝宝吸吮妈妈的乳房,都会特别感动:一次吃不够,再来一次;刚才没含好,再重新含一次;含住后,特别卖力地大口吸吮。我常对妈妈们说:"如果给宝宝一个支点,他会撬动整个地球。"这个支点,就是妈妈对宝宝持续的无条件的爱。

我在工作中,经常会遇到一些创造奇迹的妈妈和宝宝。有的宝宝都断奶1个月了,最终又回到全母乳喂养;有的宝宝已经2个月没有在妈妈乳房上吃奶了,到4个月大时竟然又开始吃了;有的宝宝出生头2个月一直瓶喂,然后成功回到母乳亲喂……

这些妈妈虽然曾经因为各种原因，偏离了按需哺乳、自然喂养的道路，但后来又都回归正轨，宝宝的生长发育也恢复正常。不是我多么厉害，而是这些妈妈愿意和我一样相信母婴本能，愿意为了爱去改变，稳稳地承托着宝宝，不慌不乱地朝着按需哺乳的方向前行。

母婴关系永远是灵动变化的。妈妈不要因为之前自己哪里做得不足，就质疑自己和宝宝的关系。妈妈勇敢表达爱，主动爱宝宝，只要有意愿去修复，什么时候都来得及。爱，是解决一切问题的终极答案。

3. 寻求专业的泌乳顾问的支持

自己搞不定的时候，最好的选择是寻求专业的泌乳顾问的支持。专业的泌乳顾问处理问题会抓本质，能看到问题背后的原因，化繁为简。

如果简单停留在"头疼医头，脚疼医脚"的层面，认为宝宝"乳头混淆"了，或者"厌奶"了，折腾孩子做压舌训练，搞乳旁加奶，或者饿一饿再让他吃，这些都是把简单问题复杂化的做法。专业的泌乳顾问提供的解决方案和建议一定不是停留在使用哪种工具或方法的层面上，而更多地着眼于妈妈和宝宝两个人的互动相处，以及日常的家庭环境上。

4. 家人的理解与支持非常重要

拒绝妈妈乳房的宝宝特别需要家人的理解和支持。家人可以做哪些事情来支持妈妈和宝宝呢？

♥ 3个月以前的宝宝

让妈妈和宝宝日夜待在一起，做肌肤接触，激发宝宝的寻乳本能，及时发现宝宝的哺乳需求。

妈妈哺乳时，帮助妈妈做好身体支撑，垫上合适的垫子，让她觉得姿势舒服。

如果宝宝吃奶时哭了，耐心地抱起宝宝，先哄一哄，等宝宝平静后再鼓励妈妈尝试亲喂。

平时要多鼓励妈妈看到宝宝的努力：宝宝从找到乳头到含住乳头已经是非常大的进步，吸吮需要时间，不要着急。

♥ 3~6个月的宝宝

让妈妈多和宝宝在一起，夜里一起睡，妈妈能够更了解宝宝的需求并及时满足。

哺乳时，给妈妈和宝宝安静的、单独的私密空间，减少打扰，有利于宝宝更好地吃奶。

理解宝宝有情绪要发泄，允许宝宝哭闹，"看见"宝宝哭闹背后的需求，并及时去满足。

♥ 6个月以上的宝宝

提供安全的探索环境，允许宝宝自主探索，给他更多的自由，少一些"不可以"。

对妈妈和宝宝多一些支持和认可，少一些阻挠和非议，不要认为宝宝这么大了还吃妈妈的奶是件害羞的事情，不要让妈妈随意断奶。

全家齐心协力支持妈妈和宝宝面对困难，创建良好协作的家庭环境。

5. 可以做和不可以做的事

♥ 可以做的事

- **多和宝宝做肌肤接触。**

  建议妈妈日常穿开襟的衣服，便于经常敞开上衣和宝宝贴在一起，一旦观察到宝宝要吃奶的信号，及时哺乳。或者和宝宝一起泡个热水澡，顺势喂宝宝吃奶，宝宝不吃也不要勉强，慢慢尝试。

- **尝试喂迷糊奶。**

  在宝宝入睡前或者刚醒来还不是太清醒的时候哺乳，宝宝更容易接受乳房。比如，夜里发现宝宝哼哼或者身体扭动，妈妈可以尝试主动哺乳；白天看到宝宝有睡意或刚睡醒时，及时哺乳。

- **抱着宝宝边走边喂。**

  妈妈可以抱着宝宝来回走动，轻轻摇晃或轻轻哼歌，看到宝宝放松下来想吃奶时及时哺乳，可以边走边喂。

- **找个安静的地方哺乳。**

  如果抱宝宝外出遛弯的时候看到宝宝想吃奶了，赶紧找个妈妈觉得舒服没有压力且安静私密的地方哺乳。

- **尝试换个姿势哺乳。**

  比如，尝试后躺式哺乳，或者竖抱着宝宝，把宝宝的头放在妈妈的肩膀上，让他的身体慢慢下滑，嘴巴朝乳房移动。

- **带宝宝多做户外活动。**

  满足宝宝户外活动的需求，使妈妈和宝宝的心情都放松一些，宝宝也更容易接受妈妈的乳房。

上面这些具体的操作方法，妈妈都可以尝试一下。在实际操作过程中，最主要的还是要找到宝宝拒绝妈妈乳房的根本原因，才能解决当下的困惑。

💜 不可以做的事

- **饥饿疗法。**

  当宝宝不好好吃奶，甚至完全拒绝妈妈乳房时，有人会建议妈妈饿一饿宝宝，等他很饿了自然就会吃。这种方法只会增加宝宝的抵触情绪，变得更加不愿意吃奶。

- **故意制造难度。**

  比如使用特殊奶嘴，或者专门换小号的难吸吮的奶嘴。这种挫折教育要不得啊，何况还是对不到1岁的小宝宝呢。

- **吃乱七八糟的药。**

  治厌奶的药、助消化的药（觉得宝宝舌苔白，消化不良），都会更加伤害宝宝娇嫩的肠胃，得不偿失。

- **自行误判。**

  妈妈因为自身对母乳喂养的认识有局限，往往会把宝宝不吃奶归因于自己乳汁不足或者乳头有缺陷，或者哺乳技巧不佳等，而宝宝不吃奶的根本原因是母婴关系受挫。如果只是停留在不吃奶这个事情的表面来处理，就会错过解决问题的最佳时期。

比如，有些妈妈找我咨询的时候，误判宝宝不吃奶的原因是自己哺乳姿势有问题，宝宝吸奶吸不出来，所以哭闹。而实际了解后发现，宝宝吃奶哭闹，是因为妈妈奶水多得让宝宝吞咽不及而难受得哭。

本章可能会颠覆你原有的认知。我现在经常说，其实没有"乳头混淆"的孩子，更没有"厌奶"的孩子。而在过去的关于母乳喂养的书和资料中，这两个名词并不少见。母乳喂养本是一件很自然的事情，可泌乳这个专业在国内还是新鲜事物，大家的认知有限。我曾经在面对宝宝拒绝妈妈乳房的状况时，也会很轻易地下定论：宝宝乳头混淆，宝宝厌奶了。可是随着学习的深入，随着认知的更新，随着接触到越来越多的一线案例，我发现这样的说法非常片面，完全误解了妈妈和宝宝。

面对任何学科，越钻研，越觉得需要用批判的眼光来看待前辈们的研究。我们要理解那个时代的局限性，同时要自己走出固化思维的禁区，在当前变化的养育环境中不断学习，站在人的角度看待问题，看到真正的事实。

📄 **总结** 宝宝的需求其实很简单，要喂、要抱、要爱抚、要陪，父母要尽力满足宝宝的需求。当一个宝宝的需求总被父母"看见"时，宝宝会充分信任父母，和父母发展出安全的情感依恋关系，进而建立亲密的母婴关系。每个孩子，都要先有情感上的依恋和满足，才能发展出独立自信的人格。

第 12 章

哺乳妈妈的生活健康

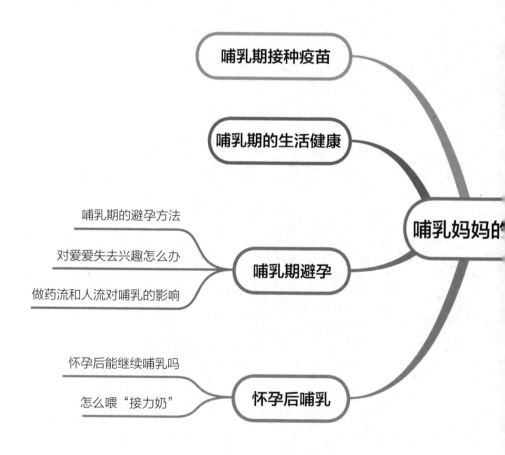

哺乳期接种疫苗

哺乳期的生活健康

哺乳期的避孕方法

对爱爱失去兴趣怎么办   哺乳期避孕

做药流和人流对哺乳的影响

怀孕后能继续哺乳吗

怎么喂"接力奶"   怀孕后哺乳

哺乳妈妈的

本章主要针对妈妈关于哺乳期体检、生病、用药、个人健康、避孕等方面的困惑做逐一阐述。在现实生活中，哺乳妈妈会受到很多误导从而做出不科学的判断，希望在阅读本章后，再遇到相关问题时妈妈可以更客观、理性地做出选择。

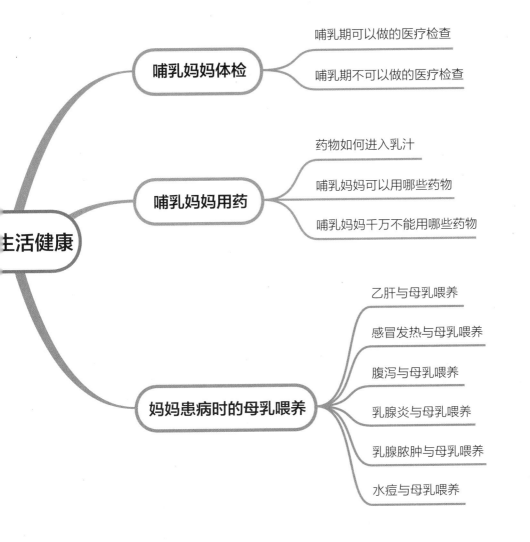

- 哺乳妈妈体检
  - 哺乳期可以做的医疗检查
  - 哺乳期不可以做的医疗检查
- 哺乳妈妈用药
  - 药物如何进入乳汁
  - 哺乳妈妈可以用哪些药物
  - 哺乳妈妈千万不能用哪些药物
- 妈妈患病时的母乳喂养
  - 乙肝与母乳喂养
  - 感冒发热与母乳喂养
  - 腹泻与母乳喂养
  - 乳腺炎与母乳喂养
  - 乳腺脓肿与母乳喂养
  - 水痘与母乳喂养

生活健康

12.1／ 哺乳妈妈体检

很多哺乳妈妈想做体检，但经常看到各检查室的门口写着："哺乳期禁做××检查"。哺乳妈妈真的不能做这些检查吗？我们来详细了解一下。

1. 哺乳期可以做的医疗检查

♥ B超

B超成像靠的是声波，任何部位的B超都不影响哺乳。

♥ X光

X光属于电离辐射，在体检中经常用到。无论是拍胸片还是做胸部透视，电离辐射在乳汁中都不会蓄积，对哺乳妈妈是安全的。

♥ 钼靶摄片

全称是乳腺钼靶X线摄影检查，工作原理同X光，对哺乳妈妈也是安全的。

如果哺乳妈妈需要做乳房相关的检查（比如乳房B超、钼靶摄片），建议在哺乳后进行，或者做检查前，先挤出些乳汁"排空"乳房，这样检查结果会更准确。

♥ CT/MRI（核磁共振）平扫

在体检中有时会用到CT/MRI平扫，CT也是电离辐射，不会在乳汁中蓄积。MRI（核磁共振）本身并没有辐射，成像靠的是磁场和磁共振原理，所以妈妈在哺乳期做CT/MRI平扫都是安全的。

但如果要使用增强造影剂，就可能会影响乳汁了。建议妈妈做检查前，要和体检机构确认是CT/MRI平扫还是增强（增强需要使用造影剂）。

♥ CT/MRI 增强

做CT/MRI增强时，需要在体内注射放射性造影剂。

对于哺乳妈妈来说，绝大部分造影剂是安全的，比如硫酸钡、马根维显溶液、丁酰碘番酸、含碘剂等。这些造影剂虽然能够进入乳汁，但它们的口服生物利用度非常低，也就是说，即使这种物质出现在乳汁中，被宝宝吃到胃里，也无法被宝宝的身体吸收（口服不能吸收）。

会对哺乳造成影响的CT/MRI增强造影剂少之又少，比如锰福地吡三钠，因为它会使母乳中锰含量迅速升高，并被宝宝吸收。一般建议做完检查后至少4个小时再哺乳。

当哺乳妈妈做CT/MRI增强时，为谨慎起见，可以询问医生造影剂是什么，然后确认这种造影剂的口服生物利用度、平均乳汁浓度等信息，判断做完检查后是否可以立即哺乳。

如果担心会对哺乳有影响，等5～10个半衰期后再哺乳。每种造影剂的半衰期不一样，需要看药物说明书。

♥ C-13/C-14 呼气试验

这是用来检测有没有胃幽门螺旋杆菌感染的检查，在体检中很常见。只有C-14有放射性，但呼气试验时接触到的C-14的辐射剂量非常小，甚至小于人体每天从自然界中接受的辐射剂量，而且90%以上的C-14会在72小时内以排尿和呼气的形式排出。所以哺乳妈妈做C-13/C-14呼气试验是安全的。

♥ 上消化道X线钡餐检查

这是在X线照射下显示消化道有无病变的一种检查方法。除了用到X光，还需要提前服用硫酸钡。硫酸钡在口服或直肠给药后不会被吸收，因此不会进入乳汁，也就不会对母乳喂养的宝宝造成任何不利影响。所以哺乳妈妈做上消化道X线钡餐检查是安全的。

♥ PET-CT

即正电子发射计算机断层显像，将PET与CT完美融为一体，目前在一些体检中较常见。检查时哺乳妈妈接触到的电离辐射剂量不会影响乳汁，但需要关注检查时注射什么药物。

最常见的药物是18F-FDG。PET扫描后随母乳排出的18F-FDG的量，低于可能会影响母乳喂养的水平，所以许多国际放射安全组织表示哺乳妈妈做此检查后无须中断母乳喂养。

但是，哺乳期的宝宝会长时间趴在妈妈身上吃奶，因此可能会接触到妈妈体内的18F-FDG。一些学者建议，在哺乳妈妈用18F-FDG进行PET扫描后，暂时先不接触宝宝，将乳汁挤出，由他人瓶喂宝宝一餐母乳，或瓶喂4~12小时，具体取决于检查时用的药物剂量。

2. 哺乳期不可以做的医疗检查

哺乳妈妈真正要禁忌的检查是，有放射性同位素的检查，比如I^{131}。

因为放射性同位素确实出现在乳汁里，而且在一定时间内会在乳汁内蓄积，宝宝摄入这样的乳汁后会受到影响。无论是相关专业机构、还是母乳喂养支持专业机构，均严格禁止哺乳妈妈接受放射性元素I^{131}检查或者治疗。如果哺乳妈妈接受了I^{131}检查或者治疗，有些机构建议应暂停较长时间的母乳喂养（至少5~10个半衰期约40天），但大多数机构都建议完全终止哺乳。

12.2/ 哺乳妈妈用药

很多哺乳妈妈生病了不敢吃任何药物，因为担心药物会通过乳汁影响宝宝。真实情况究竟是怎样的呢？

1. 药物如何进入乳汁

药物需要"过五关斩六将"才能进入乳汁，并影响到宝宝。

💜 **第一道关卡**

药物先在妈妈体内消化吸收，如图12.1所示。

口服药物进入胃后被消化，一部分药物成分进入肠道被吸收后进入血液循环，此时妈妈的血液里有了药物成分，但含量很低。

💜 **第二道关卡**

突破血乳屏障，如图12.2所示。

血液里的药物成分到达妈妈乳房里的血管，极少数成分成功穿过血乳屏障（血

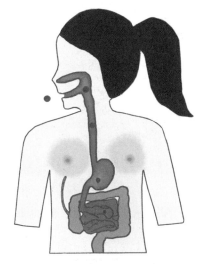

图 12.1　药物在妈妈体内消化吸收

液—乳汁屏障）进入腺泡腔中的乳汁，此时乳汁中的药物成分含量更少了。血乳屏障由血管壁、腺泡壁、乳腺细胞紧密连接构成。

💜 **第三道关卡**

药物在宝宝体内消化吸收，如图12.3所示。

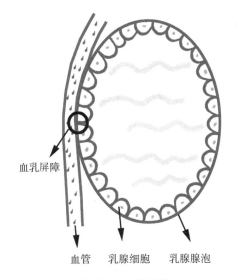

血乳屏障

血管　乳腺细胞　乳腺腺泡

图 12.2　血乳屏障

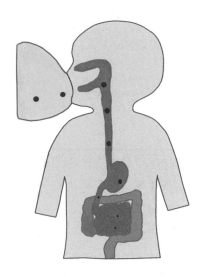

图 12.3　药物在宝宝体内消化吸收

经过前两道关卡，部分药物成分进入乳汁。妈妈哺乳时，宝宝吃到了含有极少量药物成分的乳汁，药物成分进入宝宝的胃肠道，经过胃肠道的消化吸收，非常非常少的部分进入宝宝的血液，再经过血液循环送达宝宝身体各个器官。整个过程，用"过五关斩六将"来形容一点儿也不夸张。最终，能影响到宝宝的药物含量微乎其微。

2. 哺乳妈妈可以用哪些药物

我将常见的在哺乳期妈妈可以用的药物罗列至表12.1。

表12.1　常见的在哺乳期可用的药物

药物类型	药物举例
解热镇痛药	布洛芬、对乙酰氨基酚
抗过敏药	氯雷他定等
止咳药	右美沙芬
抗生素	青霉素、头孢类、红霉素、克林霉素、阿奇霉素等
局部麻醉药	因口腔手术、外科手术使用的常规局部麻醉药等
局部皮肤用药	除乳头部位外局部皮肤的小面积用药

3. 哺乳妈妈千万不能用哪些药物

其实，大多数药物对哺乳的影响并不大，但以下这些药物是哺乳期一定要禁用的。

- 抗肿瘤药（化疗药物）；
- 维甲酸（维A酸）类（口服）；
- 放射性同位素；
- 氯霉素；
- 病毒唑（利巴韦林）。

哺乳妈妈在日常看病的时候，如果需要用药，一定要告知你还在哺乳期，请医生尽量开具哺乳期可用的药物，以免妨碍正常哺乳。

为什么我们会鼓励哺乳妈妈即使吃了药，也要在安全的前提下尽量哺乳？因为母乳喂养并不像很多人想的那样暂停几天不会有大问题，一时暂停母乳喂养，由此导致的麻烦可能会接踵而至：乳汁量减少、堵奶、乳腺炎、宝宝拒绝妈妈乳房，等等，所以尽量不要随意暂停母乳喂养。

12.3／ 妈妈患病时的母乳喂养

人都是吃五谷杂粮长大的，难免会生一些疾病，有些妈妈一生病就暂停了哺乳，还有一些妈妈以为生病了只能硬扛，不敢检查、用药，硬生生把病拖得越来越严重。

其实这两种做法都是不对的，大多数疾病并不会妨碍母乳喂养，若病情严重时要及时就诊，医生可以尽量选择不影响母乳喂养的检查和治疗方案。

1. 乙肝与母乳喂养

Q：乙肝病毒感染的妈妈可以母乳喂养吗？

虽然已经发现母乳中会含有少量乙肝病毒DNA，但大量研究证实，经过正规免疫预防后，并不会增加母乳喂养的宝宝乙肝病毒的感染率。甚至有研究发现，即使在没有免疫预防的人群中，母乳喂养和奶粉喂养的新生宝宝乙肝病毒的感染率几乎相同。

因此，目前全世界所有权威指南的建议都是：妈妈无论患乙肝大三阳，还是小三阳，均可以继续选择母乳喂养，无须检测乳汁中有无HBV-DNA，且在预防接种前可以哺乳。

Q：如何正规预防乙肝？

接种乙肝疫苗是预防乙肝病毒感染最有效的措施。

孕妇表面抗原呈阴性时，足月新生宝宝按"0、1、6个月"方案接种乙肝疫苗，不必使用乙肝免疫球蛋白。

孕妇表面抗原呈阳性时，足月新生宝宝除按"0、1、6个月"方案接种乙肝疫苗以外，还需在出生后12小时内（越快越好，最好在数分钟内）注射乙肝免疫球蛋白。

Q：乙肝病毒感染的妈妈产后立即开始母乳喂养安全吗？

乙肝病毒感染的妈妈产后可以立即开始母乳喂养。

无论是美国疾病控制与预防中心（CDC）的建议，还是中国的最新相关指南都支持妈妈产后可以立即哺乳，即使还没有完成预防接种。

Q：正在服用抗乙肝病毒药物的妈妈可以母乳喂养吗？

妊娠期接受抗病毒预防治疗、产后立即停药的妈妈，我们鼓励母乳喂养。

如果产后短期继续服药，药物可通过乳汁传递给宝宝，虽然药物说明书建议服药期间不要哺乳，但研究显示，宝宝经母乳而吸收的替诺福韦酯和拉米夫定的血药浓度仅为孕妇血药浓度的 2%～27%，远低于妊娠期服药者的宫内暴露浓度，胎儿并没有出现额外的不良反应。

因此，建议产后短期继续服药（如产后1个月）的妈妈要坚持母乳喂养，不要放弃。

对于产后需要持续服药的妈妈，因为母乳喂养对宝宝是否产生不良影响的研究资料有限，所以没有明确说明，同时鉴于母乳喂养的益处和胎儿曾经长期宫内暴露于药物并未产生严重不良反应，可考虑母乳喂养，但务必密切观察药物对宝宝是否存在不良影响。

Q：妈妈乳头裂伤后还可以母乳喂养吗？

理论上来说，因妈妈乳头裂伤后继续母乳喂养，而导致宝宝感染乙肝病毒的可能性微乎其微。

只有在妈妈的血液中含有乙肝病毒，同时宝宝的口腔黏膜有破损的时候，乙肝病毒通过破损的口腔黏膜进入宝宝的血液系统，并且没有被抗体、免疫物质清除，才会出现宝宝感染的情况。

目前最新的相关指南意见是：只要新生宝宝出生后12小时内已完成免疫预防，具有免疫力，那么即使妈妈乳头皲裂或损伤出血、宝宝口腔溃疡或因舌系带剪开造成口腔损伤等，均不会影响哺乳，无须检测乳汁中HBV-DNA水平。

2. 感冒发热与母乳喂养

感冒一般是由普通病毒导致的，是一种自限性疾病，一周左右就能自愈。我们可以做的就是：缓解不适。

♥ 发热头痛

在妈妈体温较高或自己明显感觉不舒服时，建议咨询医生，必要时服用安全的退烧药物。

- **布洛芬（商品名：美林、芬必得）**：哺乳期可以服用，用于缓解高热或全身酸痛、咽喉疼痛症状。
- **对乙酰氨基酚（商品名：必理通、泰诺林）**：这是目前最安全的孕期和哺乳期解热镇痛药。在妈妈高热或全身酸痛、咽喉疼痛时可以服用此药缓解症状，哺乳期服用也不需要停止哺乳。

♥ 咽喉疼痛或沙哑

把 1/4 ~ 1/2 勺（1勺=5ml）盐溶于 1 杯（240ml）温水中配成温盐水，每日用温盐水漱口多次，可以缓解咽喉疼痛或沙哑。如果疼痛剧烈，也可以服用解热镇痛药物，比如对乙酰氨基酚。

♥ 咳嗽

大多数止咳药都含有右美沙芬，它在哺乳期服用是安全的。除此之外，多饮水也可以缓解咳嗽。若咳嗽影响睡眠，可以在睡觉时垫高枕头。

♥ 鼻塞

可以用海盐水喷雾剂洗鼻，也可以通过鼻腔吸入湿热蒸汽以缓解鼻塞症状。

不要随便吃抗生素、复方感冒药和中成药。

- 普通感冒一般都不合并细菌感染，不需要吃抗生素；
- 复方成分的感冒药（如康泰克、泰诺感冒片和日夜百服宁等），因为成分复杂，大多数含有伪麻黄碱，可能会减少乳汁量；

- 板蓝根冲剂、感冒退热冲剂等中成药，毒副作用不明，不建议吃。

那妈妈在感冒发热时能不能哺乳呢？

如果是普通感冒引起的发热，妈妈与宝宝密切接触，即使不哺乳也很可能将感冒病毒传染给宝宝。妈妈坚持哺乳，母乳会将妈妈体内产生的抗体传递给宝宝，宝宝有了妈妈的抗体后反而不容易感冒，或者即使感冒了，病情也不会太重。

所以感冒发热的妈妈应该坚持哺乳，同时勤洗手、戴口罩做好预防，不要亲吻孩子。无论哺乳妈妈发热到多少度，只要精神状态允许，都可以给宝宝哺乳，乳汁是不会被"烧坏"的。

如果是流感引起的发热，妈妈坚持哺乳，母乳并不会传递流感病毒给宝宝，反而母乳中还含有抗体和其他免疫物质，有助于降低宝宝生病的概率。

患流感的妈妈，在哺乳时需要注意以下几点：

- 接触宝宝前洗手；
- 哺乳前用肥皂水洗乳房；
- 戴口罩；
- 哺乳时换干净的衣服。

如果宝宝未满28天，妈妈患了流感或疑似流感，鉴于若新生宝宝发生流感可能带来的并发症风险较大，美国CDC建议将疑似或确诊流感的妈妈与新生宝宝暂时隔离。

暂时隔离期间，妈妈可以吸奶后由健康护理者瓶喂宝宝。如果暂时隔离不可行或不能被接受，则应考虑采取环境控制措施，例如设置物理屏障，使新生宝宝与患病妈妈保持15cm以上的距离。

另外，即使患流感的妈妈服用了奥司他韦，也是可以哺乳的。妈妈每天服药150mg后分泌到乳汁中的奥司他韦的量非常少，预期对母乳喂养的宝宝不会造成不良影响，尤其是2个月以上的宝宝。

3. 腹泻与母乳喂养

哺乳妈妈也会腹泻（俗称拉肚子）。如果是病毒感染引起的腹泻，妈妈和宝宝在一起，宝宝可能已经感染了同样的病毒，但母乳中有抗体，若选择继续哺乳，宝宝即使被感染，也不容易发病，或者轻微发病，很快恢复。

4. 乳腺炎与母乳喂养

乳腺炎可能发生在产后哺乳的任何时期，发生率大概是20%，尤其在产后头6周里比较常见。

乳腺炎的表现一般可以概括为：红、肿、热、痛，即乳房局部发红、疼痛、肿胀、发热、有硬块，合并发烧、畏寒及全身酸痛（类似流感症状）。

这几个症状并不是全部都要满足才可以诊断为乳腺炎，只要满足其中几个就可以。

另外，我们说的乳腺炎是指乳房的炎性反应，不论是否合并细菌感染，只要有以上炎性的表现，就可以诊断为乳腺炎。

乳腺炎常见的演变过程是：乳汁淤积——非感染性乳腺炎——感染性乳腺炎——乳腺脓肿。

导致乳腺炎最本质的原因是：妈妈没有按需哺乳，尤其是对小月龄宝宝，在母乳供需平衡还没有建立的时候，妈妈患乳腺炎的风险会高很多。

比如宝宝住院，和妈妈不在一起，妈妈没法及时哺乳，挤奶或者吸奶不及时，乳汁移出不畅。或者，宝宝和妈妈虽然在一个屋里，但是妈妈只负责哺乳，宝宝平时都由月嫂或者老人照顾，宝宝经常不在妈妈身边，导致母婴链接断裂，妈妈没法敏感发现宝宝要吃奶的信号，做不到及时按需哺乳、同频哺乳。很多妈妈额外用吸奶器吸奶，也会干扰正常的哺乳关系。

这些本质因素都会导致母乳供需失衡，为乳腺炎埋下隐患。

本质因素被忽略的情况下，再遇到以下这些直接可见的情况，对发生乳腺炎而言无异于雪上加霜。

- 妈妈或宝宝患病；

- 妈妈疲倦及心理压力大；

- 妈妈有乳头小白点或乳腺管阻塞；

- 离乳太快（悬崖式断奶）；

- 妈妈乳头损伤，尤其合并金黄色葡萄球菌的感染；

- 宝宝衔乳姿势不正确，或者吸吮微弱导致乳汁无法有效移出；

- 妈妈乳房受到压迫（例如穿紧身内衣、戴安全带，或者睡觉压到乳房）；

- 妈妈受外伤，如被宝宝不小心踢到。

乳腺炎是哺乳期非常常见的病症，妈妈遇到一定不要慌，要知道治疗和恢复需要过程和时间，不是一蹴而就的事。

♥ 让乳汁有效移出

让乳汁移出最好的方法就是母乳喂养，妈妈要频繁亲喂宝宝。

在患乳腺炎期间，要尽量保证患侧乳房频繁哺乳（白天最多间隔2小时，夜间最多间隔3小时）。

妈妈患乳腺炎无论发热到多少度都可以哺乳，哺乳是治疗乳腺炎最好的方法。若因疼痛无法诱发喷乳反射，可改由健侧开始哺乳，诱发喷乳后立即转换至患侧。

将宝宝的下巴或鼻子对准阻塞处（硬块所在处），有助于消除乳腺管堵塞，或者采用"哺乳三步曲"，可以参考第3章3.2节。

♥ 服用退烧止痛药

当患乳腺炎发热让妈妈感觉不舒服时可以服用退烧药。

布洛芬和对乙酰氨基酚都是哺乳期可以服用的很安全的药物。

即使没有发热，当妈妈觉得乳房胀痛难忍时，也可以服用布洛芬或对乙酰氨基酚。服用止痛药可以缓解疼痛，有助于产生喷乳反射。

♥ 抗生素治疗

如果乳腺炎症状在12～24小时无改善，或看起来更严重，应尽快就医并告知医生自己正处于哺乳期，遵医嘱服用哺乳期安全的抗生素，如头孢类、青霉素类、克林霉素等。

♥ 支持治疗

妈妈要休息，并适当补充水分及营养，这是很重要的措施。

另外，在哺乳前，温热敷（水温40℃左右即可）乳房或淋浴，有助于诱发喷乳反射；在哺乳或挤奶后，冷敷乳房可以缓解肿胀与疼痛。

哺乳期预防乳腺炎需要注意以下几点：

- **按需哺乳是基本。**

  小月龄宝宝要和妈妈常在一起，妈妈按需哺乳，有利于早日实现母乳供需平衡；当宝宝慢慢长大，不论处于什么月龄，只要还在吃母乳，妈妈就要持续按需哺乳，这是母乳喂养的基本原则。

- **宝宝正确衔乳。**

  宝宝衔乳姿势正确，能确保妈妈乳头不受伤，进而避免感染。

- **避免乳房持续受压。**

  妈妈日常要多关注乳房，避免穿过紧的非哺乳期的文胸。

- **及时正确处理堵奶。**

  发现堵奶后，妈妈要频繁哺乳，必要时辅助手挤奶，或者用吸奶器移出乳汁。

5. 乳腺脓肿与母乳喂养

感染性乳腺炎未及时治疗或治疗不恰当，就可能发展成乳腺脓肿。病变部位皮肤红肿，可摸到肿块，按压时有明显痛感，有波动感（里面有一包水的感觉），超声检查时会发现乳房内的肿块中有液体聚集，细针穿刺抽出脓液可以确诊。

如果通过积极哺乳，肿块在一两天内依然没有任何好转的迹象，或者妈妈感觉疼痛、发热等症状加重时，一定要及时看医生。

确诊乳腺脓肿后一般都要做穿刺抽脓或者切开排脓。术后如果伤口在乳晕附近影响宝宝衔乳，可以暂停患侧哺乳，否则继续哺乳。乳汁有"自净"作用，可以对付病原菌，让身体尽快恢复。

6. 水痘与母乳喂养

水痘的传染期一般是从出现症状的前两天到水痘结痂后，病程大概是7天。母乳喂养的宝宝和妈妈一直待在一起，妈妈发现得水痘之前，宝宝很可能已经被传染了水痘病毒，只是还没有发病而已。

如果这个时候突然让宝宝和妈妈分开，暂停母乳喂养，宝宝就更容易出现水痘症状。如果坚持母乳喂养，妈妈乳汁中的许多抗体会中和宝宝体内的病毒，使他不发病或者发病症状减轻。

如果妈妈是在产后10天以后感染水痘的，且哺乳时宝宝接触不到妈妈的水痘病灶，那无须中断哺乳。如果妈妈是在产前5天到产后10天感染水痘的，情况会有一点复杂，不同的指南建议不一样，妈妈可以咨询医生后做出决定。

12.4／ 哺乳期接种疫苗

哺乳妈妈也要注意按时接种必需的疫苗，预防疾病。

哺乳期可以接种的疫苗（且不局限于这些）有：

- 麻疹疫苗；

- 流行性腮腺炎疫苗；

- 风疹疫苗；

- 甲肝疫苗；

- 乙肝疫苗；

- 白喉、百日咳、破伤风疫苗；

- 流感疫苗；

- 水痘疫苗；

- HPV 疫苗（不论四价、九价，都不妨碍哺乳）；

- 狂犬病疫苗；

- 肺炎疫苗；
- 新冠疫苗。

哺乳期不可以接种的疫苗有：

- 天花疫苗；
- 黄热病疫苗。

除了天花疫苗和黄热病疫苗，目前所有的疫苗都是安全的，哺乳妈妈可以放心接种。

12.5 哺乳期的生活健康

很多妈妈担心在哺乳期使用一些特殊护肤品，会影响个人健康以及乳汁安全，其实哺乳妈妈可以放心使用很多护肤品及医美产品。

❤ 护肤品

日常使用的护肤品、化妆品，基本都是安全的，因为里面含有的化学成分很难进入血液循环，也就影响不到乳汁。妈妈只要选择大品牌，并从正规渠道采购产品，一般都没有问题。

- **水杨酸成分。**

  对于含水杨酸成分的有治疗作用的护肤品，若小面积、短期使用，水杨酸成分经由皮肤吸收的量极小，很难进入血液循环，所以不用担心会影响乳汁。如果因为某些皮肤问题（如痤疮、玫瑰痤疮、脂溢性皮炎等）需要长期治疗，可以咨询医生选择更为安全的外用药物，例如壬二酸、甲硝唑凝胶、克林霉素凝胶等。

- **维A酸。**

  如果小面积、短期外用，因为皮肤吸收很少，所以是相对安全的，但要避免让宝宝接触使用过维A酸的皮肤。如果因某些皮肤问题需要大面积、长期使用维A酸，建议妈妈咨询医生选择更为安全的外用药物。不建议妈妈在哺乳期口服维A酸类药物。

♥ 激光

目前用得比较多的是点阵激光，其基本原理是基于局灶性光热作用，据说可以减轻皱纹、紧致皮肤、缩小毛孔、改善肤质。哺乳妈妈可以做激光。

♥ 果酸焕肤

果酸是从水果中提取的各种有机酸，包含葡萄酸、苹果酸、柑橘酸及乳酸等。因为果酸是一类天然存在于水果或酸奶中的无毒物质，所以哺乳妈妈用它来"刷刷脸"是没有问题的。

♥ 拔牙、洗牙、矫正牙齿

拔牙、洗牙都只是在口腔和牙齿表面进行操作，不会影响母乳成分。即使使用了局部麻醉药，哺乳也是安全的。

如果拔牙后需要吃药，妈妈要告诉医生自己正处于哺乳期，请医生开具哺乳期可用的药物，比如头孢类、青霉素类；甲硝唑，理论上在哺乳期也可以服用，但目前存在一些争议。

矫正牙齿对于哺乳也是安全的，我自己就在哺乳期做了隐适美。但有少数妈妈可能在戴牙套初期，因为牙齿疼痛会严重影响进食，这部分妈妈就要注意营养摄入了。但大多数妈妈都没有这方面的问题。

♥ 文眉、文唇、文身

文眉、文唇、文身都属于皮肤层的操作，使用的墨水基本不会进入血液，即使在操作过程中不小心发生毛细血管破裂，但因为墨水分子太大，也无法通过血乳屏障进入乳汁，所以哺乳期文眉、文唇、文身都是安全的。

唯一需要担心的风险就是创面感染的可能。所以选择正规店铺、选择有经验的技师，并使用洁净的器械，术后保持创面清洁干燥等，可以极大预防感染的发生。至于在操作过程中可能会使用到的麻醉药，因为是局部麻醉，所以对哺乳妈妈来说也是安全的。

♥ 烫发、染发

目前未发现哺乳妈妈使用染发剂、烫发剂会对宝宝有影响。所有的染发剂、烫发剂都是作用在头发上的，要经过头发、头皮吸收入血，再经过血乳屏障进入乳汁的可能性几乎没有。

哺乳妈妈要染发、烫发，唯一需要担心的是宝宝吸入或者直接接触妈妈头发上残留的染发剂、烫发剂的风险。

如果哺乳妈妈想要烫发、染发，需要选择正规、可靠的染发剂、烫发剂，染发、烫发后要彻底洗净头发，避免宝宝直接用嘴舐妈妈的头发。

♥ 瘦身

孕期，妈妈的身材发生改变；产后，有的妈妈身材会变得臃肿、肥胖、肚子大、腹部皮肤松垮，其实这是孕育生产的自然变化，也是产后妈妈最真实的模样。

张婷分享

我产后3个月，和老公一起去商场买裤子，腰部尺码竟然比老公的都大；我产后8个月坐公司班车，司机瞅着我的大肚子问："你这是怀了个哪吒啊，咋还没生？"孩子1岁多，我去坐公交车，坐老弱病残孕专座的老人给我让位子，说："姑娘，你怀孕不方便，来坐这里。"真是哭笑不得。我想，很多妈妈产后都经历过与我类似的尴尬，这是再自然不过的产后妈妈最真实的样子。

妈妈在接纳产后身材变样的自己的同时，也要了解如何做更有利于身材恢复。简而言之：母乳喂养+正常饮食+适当运动。

- **母乳喂养。**

  哺乳妈妈因为要生产乳汁，平均每天会额外消耗500kcal热量，这是在健身房运动1小时都不一定能达到的消耗。母乳喂养是最好的让身材恢复的方式。

- **正常饮食。**

  不要为了所谓的"催乳"而大吃特吃。研究表明，哺乳妈妈每日摄取的热量不低于1500kcal就不会影响乳汁量。其实，选择健康的食物，一日三正餐两加餐，就够了。

- **适当运动。**

产后初期妈妈的身体还很虚弱，高强度的运动要尽量避免。这时候妈妈每天操劳照顾宝宝很辛苦，属于自己的时间也很少，适当外出走走，做做有氧运动，身心都能够更舒畅一些。等宝宝大一些，妈妈感觉身体恢复得差不多了，可以做一些高强度的健身运动。在做高强度运动时，妈妈的肌肉可能会产生乳酸分泌到乳汁中，乳酸对宝宝身体是完全无害的，只是使乳汁轻微变酸，敏感的宝宝可能会不喜欢。妈妈在哺乳后再做运动，或做完高强度运动后休息一下，洗个澡，大概60~90分钟后再哺乳，这样就不会再受乳酸问题的困扰了。

怀胎十月，妈妈的身材经历了10个月的变化，产后也要给身体一些时间慢慢恢复。每个妈妈的体质不同，产后身材的恢复进程也会不同。大部分妈妈产后6个月到1年左右会自然恢复到孕前的身材，但也有的妈妈，大大的肚子要更晚一点才不会那么凸出。

产后妈妈要勇敢地从"白瘦美"的审美观里挣脱出来，请牢记：哺乳期的妈妈依然很漂亮。请大胆拥抱自己真实的身体吧！只要身体健康，无论怎样的身材，都可以不被世俗定义。

12.6 哺乳期避孕

虽然哺乳会延迟来月经的时间，但没有来月经不代表不排卵，所以妈妈在哺乳期一定要做好避孕防护，否则一不小心又"中招"啦。

1. 哺乳期的避孕方法

哺乳期的避孕方法优先推荐顺序为：不含激素的避孕方法＞仅含孕激素的避

孕方法＞含有雌孕激素的避孕方法。

❤ 不含激素的避孕方法

优先推荐这种避孕方法，它不会抑制乳汁分泌，也不会影响宝宝的健康。

- **男用避孕套。**

  避孕有效性达82%～98%（是否全程正确使用很重要）。除了避孕还可以预防经性生活传播的疾病。戴安全套，是最基本的自我保护和避孕措施。

- **不含激素的宫内节育器。**

  避孕有效性达99%，是一种长效的避孕法，放置一次可以获益多年，但可能增加盆腔炎的发生率。

- **哺乳期闭经避孕法（LAM）。**

  避孕有效性达98%。必须同时满足3个条件才能使用这种方法：产后6个月内；哺乳妈妈还没有来月经；纯母乳喂养宝宝，没有定期添加任何食物，包括水，以亲喂为主。

虽然LAM的避孕有效性非常高，但大多数人无法达到适用LAM的标准，还可能会把LAM误认为产后6个月完全不用避孕也不会怀孕，这无异于是把哺乳妈妈置身于意外怀孕的风险之中。我更推荐使用男用避孕套。

❤ 仅含孕激素的避孕方法

皮下埋植剂及含孕激素的宫内节育器属于次推荐的避孕方法，因为孕激素可能对泌乳有影响，但目前已有数据显示，产后早期开始使用这种避孕方法并不会减少泌乳（反而可能增加）且对新生宝宝无害。

这种避孕方法的有效性达99%，属于长效避孕法，一次操作管3～5年，但可能会影响月经，导致月经淋漓不尽。

❤ 含雌孕激素的避孕方法

这是最不推荐的避孕方法，因为可能会影响泌乳。最常见的就是口服避孕药，其避孕有效性达91%～99%，但容易漏服。

除此之外，还有一种常见的紧急避孕药，其主要成分是左炔诺孕酮，避孕有效性达58%～94%，但只能作为一种事后的补救措施，避孕失败率高。服用左炔诺孕酮1片后3～4小时可以哺乳。

2. 对爱爱失去兴趣怎么办

很多妈妈对性生活提不起兴趣，尤其是在产后初期，这与雌激素分泌水平降低、照顾孩子太累等都有关系。爸爸要多关心妈妈，力所能及地承担育儿的工作；找机会两人独处，做好爱的抚触，给妈妈充分的时间准备。妈妈要多关注自己的身体感受，如果太干涩，也可以涂一些外用润滑油。

3. 做药流或人流对哺乳的影响

如果意外怀孕，做药流或人流虽然一般都不影响母乳喂养，但是妈妈一定要关爱自己，不要让身体受伤害。

♥ 药流

药流一般用的药物是米非司酮＋米索前列醇。虽然Hale博士在《药物与母乳喂养》中把米非司酮划分为L3级（哺乳期用药安全分级，L1最安全，L5禁忌），但有研究表明：哺乳妈妈口服200mg的米非司酮后，药物在母乳中的浓度极低，几乎检测不到。一般做药流时使用的米非司酮都不会超过200mg，因此不影响哺乳。

Hale博士在《药物与母乳喂养》中把米索前列醇划分为L2级。米索前列醇是前列腺素E1的类似物，通常初乳和牛奶中均含有前列腺素E1和其他前列腺素类物质，所以米索前列醇几乎不会对宝宝造成不良影响，但需要监测宝宝有无呕吐、腹泻情况。

♥ 人流

人流会采用麻醉＋手术的方式，在手术前还可能会用米索前列醇软化宫颈。

做人流时通常采用静脉全身麻醉，一般不影响哺乳。当妈妈完全清醒恢复照顾宝宝的能力后，就可以哺乳了。手术对哺乳也不会产生什么影响。

12.7 / 怀孕后哺乳

1. 怀孕后能继续哺乳吗

很多妈妈以为怀孕后就不能继续哺乳了，会导致流产或早产，因此不得不含泪断奶。但事实上，孕期哺乳并不会增加流产或早产的风险，妈妈可以放心哺乳。

虽然哺乳会使妈妈的身体释放催产素，但量很少，不足以诱发正规的宫缩。孕期性生活高潮时也会释放催产素，但孕期性生活是安全的。

另外，在妊娠足月临产以前，子宫是没有催产素受体的，所以即使释放大剂量催产素，子宫也不会收到催产素信号而产生宫缩，因为没有受体接收信号。

但妈妈要充分考虑到孕期哺乳不安全的情况：

* 妈妈曾经有自然流产、早产史；
* 此次妊娠有早产高危因素；
* 此次妊娠有先兆流产症状，比如阴道流血或腹痛；
* 妈妈因为母乳喂养体重严重下降。

虽然孕期哺乳对于大部分妈妈来说是安全的，但妈妈依然会面临比较多的挑战。妈妈要多关注自己的身体感受。

♥ 乳头疼痛

约75%的妈妈孕期哺乳会出现这个问题。因为怀孕会使乳头变得敏感，当大宝吃奶的时候，妈妈可能会感觉到乳头不适。

应对办法如下：

- 侧躺喂会让妈妈舒服一些，同时尽量保持哺乳环境安静，减少大宝吃母乳时被外在因素吸引扭头拽扯乳头的概率；
- 如果妈妈感觉疼，可以坦诚地告诉大宝妈妈疼，需要暂停哺乳，然后跟他商量用别的方式满足他的陪伴需求，比如，把大宝搂在怀里给他讲故事、看绘本；
- 抹些乳头保护膏，这也是让妈妈感觉舒服的滋养乳头的方式。

❤ 乳汁改变

在孕中期的时候，妈妈的乳汁会变为初乳，乳汁量减少，乳汁口味变咸。

这时要根据大宝的年龄满足他对乳汁量的不同需求，尤其是6月龄以下还在纯母乳喂养的大宝，妈妈要优先考虑添加母乳代用品，如果大宝不满1岁，还要监测他的体重增长情况。

❤ 恶心想吐

孕期哺乳可能会使早孕反应加重，尤其当出现奶阵的时候。

此时不要让胃太空，经常吃点小点心，或者哺乳时做点别的事情，分散一下注意力，都可能会有帮助。

❤ 疲劳

孕期哺乳可能会加重妈妈的疲劳感。

一旦感觉到疲劳，妈妈可以试着躺下来哺乳；如果此时大宝已经是学步儿，可以告诉他妈妈的感受，跟他商量减少哺乳次数、缩短哺乳时间。

孕期哺乳很考验妈妈的身心状态，家人一定要注意多关注妈妈身体和情绪的变化，给予精神支持和实际的帮助。

2. 怎么喂"接力奶"

有的妈妈怀孕后会继续喂大宝，直到小宝出生后两个孩子一起喂；有的妈妈会和大宝沟通引导离乳；还有的妈妈与大宝沟通先暂停哺乳，等小宝出生后两个孩子一起喂……这些做法都是可以的。

同时喂大宝和小宝，有以下这些好处：

- 妈妈的乳汁会更多，因为两个孩子都在母乳喂养，妈妈乳汁移出得多，乳汁量也会增多；
- 减轻乳房肿胀和堵奶；
- 如果妈妈在哺乳早期出现乳腺炎或者堵奶，因为大宝吃母乳更加熟练，所以对缓解妈妈乳房肿胀和堵奶会很有帮助；
- 加强妈妈与两个孩子之间的情感链接。

同时哺喂两个宝宝，妈妈需要注意一些小细节，比如大多数情况下首先满足小宝的吃奶需求，尤其是初乳，对小宝非常重要，同时妈妈要密切观察小宝的大小便和体重情况；要理解小宝的出生给大宝带来的情感冲击，看到小宝吃奶，大宝可能也会频繁要求吃奶，这是他想被关注、被妈妈爱的一种最直接的表达方式。

除此之外，孕期哺乳，妈妈要多关注自己的身体感受和情绪，尤其因为哺喂两个宝宝很累，加之产后激素变化，所以妈妈的情绪特别容易波动。妈妈要允许自己犯错，接受自己的不完美，不要硬撑，有什么需求要大胆向家人提出。

总结 母乳喂养的妈妈需要全家人的支持，但也不要因为哺乳妈妈就把自己"保护"得过于严实，啥也不敢做，啥也不敢吃，母乳喂养对于哺乳妈妈来说也是一种生活常态。希望每一位哺乳妈妈都能开心做自己，适度放飞自我。

第13章

辅食与母乳喂养

何时添加辅食

官方添加辅食指南

如何添加辅食

补铁食物如何吃

吃辅食后宝宝的常见身体反应

6~24 个月宝宝辅食添加细则

辅食，指的是除母乳之外的固体食物。辅食喂养和母乳喂养一样，大人不应只关心宝宝吃了多少辅食，也应关注宝宝的精神饥饱、人格饥饱和情感饥饱。辅食喂养的过程也是促进宝宝身心同步成长的过程。这一章，我们就一起来了解关于辅食喂养的"点""线""面"。

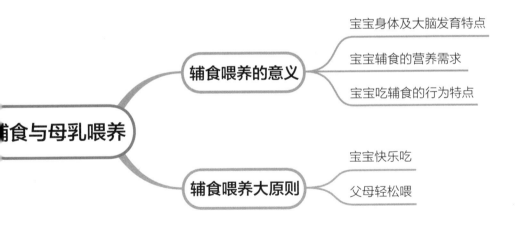

13.1 / 辅食喂养的意义

先来看看下面这几个问题。

宝宝4个月了，妈妈感觉母乳不够宝宝吃了，这时候需要添加奶粉吗？可以用辅食替代母乳吗？

宝宝1岁了，开始挑食，而且变瘦了，医生说母乳已经没有营养了，要断奶喂奶粉，真的是这样吗？

宝宝吃饭的时候总是扔餐具、乱跑，需要哄着吃、追着喂，只有看iPad、玩玩具时才吃，妈妈怎么办？

宝宝恋奶，不好好吃辅食，有人说这是因为有一口奶"吊"着，需要断奶，是不是这样啊？

这些非常困扰妈妈的问题，难道都是母乳喂养导致的吗？

比解决一个个零碎问题更重要的是看待问题的思路。我们在这些问题背后，能看到怎样的本质？问题的本质是：妈妈不了解宝宝，不了解宝宝在不同年龄段的生长发育规律和需求，不了解宝宝在不同阶段行为代表的意义。所以在辅食喂养这件事上，宝宝的行为常常被误读，正常的表现容易被问题化。其实，吃辅食的过程，也是促进宝宝身心同步成长的过程。

6~24个月的辅食喂养期是宝宝成长的重要阶段，科学的辅食喂养关系到他身心的健康发展。在了解如何合理添加辅食之前，我们先要了解宝宝的发育特点。

1. 宝宝身体及大脑发育特点

♥ 身体发育

不同年龄段宝宝身体发育的速度是存在差异的。例如，3个月之前，宝宝身高、体重增长很快，之后会慢慢放缓；1岁前，宝宝身高、体重增长较快，2岁后变慢。宝宝身体发育并非匀速平稳，而是呈阶段性增长趋势。

同月（年）龄宝宝的身体发育既存在个体差异也存在共性，共性总结如表13.1所示。

表13.1　宝宝身体发育共性

身体发育	特点
身高	满3个月：身高较出生时增加11～12cm； 满1周岁：身高较出生时增加24～26cm； 满2周岁：身高较出生时增加34～36cm； 2周岁至青春期前：身高每年增长5～7cm
体重	3～6个月：体重较出生体重翻倍； 满1周岁：体重是出生体重的3倍； 满2周岁：体重是出生体重的4倍； 2周岁后至青春期前：体重每年增加2kg
脂肪	满1岁：脂肪比例达到顶峰，然后开始平稳下降（手臂和大腿变得苗条了，脸没那么圆润了，即俗称的"婴儿肥"消失了）
肌肉	头部和颈部肌肉的成熟先于躯干和四肢肌肉； 婴儿期的女宝体重比男宝轻一些、身高比男宝矮一些，但是肌肉脂肪比率略高； 肌肉组织成熟较慢，到青少年早期才开始加速生长
骨骼	头盖骨和手部骨骼先发育成熟，腿骨生长会一直持续到十五六岁
牙齿	通常6～8个月开始长牙，吃辅食时用牙床咀嚼软烂的食物； 3岁时，20颗乳牙全部长出，可以很好地咀嚼任何安全的食物了

数据来源：《伯克毕生发展心理学》《中国居民膳食指南（2016）》。
特别说明：本表的共性基本数据仅供参考，个体会有一定差异。

♥ 大脑发育

0～2岁属于宝宝大脑快速发育期，给予适当的刺激（如温柔的拥抱、肌肤接触、及时回应、按需喂养），都有利于宝宝的大脑发育。

1岁末，宝宝已经表现出左右手偏好，反映出大脑的一侧能力较强（称为优势半球）。大部分左利手者不存在什么发育问题，吃饭时也不用特别纠正。

♥ 早期身体发育的影响因素

妈妈们都会关心宝宝睡得好不好、有没有吃饱，担心睡不好、吃不饱会影响宝宝的身体发育。要消除这些担心，妈妈需要知道影响宝宝早期身体发育的因素有哪些。

- **遗传基因。**

  在饮食和健康有保证的情况下，宝宝身体发育速度很大程度上由遗传基因决定。

- **营养。**

  0~2岁是宝宝的快速发育期，这一阶段的营养摄取非常重要。在0~6个月的纯母乳喂养阶段，母乳的营养和健康优势是任何食物都无法替代的，母乳能为宝宝提供生理、认知、情绪等诸多方面的益处。纯母乳喂养的宝宝更容易接受固体食物，因为妈妈吃的食物会影响母乳口味，而宝宝通过不同口味的母乳已经熟悉了各种食物的味道。

  到6个月以后，妈妈要给宝宝及时添加辅食，同时可以继续母乳喂养到最少2岁或者以上。

- **运动。**

  除了营养，运动也很重要。要让宝宝多做一些适合其年龄段的运动，同时保证宝宝每天有最少2小时的户外活动，这对保护宝宝的视力也有帮助。

- **情绪健康。**

  宝宝需要父母温情的对待和及时的回应，才能建立起对父母和环境的信任感。3岁前是宝宝基础健康的打造期，保持其情绪健康与保证其营养供给同等重要。家庭关系动荡、妈妈特别焦虑、家人态度冷漠，都会使宝宝可能患上各种疾病或受到更多意外伤害，其认知、社交及情绪的发展会受到负面影响。

父母要整体看待宝宝的身体发育和智力发育，除身高、体重外，动作发展（大运动、精细运动等），学习、思维、推理、创造性等与智力活动相关的认知发展，社交、人格、道德、情绪等社会化和情绪发展也非常重要。

💜 **常见误区**

误区一：吃得饱＝长得好。

影响宝宝生长发育的因素不只是饮食，并不是让宝宝多吃，他就一定能长得好。

误区二：长得胖＝长得好。

饮食过量，最直接的风险是长得胖，增加宝宝未来患糖尿病、高血压、心脏病的风险。

如果妈妈了解了宝宝的生长发育特点，当面对一些生长发育常态时，就能更客观和理性，也不容易被"医生说""朋友说"等影响，不至于早早断母乳，或者轻易添加奶粉了。

2. 宝宝辅食的营养需求

总体来说，给宝宝添加辅食时应遵循以下原则。

- 在宝宝6个月的时候，开始少量添加辅食。随着宝宝的成长，逐渐增加喂养次数和辅食量。
- 保证营养均衡，辅食包括肉类、禽类、鱼类、蛋类，及蔬果类、豆类、全谷类、坚果类。
- 宝宝辅食可专门制备，也可从家庭饮食中获取。
- 宝宝辅食应避免高脂、高糖和高盐（1岁以内不加盐）。

❤ 热量需求

父母应根据宝宝各年龄段的热量需求特点添加辅食。

- **6个月至1岁的宝宝。**

 这个年龄段的宝宝$1/3 \sim 1/2$的营养来源于辅食，所需部分热量及99%的铁、75%的锌、80%的维生素B_6、50%的维生素C等，必须从辅食中获得。此阶段的喂养以母乳为主、辅食为辅，主要确保辅食的质量和培养宝宝吃辅食的乐趣，为后面吃辅食打下良好的基础。

- **1～2岁的宝宝。**

 这个年龄段的宝宝$1/2 \sim 2/3$的热量来自辅食，要持续供给宝宝富含铁的食物，并在此基础上安排种类丰富的食材以提供不同的营养素。此阶段正常辅食喂养（一日三正餐两加餐）和母乳按需喂养即可。如果宝宝接受牛奶、酸奶，也可以提供给他，这和母乳喂养不冲突。特别强调一下，对于1岁以后的宝宝，奶粉并不是必需品。

- **2岁后的宝宝。**

2岁以后的宝宝食量可能比父母期望的小，因为身体发育速度变慢，不需要太多热量。但即使吃得不多，父母也要提供有营养的辅食。

此阶段除一日三正餐两加餐和母乳按需喂养外，可以继续提供牛奶（鲜奶）、酸奶等。

♥ 膳食均衡需求

宝宝辅食的种类要均衡丰富，妈妈可以参考表13.2。

表13.2 辅食营养表

月龄	奶类（每日）	谷类/薯类（每日）	蔬菜（每日）	水果（每日）	蛋白质来源（每日）	脂肪来源（每日）	食盐（每日）
7~9个月	600ml	优先加高铁食物；谷类的添加视宝宝需要而定	视宝宝需要而定	视宝宝需要而定	1个蛋黄，25~75g肉、禽、鱼；如果宝宝对鸡蛋过敏，回避鸡蛋，额外增加肉类30g	0~10g	不加盐
10~12个月	600ml	20~75g	25~100g	25~100g	1个蛋黄，25~75g肉、禽、鱼	0~10g	不加盐
13~24个月	500ml	50~100g	50~150g	50~150g	1个鸡蛋，50~75g肉、禽、鱼	5~15g	0~1.5g

参考数据来源：《中国居民膳食指南（2016）》。

高铁食物要优先添加，逐渐丰富辅食种类。每一餐可以套用公式（主食+优质蛋白质+蔬菜/水果），均衡搭配。

- **主食**：谷类（米面类、米粉类）、薯类（红薯、紫薯等）、豆类（杂豆类），粗细搭配。
- **优质蛋白质**：肉、禽、鱼、蛋、豆类（黄豆、黑豆、青豆）换着吃。

- **蔬菜/水果**：以深绿色蔬菜为主，各种颜色轮换着吃；各种水果常温吃就行，不需要加热。

❤ 高营养素含量需求

多吃营养密度大的食物，比如浓稠的米豆粥>大米粥>清稀饭>米油，蔬菜>蔬菜汁，水果>果汁，纯瘦肉>五花肉，清蒸鱼>红烧鱼，牛奶>奶油，老豆腐>内酯豆腐，无糖酸奶>含糖酸奶>饮品饮料，天然麦片>含糖速食麦片，烤花生、芝麻>油炸花生、芝麻。深度加工的食物，加工流程越复杂，营养密度越小。

❤ 常见误区

误区一：**父母认为的量＝宝宝需要的量。**

宝宝在1岁以前，主要还是以母乳摄入为主，辅食量相对较少，而父母通常添加的辅食量都很多。此时要把孩子当小宝宝对待，而不要把他当小大人对待。

误区二：**食材种类丰富＝营养丰富。**

并不是给宝宝准备了多种食材，就意味着搭配合理、营养丰富了。如图13.1所示的搭配（玉米、红薯、玉米糁粥全是主食）并不推荐。而如图13.2所示的搭配（主食：小米红豆粥＋优质蛋白质：牛肉末＋蔬菜/水果：青菜、西蓝花、胡萝卜、苹果）比较推荐。

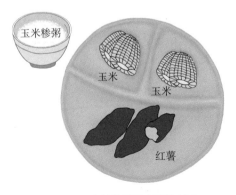

图 13.1　食材搭配不合理的辅食

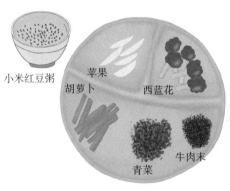

图 13.2　食材搭配合理的辅食

误区三：不好好吃辅食＝要断奶了。

如果宝宝吃辅食没有父母想象得好，父母特别容易误认为宝宝因恋奶而影响了吃辅食，所以很多妈妈想断奶。事实上，无论宝宝多大，母乳喂养和辅食喂养都不应该有冲突，都是为宝宝身心健康助力的，就像左膀右臂，缺一不可。

在6个月到1岁这个阶段，主要培养宝宝吃辅食的乐趣，让他自主探索除母乳外的食物。如果宝宝吃辅食的经验感受良好，他会主动爱上吃辅食。这个阶段辅食的质量要高，宝宝食量不多很正常。

而1~2岁的宝宝食量不大稳定，胃口时好时坏，比较"挑食"，这是其发育过程中饮食模式的正常改变，只要宝宝的生长曲线正常就可以。在这个阶段，宝宝的饮食会随着运动及成长、代谢速度等不断变化，很难保证每餐都吃完全一样的量；同时，这个阶段正是宝宝探索欲望很强的阶段，吃辅食除满足营养需求外，也满足宝宝的探索需求；不要限定宝宝吃辅食的量和时间，这样做不会让宝宝自律，反而会让他更加挑食。所以父母千万不要误解了宝宝的需求，认为宝宝不好好吃辅食，就要给他断母乳，这样做得不偿失。

父母要下些功夫给宝宝提供符合年龄的多样化辅食，在味道、口感、做法上多尝试，多了解宝宝的需求，按需喂养和给予。

3. 宝宝吃辅食的行为特点

宝宝吃辅食时会有很多行为，而这些行为往往被认为是不对的，是不好好吃饭的表现。如何解读宝宝的这些行为呢？

♥ 不同月龄的宝宝吃辅食的行为解读

不同月龄的宝宝吃辅食的行为有共性也有个性，共性如表13.3所示（仅供参考）。

表13.3　不同月龄的宝宝吃辅食的行为解读

月龄	发展特点	行为表现	行为解读	提供环境
4~6个月	抓握、拿捏	看大人吃饭会流口水，想伸手去拿；用一只手的整个手掌抓握	为开始添加辅食、自己拿食物吃做准备	观察宝宝，提供摇铃等可抓握的安全玩具

月龄	发展特点	行为表现	行为解读	提供环境
6～8个月	产生操控食物、餐具，并识别其特征的兴趣	自己吃辅食的时候，抓勺子、抓碗、抓菜； 会协调两只手来探索物体，把物体在两手间倒换，将勺子或者食物拿在手里抓来捏去，却不往嘴里放； 把盘子里的饭菜一点一点捏出来，每次只扔一点，一次次地重复	宝宝在观察认识世界，当体会到可以操控自己身体之外的东西时，会觉得很有趣，会观察这些东西在自己的操控下都发生了哪些变化，去了哪里	允许宝宝自己吃； 允许宝宝自己探索餐具和食物，而不是每次只是为了吃进去； 不要打扰宝宝，也不要阻止宝宝的自主探索行为
8～12个月	抓握技能和拿捏技能进一步发展； 精细动作越来越熟练，可以拿指尖抓握； 出现可见模仿（如模仿大人吃饭时的手部动作）； 能根据简单的线索建构形状，空间感认知迅速发展	用两个指头就可以抓捏起小丁状的食物吃到嘴里； 咬妈妈； 对勺子、叉子、筷子产生兴趣，会把各种餐具或者食物进行组合探索； 总是把自己的手伸进碗里或杯子里，或者把一个杯子放进另一个杯子里，但不吃或不喝	体验到用手抓饭可以吃到嘴里，就会做这个动作； 体验到把勺子拿起来可以吃到嘴里，就会做这个动作； 开始空间感的认知探索	给宝宝提供安全、卫生、可啃咬的物品，如牙胶、积木等，允许宝宝啃咬； 此时糊状食物已经满足不了宝宝口腔咀嚼的需要，即使宝宝没有牙齿，也要提供给他块状食物满足其口腔咀嚼的发展需求； 给宝宝小而软烂的块状食物，让他自己拿捏，当宝宝能够自己成功操纵一个东西时，会非常愉悦和享受
12～18个月	好奇心增强，开始有目的地改变行为来观察结果； 开始认识方向和空间	通过扔不同的东西（如碗、勺子）来听落地的不同声音，会转头去寻音，会重复一些带来有趣结果的动作（如果对扔盘子、扔碗的声音很感兴趣，宝宝就会很喜欢扔）； 把食物拿在手里捏、揉、搓，感觉不同食物的质地、软硬和温度； 玩餐具，玩饭	12个月后期，宝宝身体的协调性更强，开始用触觉探索事物（最初用嘴巴，后来用双手）； 吃饭的时候，拿喝水的杯子或餐具做空间感的认知探索	允许宝宝扔餐具、拿餐具和食物创造各种艺术品； 允许宝宝玩饭，允许他去感知不同食材的质地和手感

（续表）

月龄	发展特点	行为表现	行为解读	提供环境
18～24个月	洞察力增强，解决问题的能力增强，能使用手势、简单的语言来表达自己的想法	不会说话的时候，吃饱了，宝宝会拍打桌椅，咿咿呀呀，意思是要下去；拿杯子玩，但是不喝水；拿勺子时，会自己调整方向，握住勺子的手柄；吃完饭会说"没有了"，如果问"还要吗？"会回答"还要"	宝宝通过这些动作，不断体会感觉和发展认知；不要制止宝宝只玩杯子不喝水，这种探索需要被允许，不要打扰，让他专注地进行	允许宝宝犯错误，如勺子可以拿反，衣服、鞋子可以穿反……在错误中尝试，宝宝会体验到"我"可以做事，有利于自我发展

在吃辅食的过程中，宝宝还有更多探索与发展自己认知的需求，所以父母不要简单地只关注他吃了多少。

💛 **常见误区**

误区一：探索＝玩。

有些父母把宝宝吃辅食时的探索行为理解为玩，于是直接剥夺了宝宝自己吃饭的权利，改成喂饭。

其实，父母眼中的"玩"恰恰是宝宝探索世界的表现。比如，扔餐具，这是宝宝在探索餐具落地的声音，观察被自己控制的东西去了哪里，他会陶醉其中（当然，有些宝宝也可能是生气了才扔餐具）；玩饭，这是宝宝在感知食物，用食物创造各种艺术品。

误区二：危险＝禁止做。

有些父母禁止宝宝做任何危险的事情。

其实，禁止并不是一个好的途径，了解才是最好的体验和学习。

比如1岁的宝宝，吃饭着急，不停地要，可是饭刚出锅还很烫，这时可以让宝宝轻轻摸摸刚出锅的饭，他感觉到烫后自然就不要了；如果不让宝宝体验，只告诉他烫，他是很难理解的，而且容易引发他的负面情绪。

误区三：安抚情绪＝哄骗、吓唬。

如果宝宝没有满足父母理想中"好好吃饭"的标准，或者吃饭时哭闹，就会遭到各种哄骗、吓唬：你不吃饭，大灰狼就要来吃你了；快好好吃饭，吃完就可以得一个奥特曼……父母说这些话的时候，有没有考虑过宝宝的感受呢？

13.2／ 辅食喂养大原则

1. 宝宝快乐吃

♥ 创建宝宝吃辅食的环境

首先，确保环境安全。把家里危险的东西收起来，比如药物、洗洁精、食用碱、尖锐的餐具、剪刀、硬币等收在宝宝够不到的地方。

其次，确保宝宝吃辅食时安全。比如，吃饭时不逗笑，保持环境安静、无打扰；不给宝宝吃像整颗坚果这样容易噎住的食物；父母要了解异物卡喉时如何处理等。

最后，确保良好的氛围。比如，进餐时不看电子产品，和宝宝一起专心吃饭；不对宝宝吃辅食指指点点，允许宝宝专注探索；餐桌上不放玩具等引逗宝宝的东西。

♥ 允许宝宝自己吃

允许宝宝在吃辅食的过程中尽情去探索、研究，认识不同的食物，体验不同食物的手感、口感、味道，和食物之间建立深刻的链接，这样能较好地降低宝宝挑食、厌食的概率；允许宝宝吃得满脸都是、满盘子都是、满地都是，这才是宝宝吃辅食的正确打开方式。

♥ 信任宝宝，让宝宝做主

吃什么、吃多少、如何吃，让宝宝自己做主，信任宝宝自己知道饥饱。

1岁左右的宝宝正是自主性发展的关键期，99%的宝宝都可以自己吃饭，如果父母不放手，觉得宝宝自己吃会搞得很脏，宝宝就会感受到"我不行，我不可以"，进而发展出内疚、羞愧的情绪，自我发展受到限制。

让宝宝自主掌控吃辅食，在体验中树立"我行，我可以"，进而发展出自我和自信。

2. 父母轻松喂

♥ 多观察宝宝，跟上宝宝的需求

有些宝宝吃辅食的时候喜欢抓碗，对餐具表现出兴趣，可是父母视而不见，只知道一个劲地喂，宝宝不吃，吐出来，父母就觉得他不喜欢吃。事实上，宝宝是对餐具充满好奇，想要探索餐具。

如果宝宝已经10个月了，每天还都是吃糊糊，没有咀嚼过块状食物，平时也没机会啃咬衣服、积木等，那宝宝就可能会经常咬妈妈乳房。

♥ 多关注宝宝行为背后的真实需求

宝宝为什么吃辅食时要看iPad？为什么吃辅食时要玩玩具？或许他想和父母交流，想和父母说话，可是父母却低着头在手机里"刷"着别人家的宝宝。宝宝为什么吃辅食时总想跑？或许他根本不想吃饭，可是被强迫吃。

很多宝宝在1岁左右的时候特别喜欢吃母乳，妈妈就觉得宝宝不好好吃辅食是因为吃母乳过多，所以要断奶。事实上，在这个阶段的宝宝正处于学步期，遇到的挫折增多，经常磕磕碰碰，身体的疼痛、心理的害怕都需要被父母"看见"；这个阶段宝宝的自主性也更强了，很多事情想要自己做，却常被限制，所以会用吸吮妈妈的乳房来表达自己被压抑的情绪。1岁以后的宝宝吃母乳，更多是出于情感需要。

♥ 喂辅食：宝宝主导，父母跟随

喂或不喂，主要看宝宝吃与不吃，宝宝有能力自己吃，自己进食的意愿非常强，就允许宝宝尽情地自己吃，弄得满脸、满手、满身都是也不要责怪他。当宝宝生病了、撒娇了、遇到困难了，或者提出让妈妈喂，大人要毫不犹豫、充满爱心地去喂宝宝。

强迫宝宝一定要吃完、追着喂饭，这些行为都剥夺了宝宝为自己的感觉做主的权利，长久以往，宝宝吃辅食会有压力，导致消化功能变慢，更容易发生消化不良、便秘等。

♥ 用发展的眼光看待宝宝整体的发展变化

有时候宝宝食欲好一些，吃得多一些，有时候食欲不好就吃得少一些；有时候宝宝喜欢某种食物，有时候又不喜欢这种食物，这都非常正常。在不同的阶段，宝宝吃辅食的表现会不同，父母应尊重宝宝的喜好。

眼前的一些问题，拉长时间轴来看，其实都不是问题。不同年龄段的宝宝有自己的特点，把宝宝的发展当成一个整体变化过程来看待，当面对辅食喂养时，父母就会淡定很多。

13.3 6~24个月宝宝辅食添加细则

前面从宏观角度对2岁前宝宝的辅食喂养做了分析。接下来我们从微观角度着手，具体看看如何添加辅食。

1. 何时添加辅食

♥ 添加辅食的指征

如果宝宝6个月左右，同时满足了以下三个信号（注意是同时满足），那么就可以给宝宝添加辅食了。

- **生长发育**：宝宝能够较为稳定地控制自己的头颈部，包括竖起头部、自由转头，并且能够在有支撑的情况下坐稳，比如可以靠着椅背坐好；
- **兴趣行为**：宝宝开始对大人餐桌上的食物产生兴趣，比如大人吃食物时，宝宝会盯着看、流口水，并且开始具有一定眼、手、嘴的协调能力，看见食物尝试伸手去抓并放入自己的嘴里；
- **原始反射**：宝宝的挺舌反应逐渐消失，当用勺子喂宝宝食物时他会张开嘴，同时不再用舌头顶出食物。

♥ 添加时机的常见误区

以下这些都不是添加辅食的信号，如果添加辅食过早，可能会影响宝宝的母乳摄入，还可能增加食物过敏的风险等。

- 宝宝体重太轻；
- 宝宝不好好吃母乳；
- 母乳不够了；
- 宝宝很早睡整觉。

2. 官方添加辅食指南

这里将美国儿科学会&WHO的一些官方指南整理如下，具体实操时，妈妈请结合自己家宝宝的实际情况，灵活安排。

- 对于大多数宝宝来说，辅食先吃什么并不重要。没有医学证据表明，按特定顺序添加辅食对宝宝有特殊好处。但一般建议，先添加强化铁米粉或肉泥，因为这些食物含铁比较多。
- 从添加辅食初期开始，就要尽早提供种类丰富的食物，比如肉类、蛋类、鱼类、谷物类、蔬果类等。
- 每次只添加一种新食物，确定宝宝不过敏后再继续添加（第7版《美国儿科学会育儿百科》提到：新的研究表明，一次添加多种食物也是安全的，但截至本书截稿时所有国家的指南都还没有更改"一次只加一种新食物"的建议）。
- 以前认为某些容易过敏的食物应该迟一些添加，但是现在的科学证据显示并没有必要这样做。不需要因为担心宝宝过敏而推迟某些食物的添加，即使是过敏风险高的宝宝（比如有过敏家族史），也可以在添加辅食的初期开始少量尝试吃蛋、鱼、花生酱等。
- 1岁内的宝宝不能吃蜂蜜，因为蜂蜜可引起肉毒杆菌中毒。
- 不要给宝宝吃可能导致窒息的食物（比如整颗坚果、大块肉、大块奶酪、整颗葡萄、爆米花、生的蔬菜或水果块、硬糖或软糖），如果要吃，可以弄得小一点或质地软一点。

3. 如何添加辅食

♥ 不同月龄宝宝的辅食添加

不同月龄宝宝的辅食添加可以参考表13.4所示。

表13.4 不同月龄宝宝的辅食添加参考

月龄	辅食性状 （由糊到渣，再到块状）	辅食量 （由少到多，主要看宝宝需求）	辅食种类 （单一到多样）	辅食和母乳的搭配
6~7个月 （尝鲜期）	泥糊状：黏在勺子上掉不下去即可，不要加太多水	从半勺到1勺，从1勺到2勺，逐渐增加，逐渐尝试	优先吃高铁食物；种类逐渐丰富：优质蛋白质、主食、蔬果	一天1~2次正餐+按需母乳喂养
7~8个月 （熟悉期）	碎渣状	吃多少看宝宝需要	优质蛋白质、主食、蔬果	一天1~2次正餐+按需母乳喂养
8~10个月 （探索期）	小丁状、小块状	吃多少看宝宝需要	优质蛋白质、主食、蔬果	一天2~3次正餐+按需母乳喂养
10~12个月 （深入了解期）	大块状	吃多少看宝宝需要	优质蛋白质、主食、蔬果	一天2~3次正餐+按需母乳喂养
12个月以后 （自主期）	大块状	吃多少看宝宝需要	优质蛋白质、主食、蔬果	一天三正餐两加餐（水果/无糖酸奶/牛奶/奶酪）+按需母乳喂养

添加辅食时，大人往往过于关注量，而忽略了辅食的性状，但其实提供与宝宝年龄和发育水平相适应的不同性状的辅食很重要。它"可以刺激婴幼儿口腔运动技能的发育，包括舌头的灵活运动、啃咬、咀嚼、吞咽等，有利于婴幼儿乳牙的萌出，同时满足婴幼儿的自主意识并促进其精细运动、手眼协调能力的发育"（摘自《中国居民膳食指南（2016）》）。

最开始添加高铁食物，由少到多，由稀到稠，由细到粗，循序渐进。可以从一种富含铁的糊状食物开始，比如肉泥、强化铁米粉，逐渐增加食物种类，逐渐过渡到半固体或固体食物，如烂面、肉末、碎菜、水果粒等。要观察宝宝的接受度，很多宝宝7个多月就已经可以接受非泥糊状的比较软烂的食物了；即使牙齿没有萌出，大部分8个月大的宝宝已经有能力吃剁得很细的食物，出牙的数量不作为改变食物性状的标准，宝宝会用牙龈磨烂和咀嚼食物。需要注意，食物虽然颗粒变大，但是质地仍然以软烂为前提。如果10个月前宝宝还没有尝试过块状食物，日后辅食喂养的困难和风险都会增加。

❤ 实际生活中辅食添加的具体操作

在食物选择、搭配方面要尽量保证新鲜、安全、多样化。

不要给宝宝吃剩饭剩菜，这一顿如果没有吃完，下一顿就不要再继续给宝宝吃了（专门做成冷冻的食物除外）；选择做熟后质地比较软烂的食物；不要"物以稀为贵"，拿家人没有吃过的珍奇食物给宝宝吃；普通的鲜奶、酸奶、奶酪的蛋白质和矿物质含量虽远高于母乳，但它们会增加宝宝的肾脏负担，鲜奶不建议给1岁以前的宝宝吃，酸奶和奶酪一般在宝宝6~8个月后可以让其尝试。

从6个月添加辅食开始，就要确保食物种类逐渐丰富起来，满足各种营养所需。比如很多宝宝8个月还没有吃过肉，1岁了还没吃鸡蛋，1岁半了还每天以奶粉为主很少吃饭，这样很容易导致宝宝营养失衡。

如果宝宝未满1岁，辅食中请不要刻意添加调味料，比如盐、糖、酱油、鸡精、蚝油、咖喱等；因为很多食物本身就含有脂肪，所以也不需要刻意加油，但根据不同烹饪方式少量提供油是可以的，比如做饼可以在锅表面刷少量油。到宝宝1~2岁，辅食中可以用油、盐（限制总量）了，但仍不需要添加其他调味料，辅食口味尽量突出食材本身的味道（2岁前的宝宝肾脏、肝脏等器官还没有发育完善，过量摄入钠会增加肝肾负担）。

辅食的烹饪以简单加工（蒸、煮、炖）为宜，尽量做出来依然能看得见原生食材，减少多流程的加工污染。

在添加辅食之初，很多食物蒸、煮、炖好后，捞出用勺子压成泥糊状，就可以直接吃了。

- **肉类**：整块炖熟后捞出，剁碎，用勺子压成泥（对于大一点的宝宝，可以将肉处理成小片或者小块状），当餐吃一部分，留一部分分装密封放入冰箱，冷冻作为备餐（吃的时候提前一晚放入冷藏室解冻，当餐加热即可）。如果担心肉不好消化，在初期可以用搅拌机或料理棒打成很细的泥。

- **鱼虾类**：本身肉质细嫩，且易熟，当餐蒸熟即可食用，可以不做备餐；如果家里人手不够，也可以做成备餐冷冻。
- **蛋类**：建议蒸或煮，刚开始为排查过敏，可以先让宝宝吃蛋黄，再吃蛋白。
- **绿叶菜**：整叶水煮，煮至软烂捞出，用刀剁碎或用勺子压成泥。
- **胡萝卜、菜花、土豆、紫薯等**：蒸熟后直接用勺子压成泥，因为本身刚出锅时是有水分的，所以不需要再额外加水。
- **豆类**：青豆、红豆，煮熟后去皮压成泥。
- **水果**：像香蕉、苹果这类水果，可以直接用勺子刮出果泥；像蓝莓、葡萄这类水果有一定危险性，避免让宝宝直接吞食，一开始可以用勺子压成泥喂食，等宝宝7个多月的时候，可以用叉子叉成碎渣，到8个多月时，可以分成四瓣，等宝宝再大一点，分成两半。
- **米面类主食**：稠粥类可以现做，不需要熬很久；日常也可以做些面条、馒头等，分装冰冻到冰箱做备餐。

♥ 常见误区

误区一：做熟＝能吃。

仅仅只是把食物做熟还不行，还要把它做成适合宝宝吃的。比如牛肉片煮三五分钟就能熟，可是口感不好，宝宝咬不动，也不喜欢吃，而将其切块炖烂后，再切碎喂食，就很容易咀嚼，口感也会更好。

误区二：花样食谱＝健康营养。

做饭不是研究精密仪器，没必要每种食材的用量精确到克。很多食谱看着很美，但是加工过程太复杂，营养素损失很多，并不一定能满足宝宝的生长发育需求（我们养的是人，不是冰冷的数字）。

误区三：混合吃＝一锅端。

如图13.3所示，多种食物同一餐食用时，分开盛放，有利于宝宝认识不同食物的颜色，品味不同食物的口感、质地，发展认知、语言表达能力，也有利于宝宝发现自己对哪类食物更感兴趣，同时父母也能更好地了解宝宝对不同食物的接受度。切忌如图13.4所示的一锅端。

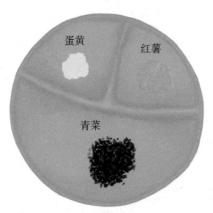

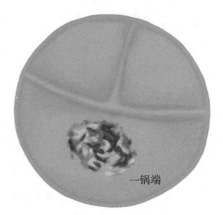

图 13.3 正确的混合：食材清晰可见　　　　图 13.4 错误的混合：一锅端

❤ 辅食何时吃

观察宝宝生活作息的规律，结合他吃、玩、睡的大概时间来安排辅食。家庭生活作息的稳定，是宝宝作息规律的前提。但是，生活作息规律并不等于定时、定点吃。

一般来说，周一到周五家庭的生活作息比较规律，周末父母会带宝宝外出游玩，那么吃辅食就根据日常生活灵活安排，母乳随时随地喂即可。

宝宝情绪好的时候，较适合吃辅食，而宝宝困倦想睡，或刚睡醒没胃口的时候，不适合吃辅食。

下面给出一些具体建议。

- 母乳和辅食的搭配不需要刻意安排，主要还是看宝宝的需求。尤其是八九个月之前，宝宝吃辅食的量很少，吃完辅食还要吃母乳的情况非常常见。宝宝八九个月之后，妈妈上班了，家人可根据宝宝的实际情况，灵活安排一顿母乳、一顿辅食。

- 晚上睡前一两个小时尽量不要给宝宝安排辅食。不要觉得睡前吃饱，就可以睡个大觉，这样很不利于消化吸收，会增加宝宝肠胃负担。

- 在尝鲜期（6~7个月）以排查过敏、培养宝宝吃饭乐趣为主。上午吃新加的，下午吃吃过的、好消化的；上午吃容易过敏的，下午吃不容易过敏的，更便于观察。

💜 辅食如何吃

使用分隔餐盘，食物分开盛放，便于宝宝对食物一目了然，心理没压力，而且也有卫生保障。

宝宝有自己单独的碗筷和餐具，不仅让他拥有对属于自己的东西的掌控感，还能更好地认识不同的食物，体会不同食物的口感、质地，有利于感官发展。

💜 多做运动

运动有利于消化，促进食物在肠道中蠕动，缓解胀气，预防便秘。带宝宝出门运动时，需要让他的身体、大脑都动起来，而不是把他放在推车上或者遥控车上到处转。

宝宝运动少，也会容易出现不好好吃饭、吃饭没有胃口的情况。

💜 观察宝宝辅食进食情况，做好记录

可以根据实际情况做记录。对于有过敏家族史的宝宝，大人尤其要注意第一次添加的新食物量一定要少，仔细观察宝宝的反应，做好详细的记录。

4. 补铁食物如何吃

6个月后母乳中的铁不能完全满足宝宝的身体需要，辅食中要补充足够的铁。

💜 高铁食物有哪些

膳食中的铁分为血红素铁和非血红素铁。

- **血红素铁**：最利于人体吸收，常见于瘦肉类和海产品中，如猪肉、牛肉、鸡肉、鱼肉等；肝脏类含铁也很丰富，但摄入过多会有维生素A超标的风险，还可能有卫生隐患，所以要谨慎添加；1岁以前的宝宝每周食用肝脏类食物不要超过20~30g。
- **非血红素铁**：人体吸收利用率低，常见于深绿色的蔬菜，如菜心、西蓝花、芥蓝、菠菜，豆类（扁豆、腰豆等）和坚果类（杏仁、腰果、葡萄干等）。

💛 **更利于高铁食物吸收的做法**

第一，在搭配上，优先选择以下食物：

- 富含血红素铁的食物，如各种肉类。
- 搭配富含维生素C的蔬菜、水果，如绿色胖菜椒、绿色花菜和各种绿叶菜，及猕猴桃、山楂、草莓、柑橘类水果等。

第二，在做法上，可以用一些小窍门来提高铁的人体吸收率。

发酵后的面食（包子、馒头等），其中铁、锌等矿物质的吸收率会有所上升；提前浸泡豆类、将含草酸多的绿叶蔬菜（菠菜、苋菜等）先做焯水处理，也可以提高铁的吸收率。

5. 吃辅食后宝宝的常见身体反应

💛 **大便里有食物残渣**

宝宝大便中常常会有食物的残渣，这主要是因为现阶段宝宝口腔处理食物的能力不娴熟，第一乳磨牙未萌出，所以研磨能力较差；同时，宝宝进食频繁，食物在胃肠道停留时间较短，来不及消化就被排出了；而且，宝宝的胃肠消化功能未成熟，块状或者颗粒状的食物只有部分被消化，或者完全未被消化就被排出。

但是妈妈不用担心，随着宝宝的生长，吃啥拉啥的现象会逐渐消失。

💛 **便秘**

如果宝宝拉大便时，屁股撅起，看着很使劲，但拉出来的大便本身是软的，那就不是真正的便秘。只是因为宝宝腹部肌肉不是很强壮，所以拉大便时看上去很费劲。真正的便秘是这样的：宝宝拉大便时很痛苦，弓着后背、弯着腰、屁股收紧，每次拉时都难受、哭闹；而且，拉出的大便很硬，好像硬疙瘩。

如果宝宝出现便秘，父母在添加辅食时就要注意了。

- 要给宝宝多吃富含膳食纤维的食物，比如全谷类食物（燕麦、糙米、全麦、玉米）、薯类（红薯、土豆）、豆类（豌豆、扁豆、青豆）和蔬果（草莓、西梅、芹菜、木耳、西蓝花等）。

* 把宝宝的喝水杯放在他容易够得着且安全的地方，便于随时取用，保证日常饮水。

* 多运动，有利于肠蠕动，促进消化和排便。

* 压力也会导致便秘，所以不要强迫宝宝吃辅食。吃辅食的时候不要用太多的规矩限制他，家庭氛围要尽量轻松，让宝宝保持愉快的情绪。

* 如果在添加辅食之初，宝宝对大米米粉有便秘反应，那可以改用燕麦米粉试试，因为大米米粉导致的便秘非常常见。

♥ 食物过敏

在添加辅食之初，每添加一种新的食物，可以让宝宝适应 2 ~ 3 天，观察他是否有不良反应，等宝宝适应了以后，再添加新的食物。排查后，就可以将食物种类逐渐丰富起来，但每一种的量都不需要太多。

食物过敏是指食用某种食物后出现过敏反应。可能会有如下表现：

* 皮肤过敏，如脸上、身上起荨麻疹，嘴唇、眼睛红肿，皮肤出现红疹，有过敏性皮炎；

* 呼吸系统过敏，如哮喘、呼吸困难；

* 胃肠道过敏，表现为恶心、呕吐、腹泻、便血等。

宝宝的皮肤特别娇嫩，有时候只是接触某种食物，嘴巴和下巴的皮肤就会变红，这可能只是皮肤接触食物造成的皮肤刺激，不是吃进肚子里造成的食物过敏。若发生这种情况，是可以继续吃这种食物的。比如，吃完山药后，嘴边发红，就属于皮肤刺激，而不是食物过敏。

在添加辅食的初期，父母不要心急，要循序渐进排查过敏，尤其对容易过敏的食物。如果宝宝有过敏家族史，添加辅食时更要谨慎。

添加一种新食物的时候，第一次要少量，观察宝宝的反应。如果宝宝没有任何不适反应，第二天可以继续加一点量。

比如鸡蛋，可以按这样的顺序慢慢尝试：一点蛋黄→少量蛋黄→多一点蛋黄→更多蛋黄→一点蛋白→少量蛋白→多一点蛋白→更多蛋白→全蛋。

如果宝宝对某种新食物有轻微反应，可以第2天再继续尝试，但量要少些，如果吃完以后宝宝的反应还是很轻微，可以根据他的情况继续试1次，或者暂时先回避这种食物一段时间后再尝试。如果第1次宝宝反应比较严重，一定要咨询医生，看是否是食物过敏。

确定宝宝对某种食物过敏后，要根据他的具体情况确定回避这种食物多久，有的3~6个月，有的半年甚至1年（反应越严重，回避时间越长，反应轻微的过几个月可以再给予尝试）。

顺利添加某种食物后，要让宝宝经常吃以维持对这种食物的耐受。如果只是尝试一下，然后很长时间又不吃，再吃时也有过敏的可能。

宝宝生病时，停止引入新食物。

> **总结** 辅食喂养中，你对宝宝是支持、认可、帮助，尊重其意愿，彼此感觉是滋养的，还是否定、打压、批评，忽视宝宝的意愿，彼此感觉是损耗的，这是需要父母思考的问题。

第 14 章

职场母乳喂养

如何吸奶更高效

关于母乳储存的常见疑问

关于母乳加热的常见疑问

在单位吸出的母乳更适合冷藏还是冷冻

新鲜、冷藏、冷冻母乳的区别

清洁吸奶器、奶瓶

消毒

干燥

如何背奶

职场

宝宝一天需要多少乳汁量

上班后妈妈的乳汁量减少怎么办

关于背奶的乳汁量

职场哺乳常见困惑

大多数妈妈在产假结束后就要重返职场了，随之而来的担忧就是上班后如何哺喂宝宝。有的妈妈因为担心自己可能无法背奶，或者误以为母乳6个月后就没有营养了，所以在重返职场前，选择了离乳。其实，并没有这个必要。

只要安排合理，职场妈妈完全可以将母乳喂养持续到自然离乳。母乳喂养不仅对宝宝有好处，而且对妈妈也好处多多。本章希望能给有条件继续母乳喂养的职场妈妈一些支持，让她们更久地喂下去。

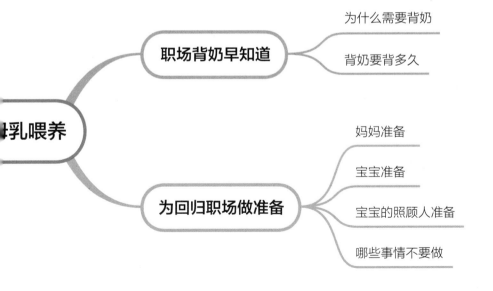

14.1 / 职场背奶早知道

背奶，是指重返职场的哺乳妈妈，上班时把乳汁吸出/挤出后冷藏，下班后用背奶包背回家储存起来。这是职场妈妈持续母乳喂养的一种方式。

1. 为什么需要背奶

根据家离单位的远近，职场妈妈的哺乳可以分以下几种情况。

♥ 家距离单位很近

我遇到很多妈妈，为了上班后更方便哺乳，也为了有更多时间陪伴宝宝，专门在单位附近租房子，全家搬过去。家人全力支持妈妈持续母乳喂养，很让人感动。

家距离单位近的妈妈，和家人及同事做好沟通，争取获得多方面的支持。比如，每天可以在宝宝需要吃奶的时候，家人把宝宝抱到单位楼下，妈妈坐在车里或者在其他安全的地方哺乳，然后再回去继续上班；妈妈也可以在上班中途，抽空回家亲喂（这样的安排，妈妈就不用吸奶/挤奶，也不用背奶了）。

如果家与单位的距离适中，哺乳妈妈也可以将哺乳假安排在中午休息时间，回家亲喂，减少在单位吸奶的次数。

♥ 家距离单位很远

有的妈妈，家距离单位很远，每天离家10小时以上，这时候就要合理安排好1小时的哺乳假。通常建议下午提前1小时走。因为妈妈早上离家后，需要等很长时间才能亲喂宝宝，所以尽量把哺乳假安排在下午，可以早点回家。

♥ 没有规律的班次/夜班妈妈

对于工作时间不规律或者经常上夜班的妈妈，比如医生、机场工作人员等，就需要根据工作情况，灵活安排哺乳了。

办法总比困难多，遇到困难，多想办法，家人多支持和多理解妈妈，妈妈才能更有信心地喂下去。

2. 背奶要背到多久

大多数情况下，哺乳妈妈背奶要到宝宝1岁。也就是说，职场妈妈的背奶生涯到宝宝1岁就可以结束了。宝宝1岁以后，如果在妈妈不在家时宝宝想吃奶，可以为他选择牛奶、酸奶等。

14.2 为回归职场做准备

通常，在上班前的2~4周，妈妈就可以开始为上班后的母乳喂养做准备了。

1. 妈妈准备

妈妈需要做的准备有：提前制订背奶计划、提前储备乳汁、提前适应吸奶器，等等。

♥ 提前制订背奶计划

妈妈一天的吸奶计划要根据离家的时间，也就是从出门上班到下班回家离开了多少小时来制订。

通常，妈妈出门前哺乳1次，如果早上起来距离出门还有比较长的时间，可以早上起床后哺乳1次，出门前再快速哺乳1次，然后上班。

在上班期间吸奶1~3次，主要根据妈妈离开家的时间长短来安排。刚开始时大概3小时吸1次。对于刚刚上班的妈妈，吸奶的次数可以多一点，比如一天吸3次，分别安排在上午10点多吸1次，中午吃完饭12点多吸1次，下午三四点吸

1次，回家后立即哺乳。

当妈妈吸奶的量稳定以后，可以慢慢把3次吸奶改为2次，上午10点到11点左右吸1次，下午3点左右吸1次，回家后立即哺乳。随着宝宝慢慢长大，宝宝对乳汁量的需求越来越小，妈妈上班背奶的次数可以减到每天1次，也就是在中午吸1次就可以了。

举个例子，一位妈妈在产后6个月上班，早上8点出门，晚上6点到家，她可以这样制订背奶计划，如表14.1所示。

表14.1　背奶计划

时间	亲喂	吸奶
7:30	✔	
10点		✔
12:30		✔
3点		✔
6点后	✔	

简而言之，职场妈妈的背奶生涯可以总结为：

- 刚刚上班时，一天吸奶3次（差不多2～3小时吸1次）；
- 宝宝8个月左右时，变成一天吸奶2次；
- 宝宝10个月左右时，一天吸奶1次；
- 宝宝1岁后，妈妈不需要吸奶背奶了。

注意：不论宝宝几个月，不论白天还是晚上，妈妈回家后，都要尽可能亲喂，按需哺乳，这样有利于维持乳汁量和加强亲子链接。

♥ 提前储备乳汁

妈妈只要提前2～4周开始吸奶，每天吸1次就足够了。储存几袋冻奶，以备不时之需，不用存太多。

♥ 提前适应吸奶器

如果妈妈之前不经常使用吸奶器，需要提前2～4周练习用吸奶器吸奶，因为吸奶器和乳房需要一定的磨合时间。

吸奶可以安排在宝宝入睡后、妈妈睡觉前。妈妈白天外出时也可以带上吸奶器，找机会就吸1次，这样可以让妈妈提前进入背奶角色。

提前吸出的奶可以用储奶袋盛装冷冻起来备用。在妈妈正式上班后，有可能刚开始吸不出太多的奶，但因为已经有了提前准备好的冻奶，妈妈的背奶压力也不会那么大。

❤ 提前模拟妈妈不在家的日子

大多数时候，每个宝宝都自带适应环境的天赋，可以在不同的环境中自如切换，很快适应妈妈不在家的生活。妈妈只要信任宝宝就好。

当然，如果妈妈实在很担心，也可以提前两三天尝试每天离家1~2小时，体验一下和宝宝分离的时光，也让家人适应如何照顾宝宝。

❤ 心理准备

上班的头一两周，甚至更长一段时间，妈妈很容易疲惫不堪。一来，妈妈、宝宝、家人，都在适应和调整中；二来，刚开始吸奶/挤奶的量不是特别多，妈妈会因此而沮丧。

不论怎样，妈妈要稳住自己的情绪和状态，尽力而为就好。相信自己，也相信宝宝，给自己和宝宝时间，乐观面对，积极处理，毕竟背奶时光每天都是倒计时。

❤ 调节和平衡各种关系

在职场上，妈妈吸奶/挤奶，需要获得同事和领导的理解和支持；别人在这件事上理解你、帮了你，你在其他方面也多帮助别人，互相支持，背奶之路才能走得更顺畅。

在家里，与帮忙照顾宝宝的人互相支持。

能用钱解决的事就不要拿人情来解决，尤其需要老人照顾孩子时，一定要尊重老人的付出，不要把老人当作免费劳动力来使用。

有很多老人因为平时一个人又要照顾宝宝，又要承担家务，心里很累，而嘴上又不好意思说。这样的老人承载了太多压力和委屈，所以，家庭事务做好分工，各负其责，对于承担带孩子和大部分家务的人，要给予尊重与认可。

2. 宝宝准备

即便是用奶瓶或者其他辅具喂宝宝，也需要遵从按需喂养的原则。结合宝宝的日常作息，关注宝宝的状态，及时抓住喂养时机。有时候不是宝宝不接受奶瓶，而是宝宝不在状态，比如有的宝宝玩兴正高，或者困意正浓的时候，就不愿意用奶瓶吃奶。每个宝宝都会有不同的表现和特点，需要父母多关注自家宝宝表达需求的特点。

另外，瓶喂时宝宝的状态是怎么样的，氛围是轻松的还是紧张的，也可能会影响宝宝吃奶的表现。

♥ 宝宝提前熟悉奶瓶

哺乳妈妈上班后家人用奶瓶喂宝宝母乳，这对于一直亲喂的宝宝，需要时间适应。

起初，可以拿奶瓶给宝宝玩，在宝宝熟悉奶瓶后，再每天用奶瓶喂奶1~2次。

瓶喂时，要观察宝宝有想吃的信号，在宝宝情绪状态较佳的时候，尝试逗引宝宝张大嘴后顺势把奶嘴滑入口中，让宝宝含住奶嘴的姿势就像母乳喂养时一样——嘴巴张得很大，上下嘴唇外翻，奶嘴顶端达到宝宝上颚较深处；奶瓶不要竖得太高，流速不要太快，当宝宝休息时不要摇晃奶瓶或敲打瓶底来催促他。

如果宝宝不接受奶瓶怎么办？

首先要确定宝宝是不接受奶瓶还是不愿意吃奶瓶里的奶？有的妈妈给宝宝引入奶瓶，但瓶子里装的是配方奶，宝宝拒绝的其实不是奶瓶，而是一种新口味的奶；有的妈妈在奶瓶里装的是冻奶，因为口感跟新鲜母乳不一样，宝宝也不喜欢吃。所以，引入奶瓶时最好用新鲜母乳。

如果宝宝还是不接受，可以尝试以下的方法（源自国际母乳会）。

- 尝试用不同的奶嘴。不要只用贵的奶嘴，贵的并不一定比便宜的更容易让宝宝接受。
- 让除妈妈以外的人来喂。有些宝宝在妈妈不在家时更容易接受别人瓶喂。
- 在两次喂养间隙或宝宝不太饿时，把奶瓶当作一件有趣的东西给宝宝玩，让他探索、发现里面有自己认识的东西，也可以挤一滴奶出来让宝宝尝尝。

- 用妈妈的某样东西裹住奶瓶（比如妈妈的睡衣、枕巾等）。
- 把奶瓶夹在胳膊底下，用哺乳的姿势喂宝宝，让奶嘴非常接近妈妈乳头所在的位置。
- 用一种完全不同的姿势抱宝宝，让他面朝外，或是坐在婴儿椅上吃。
- 换个新地点瓶喂，如在别人家里或走路、坐车时。
- 尝试在奶瓶中使用不同温度的奶。有些宝宝喜欢温热的奶，有些宝宝喜欢室温奶，而有些宝宝则喜欢冷奶。
- 在喂奶前尝试加热奶嘴（将奶嘴放在温水中），以免太冰冷。但对于出牙的宝宝，可以尝试在喂奶前将奶嘴放在冰箱中冷一下。
- 如果宝宝月龄较大，在浴盆里洗澡时，可以给他玩装满水的奶瓶，让这一切变成一场游戏。

奶瓶用到宝宝1岁，就可以"退休"了。

♥ 宝宝提前熟悉其他喂养辅具

奶瓶不是唯一的必需品，如果做了很多努力和尝试，宝宝依然不接受奶瓶，也没关系，还有别的方式可以选择。

很多宝宝差不多五六个月时，手、眼、嘴的协调能力已经比较强了，普通的防摔杯、安全的敞口小杯、小碗、吸管杯等，都可以用来让宝宝吃奶。

3. 宝宝的照顾人准备

♥ 提早和宝宝熟悉

妈妈上班后，照顾宝宝的老人或者阿姨，要提前最少2周来家里熟悉宝宝的日常生活，宝宝也需要和新的照顾人建立信任关系。这样等妈妈上班后，照顾人和宝宝彼此更了解，相处更愉快。

♥ 了解亲喂之外的喂养

如果使用奶瓶或者其他喂养辅具，照顾人需要了解相关事宜；如果添加辅食，照顾人也需要了解辅食的相关情况。

❤ 了解宝宝的需求

随着宝宝长大，他的需求也在变化。照顾人需要多和妈妈沟通，在白天提供有利于宝宝各方面发展的安全环境，让吃、睡、日常跟上宝宝的需求。

职场妈妈的母乳喂养要顺利进行下去，家人和照顾宝宝的人对妈妈和宝宝的理解和支持非常重要，需要大家一起营造一个温馨的环境，让妈妈和宝宝感受到更多的关爱。

4. 哪些事情不要做

❤ 不要在月子里就开始囤奶

有的妈妈从月子里就开始频繁使用吸奶器，储存了满满一冰箱的奶，希望留着以后给宝宝吃。妈妈的初心可以理解，但这种做法是非常不建议的。

如果妈妈提前额外用吸奶器吸出很多奶，那妈妈的奶会越吸越多，供大于求，不利于实现供需平衡，还会导致妈妈经常遭遇堵奶、乳腺炎等问题。

马蕾分享

我的学生刘晗曾经就是这样一位妈妈。因过度吸奶导致频发乳腺炎，最严重的时候高烧40℃。也就是在一次高烧后，她决定学习专业知识让自己的哺乳更顺利。在孩子8个月时她拖家带口从山东临沂来到深圳，参加我的母乳喂养指导师入行培训班。如今刘晗已是我们团队中的骨干，负责线上咨询和培训业务，支持并帮助了1000多名哺乳妈妈。

大家可能不知道，冻奶的最终宿命基本都是被扔入垃圾桶，因为奶冻的时间太长，解冻后会有一股腥味，很多宝宝嫌弃这种味道。从营养学和免疫学的角度考虑，虽然冻奶好过配方奶，但较冷藏奶还是会有很多活性细胞被破坏，冻的时间越久被破坏的程度越高。

上班后，如果妈妈中午能回家，就上午背奶存着下午给宝宝吃，下午背奶存着第2天上午给宝宝吃；如果妈妈中午不能回家，那头一天背奶冷藏到第2天给宝宝吃；周五背奶冷藏到周一给宝宝吃。这样安排可以一直循环喂下去，并不需要太多额外的冻奶。

💜 不要提前太早引入奶瓶

很多妈妈为了宝宝能顺利接受奶瓶，在月子里甚至产后头几天，就每天要瓶喂宝宝 1 ~ 2 次，以为这样上班后宝宝就不会拒绝奶瓶了。

这种做法不值得提倡。提前用奶瓶会有一些风险，比如容易过度喂养、供需错乱，以及引发堵奶、乳腺炎等一系列问题。妈妈在上班前一两周尝试瓶喂宝宝即可，不要过早引入奶瓶。

💜 不要让瓶喂成为主要的喂养方式

有些妈妈上班后特别担心乳汁量不够，宝宝吃不饱，于是把瓶喂当成了主要的喂养方式，而亲喂却成了辅助的喂养方式，即便下班回家也不亲喂。

我在咨询中遇到过很多妈妈，在宝宝六七个月的时候，每天亲喂就只有一两次；到宝宝 10 个月左右，每天只亲喂 1 次，其余时间都选择瓶喂；到宝宝 1 岁左右时，那仅有的一次亲喂，宝宝也不怎么吃了，虽然妈妈那时候乳汁量依然很多，可是宝宝"罢奶"了，妈妈想要自然离乳的愿望也就很难实现了。

💜 不要刻意训练宝宝的规律作息

很多哺乳妈妈还在休产假时就开始担心："现在我全天陪伴照顾宝宝，他一直奶睡，而且吃睡没规律。那等我产假结束了，其他人来照顾，宝宝就没法奶睡了。所以，我得提前训练他不奶睡、规律作息，并且习惯和别人睡。"

事实上，妈妈应该在休产假期间安心陪伴宝宝，按需哺乳，顺应宝宝的需求，让他在无条件的尊重中获得足够的安全感和满足感，内心安定，才利于他发展出独立自信的人格，去适应外面的世界以及妈妈不在家的时光。宝宝很聪明，跟妈妈在一起时是一个模式，跟其他照顾人在一起时就会启动另一个模式。很多上班妈妈分享说："我不在家时，姥姥可以哄睡我家宝宝，等我在家了，宝宝又要找我吃奶睡，两种模式自由切换！"

瓶喂是妈妈不在宝宝身边时不得已的选择。妈妈下班回家后，或周末在宝宝身边时，正常按需亲喂即可，夜间哺乳照常进行。

14.3 / 如何背奶

在宝宝1岁以前，大部分职场妈妈都需要背奶，在单位吸出母乳放冷藏，下班后用冰包转运回家并及时放入冷藏室。

一般头一天吸出的母乳冷藏后第2天给宝宝吃，周五吸出的母乳冷藏到下周一再给宝宝吃。

如果母乳很充足，宝宝吃不完，就及时冷冻起来，以备不时之需。

马蕾分享

我哺乳期时1个月冻七八袋奶，每个月都换一批新的。当然，这是我的做法，不一定适合每一位妈妈。妈妈们可以根据自己的乳汁量来做调整，找到最适合自己的方式。

1. 如何吸奶更高效

关于如何选择合适的吸奶器和罩杯，请见第1章1.4节。吸奶器的负压并非越大越好，每位吸奶的妈妈都应该找到最适合自己的压力挡位，使吸奶效率最高而又不会感觉不舒服。吸奶时可以把负压从最低一挡往上调，当感觉稍有不适时再往下回调一挡，基本上这个压力挡位就是最大舒适压了。

一般而言，单边吸奶总时长为20～30分钟，双边吸奶总时长为10～15分钟。如果想要提高乳汁量，频繁地多次吸奶比一次长时间吸奶更有效。

以下一些小窍门可以帮助妈妈有效刺激出奶阵。

- 吸奶前用湿热毛巾敷乳房几分钟，或者轻柔按摩乳房；
- 吸奶前喝一杯温开水，有人喝一杯温热的汤也有效果；
- 吸奶前把与乳晕接触的罩杯部分加热；

- 吸奶时看着宝宝的照片，或听着宝宝的声音；
- 吸奶时放松心情，可以追追剧，听听喜欢的音乐；
- 边吸奶边轻柔按摩乳房。

2. 关于母乳储存的常见疑问

Q：母乳在室温下能存放多久？

室温最好保持在25℃以下，最高不超过29℃，最佳存放时间是4小时。

如果吸奶/挤奶的过程以及放置母乳的地方很干净，那在较低的室温下存放6～8小时也是可以接受的，但如果在此期间不使用母乳，最好尽快将其冷藏或者冷冻。

放在室温下的母乳要用密封盖子盖住，如果需要可以用湿毛巾等包住奶瓶来降低温度。

Q：母乳能在冰箱里冷藏多久？

冰箱的冷藏室，温度≤4℃，母乳储存4天为佳；在非常干净的情况下，储存5～8天也可接受。不要把母乳放在冰箱门上，要放到冰箱深部靠近里面的位置。储存母乳的容器应密封，避免污染。

Q：母乳能在冰箱里冷冻多久？

绝大多数家庭用的冰箱都有独立的冷冻室，温度≤-18℃，母乳最佳储存时间是6个月以内。如果是独立的冷冻柜，温度≤-20℃，那么储存时间可以达到12个月。

冷冻母乳应储存在冰箱深部，避免冷冻门频繁打开而影响温度。存放时应远离自动除霜冷冻室的加热器。储存母乳的容器应密封，避免污染。储奶袋不要装得太满，要预留出母乳冷冻后膨胀的空间。

Q：一天中多次挤出来的母乳可以放在一袋中存放吗？

可以。一天中不同时间挤出的母乳可以混放在一起。但不建议将新鲜挤出的母乳直接加入冷藏或者冷冻的母乳中，最好等温度相同后再混合。比如，前面吸出的母乳已经放冷藏室了，后面吸出的母乳也建议先冷藏后，再加入前面的母乳汁中。

少量冷藏母乳也可以加到冷冻母乳中一起冷冻，只要冷藏母乳的量少于冷冻母乳，混入后不会使冷冻母乳解冻就可以。

Q: 几天内多次挤出来的母乳可以放在一袋中存放吗？

也是可以的。但如果将不同日期的母乳混合在一起，保存日期就要以最早的那份母乳的时间为准。比如一份母乳是前天吸出放入冷藏室的，现在想加入今天吸出的母乳，那么混合后的母乳在冷藏室只能继续再储存两天了（按照前天的时间算）。

3. 关于母乳加热的常见疑问

Q: 冷藏母乳如何加热？

不要用微波炉加热，也不要放到锅里煮。建议采用隔水加热法，在小于40℃的温水里，把冷藏母乳装入容器一起放进温水加热，加热时可以轻摇容器，使其受热均匀。也可以把冷藏母乳连容器一起放置在流动的温水下加热。

如果水温过高，或者直接用微波炉加热，会使母乳局部温度过高，导致其中部分生物活性蛋白变性和失活，脂肪的含量也会降低。

冷藏母乳不是一定非要加热，有的宝宝喜欢吃凉的。

Q: 冷冻母乳如何加热？

先要把冷冻母乳解冻后再加热。

解冻方法有：

- 提前一天把冷冻母乳放到冷藏室解冻。这种方法最为推荐。因为放入冷藏室缓慢解冻比在温水中解冻，母乳中的脂肪损耗得少。
- 把冷冻母乳连容器一起放在流动的温水下冲水，同时顺时针转动容器，使母乳能够均匀受热。
- 把冷冻母乳连容器一起泡在温水里解冻。如果着急，可以用这种方法。

解冻后的母乳加热方法跟冷藏母乳的加热方法一致。

Q: 已经解冻的母乳没有加热，还能冷藏或再次冷冻吗？

已经解冻的母乳无论是否加热，都不建议再次冷冻。建议一开始就小袋分装冷冻，避免浪费。

如果在冰箱冷藏室中解冻的母乳还未加热，则在冷藏室放置不得超过24小时，在室温下放置不得超过2~4小时（时间从完全解冻后开始计算）。如果在温水里解冻的母乳还未加热，请在下一餐把它吃掉（在冷藏室放置不得超过4小时）。

Q：加热后吃了几口没吃完的母乳，下一顿还可以给宝宝吃吗？

只要宝宝一喝奶，母乳就会接触到其口腔中的细菌，在室温下母乳能够放置多久取决于它最初的含菌量、解冻时间，以及环境温度。

喝剩的奶放置时间如果超过1~2小时，就应该丢弃。

Q：加热好的母乳宝宝没有吃，下一顿还可以给宝宝吃吗？

加热好的母乳宝宝没有吃，母乳没有接触到口腔中的细菌，从理论上讲，这样的母乳能够放置的时间比已经被宝宝吃过的母乳放置的时间长。

但到底长多长时间，还是要取决于母乳最初的含菌量、解冻时间以及环境温度等，建议尽快放入冷藏室，储存2~4小时可以接受。

Q：可以把母乳一直放在温奶器里温着，等宝宝醒了后吃吗？

不建议。因为温奶器将母乳的温度保持在40℃左右，很容易使其中的细菌增多。

关于母乳可以在40℃温奶器中放置多久，目前还没有看到相关的研究结果。但如果宝宝暂时不吃，把母乳放到冰箱冷藏室更安全。等宝宝想吃时再拿出来加热一次是没问题的，但不建议反复加热。

Q：冷冻母乳颜色改变了，还可以给宝宝吃吗？

冷藏母乳或冷冻母乳都可能发生颜色改变，一般属于正常现象，不是坏了。

初乳可能看上去是橙色的，成熟乳看上去是蓝色、黄色或棕色的，还可能出现分层现象。不用担心，可以继续给宝宝吃。

Q：冷冻母乳有一点腥味，宝宝不愿意吃怎么办？

母乳长时间冷冻后可能会出现腥味或者肥皂水味，气味源自母乳中脂肪酸的氧化。为了消除这种气味，以前会建议把挤出来的母乳快速加热到40℃以上后再冷冻。但最新研究发现，母乳中脂肪分解氧化过程产生的脂肪酸会防止微生物的生长，所以现在不建议把挤出来的母乳加热。

如果宝宝不愿意吃冻奶，建议缩短母乳冷冻的时间后再尝试。

4. 在单位吸出的母乳更适合冷藏还是冷冻

建议妈妈在单位时，把母乳吸出到储奶瓶里后，及时放入冰箱冷藏室内，下班后把储奶瓶转运到背奶包（冰包+蓝冰）里。不建议放冷冻室，因为冷冻母乳在转运回家的途中可能会部分融化。

如果单位没有冰箱，妈妈自己可以准备背奶包，吸出的母乳直接放在背奶包里储存，下班后再背回家。

转运时，储奶瓶要直接接触到蓝冰，并尽量减少冰包打开的时间和次数。

回家后，尽快把储奶瓶从背奶包里取出，放入冰箱冷藏室，短期用不上的可直接放冷冻室。

可以给每个存放母乳的容器贴上标签标注日期和容量。一般将母乳按90～120ml一份的量储存，因为这差不多是宝宝一次吃的量。也可以冷冻一些，按30～60ml一份的量冷冻储存。

5. 新鲜、冷藏、冷冻母乳的区别

首先可以肯定，新鲜、冷藏、冷冻母乳，无论哪一种，都比配方奶好很多，但是这三种形式的母乳又各有特点。

- 新鲜母乳富含抗氧化剂，可以对抗宝宝体内的自由基分子。抗氧化活性在冷藏48小时后下降，冷冻会导致抗氧化活性下降更多，但依然比配方奶具有更高的抗氧化活性。

- 新鲜母乳之所以好，其中一个原因就是它含有新鲜抗体。如果一位哺乳妈妈感染了疾病，她的身体就会产生抗体，这种抗体会通过母乳传给宝宝，让宝宝不容易生病或者即使生病症状也会更轻。因此，在感冒等传染病高发的季节，给予宝宝新鲜母乳尤为重要。

- 新鲜母乳的能量密度随宝宝的年龄增长而变化。给一个6个月大的婴儿提供4个月时的母乳，肯定无法像提供新鲜母乳那样可以很好地满足宝宝的能量需求。

- 冷冻母乳的 pH 值会改变，进而影响其中的脂肪酶。脂肪在脂肪酶的作用下分解为脂肪酸。很多冷冻母乳在解冻后出现的肥皂水味道，就可能来自脂肪酸的氧化。

- 新鲜母乳中的营养成分会随着宝宝的年龄增长发生变化。比如镁有助于骨骼发育，那么在宝宝 4~6 个月后，尤其是在宝宝开始坐、开始爬的阶段，新鲜母乳中的镁会增加以动态匹配宝宝的需要。但冷冻母乳就做不到。而且随着时间的推移，冷冻母乳中的营养成分会减少。一项研究表明，母乳冷冻 3 个月后，维生素 C 含量明显下降。

- 免疫细胞普遍存在于新鲜母乳中，有助于预防宝宝感染。而这些免疫细胞是活细胞，在冷冻过程中会被杀死。

如果家里同时有新鲜母乳、冷藏母乳和冷冻母乳，建议给宝宝吃的优先顺序是：新鲜母乳 > 冷藏母乳 > 冷冻母乳。

6. 清洁吸奶器、奶瓶

吸奶器和奶瓶的清洁、干燥是关键，对消毒的要求并不是很高。

♥ 手工清洗

第一步：洗手。用肥皂和水彻底洗手 20 秒钟。

第二步：拆配件。拆开所有配件，如吸奶器配件、奶瓶配件（瓶子、奶嘴、盖）等。

第三步：冲洗。将所有配件在流水下冲洗，用冷水或热水都可以。

第四步：清洗。将所有配件放入一个干净的专用盆，盆里加入热水和清洗剂，用干净的瓶刷清洗每个配件（清洗奶嘴时把水从开孔里挤出来，这样可以做到彻底清洗）。

第五步：漂洗。用流动的热水彻底冲洗每个配件 10~15 秒，甩掉水，放到另外一个干净的专用盆里。

第六步：干燥。将吸奶器及奶瓶配件放在干净的、没用过的抹布或纸巾上，自然风干。不要用抹布擦干或拍干配件，因为这样做可能会把细菌带到配件上。

第七步：清洁专用盆和瓶刷。每次清洗完吸奶器及奶瓶后要把专用盆和瓶刷也清洗干净，然后自然风干。如果宝宝不到3个月大，或者由于早产、疾病（例如HIV）、药物治疗（例如针对癌症的化疗）等导致免疫系统减弱，则每次使用专用盆和瓶刷后一定要做彻底清洁。

♥ 洗碗机清洗

第一步：洗手。用肥皂和水彻底洗手20秒钟。

第二步：拆配件。拆开所有配件，如吸奶器配件、奶瓶配件（瓶子、奶嘴、盖）等。

第三步：冲洗。将所有配件在流水下冲洗，用冷水或热水都可以。

第四步：洗涤。将所有配件放入洗碗机（确保小物品已放入网状洗衣袋或密闭的篮子中，以免它们落入洗碗机的过滤器中）；如果有可能，使用热水并设置消毒模式来运行洗碗机，这样可以帮助杀死更多细菌。

第五步：从洗碗机中取出各个配件。取出和存放配件之前，先用肥皂和水洗手。

第六步：干燥。将所有配件放在干净的、未用过的抹布或纸巾上，自然风干。不要用抹布擦干或拍干配件，因为这样做可能会把细菌带到配件上。

7. 消毒

关于消毒目前有很多不同的说法，美国梅奥诊所等机构建议买回吸奶器和奶瓶后要消毒1次，之后正常清洁就好了，而美国疾病与预防控制中心（CDC）、世界卫生组织等大多数机构建议日常消毒。

我个人也推荐每日消毒1次。条件允许的话买个消毒锅，消毒、烘干一起完成。以下建议来自美国CDC。

♥ 用水煮消毒

在消毒之前，确保你已经用上面的方法清洁过所有喂养物品（包括瓶刷和专用盆）。

然后将清洁过的物品放入锅内，加水，烧开，煮沸5分钟后，用干净的钳子夹出物品即可。

♥ 用蒸汽消毒

将所有喂养物品（包括瓶刷和专用盆）放入微波炉或蒸汽系统中进行消毒。

8. 干燥

消毒后，取出所有物品放在干净的、没用过的抹布或纸巾上冷却、干燥，远离灰尘和污垢。干燥时，不要用抹布擦干或拍干物品，因为这样做可能会把细菌转移到物品上，自然风干即可。

为防止细菌和霉菌滋生，要确保所有喂养物品（包括瓶刷和专用盆）已完全干燥后，再将其存放在一个干净的地方。

14.4 关于背奶的乳汁量

1. 宝宝一天需要多少乳汁量

一个宝宝一天需要的乳汁量大概是478~1356ml，而男宝和女宝又会有一些差别，男宝平均一天需要的乳汁量是831ml，女宝平均一天需要的乳汁量是755ml。

每个宝宝对于乳汁量的需求差别很大，妈妈背奶只要满足白天不在家时宝宝对乳汁量的需求即可。

妈妈产假结束开始上班的时候基本都是宝宝4个月以后了，这时瓶喂宝宝的频率大概是3~4小时1次，每次90~110ml，按妈妈白天离开9小时计算，一天只要给宝宝储备270~330ml的乳汁就可以了。

我们需要关注的是宝宝一天24小时乳汁总量的摄入是否充足。如果宝宝在妈妈不在家的时间里，吃奶比较少，那宝宝会通过夜奶，或妈妈在家时增加吃奶次数来把需要的量给补回来。国际母乳会把这种模式称为"反向循环"。

必须再强调一下：乳汁量的需求 ≠ 亲喂的需求。这里给出的乳汁量参考值，只代表妈妈因为上班没法亲喂时宝宝对乳汁量的需求，但对于宝宝吸吮妈妈乳房吃奶的其他需求，比如情感需求、吸吮需求、睡眠需求等，单纯的乳汁量是无法满足的。所以妈妈下班回家后，要多陪在宝宝身边，多亲喂母乳，持续按需哺乳，不要刻意断夜奶，不要因为宝宝长大了，就单纯只看乳汁量而盲目选择定时规律喂养。

2. 上班后妈妈的乳汁量减少怎么办

如果妈妈能做到上班时喝水充足、坚持吸奶、在家时完全亲喂、不刻意断夜奶、周末一直和宝宝待在一起满足其吃奶需求，那妈妈的乳汁量一般不会明显减少，只会随着宝宝的需求量发生变化。

随着宝宝长大，宝宝需要的乳汁量慢慢减少，妈妈的乳汁量也会随之慢慢减少，这是一件很自然的事情。宝宝1岁以后，妈妈白天可以不背奶，只是在家时亲喂，就可以满足宝宝对乳汁量的需求。

马蕾分享

我母乳喂养我二女儿nunu到2岁时，我可以出差在外一两天都不用吸奶，乳房完全不胀，回到家只要她一吸吮乳房依然有奶出来，真的是很方便。

14.5 职场哺乳常见困惑

职场妈妈哺乳可能会遇到比全职妈妈更多的困惑，该如何化解这些困惑并轻松应对呢？本节将对职场妈妈哺乳的常见困惑做逐一解释。

Q：分离焦虑怎么处理？

妈妈往往会在上班前就开始焦虑。宝宝也一样，他能感受到分离的气息，也会有分离焦虑。这时候妈妈需要对宝宝更耐心些，理解宝宝面对和妈妈分离时表现出的不安、烦躁，甚至哭闹。

即将离开要去上班时，妈妈记得跟宝宝当面说再见，在宝宝眼前离开，千万不要因为担心在分离的时候宝宝哭，就偷偷趁他不注意时溜走。对于宝宝来说，能接受妈妈在自己眼前消失，但却很难接受妈妈无故消失不见。所以，要把宝宝当作有感受的人来对待，跟宝宝做正式告别。即使妈妈走的时候宝宝正在睡觉，妈妈也要记得亲吻宝宝道别。

回家后，妈妈可以和宝宝玩玩照镜子、躲猫猫的游戏，多些高质量的陪伴，继续按需哺乳不设限，以帮助宝宝面对分离焦虑。

分离焦虑不是问题，它是宝宝成长过程中的自然现象，妈妈只需要耐心陪伴，与宝宝一起面对就好。

Q：妈妈上班，宝宝哭闹不止，怎么办？

针对宝宝不同状态下的哭，妈妈应该采取不同的应对办法。

- **分离时的哭。**

  宝宝舍不得妈妈走，妈妈也舍不得离开宝宝，宝宝哭，妈妈也哭，甚至家人都在哭。这可不行，宝宝有情绪，舍不得妈妈，这时候大人要稳稳地陪伴宝宝，让他把情绪释放出来就好了。

- **妈妈不在家时的哭。**

  宝宝有时候醒来看不见妈妈会哭，有时候用奶瓶吃奶会哭，有时候莫名其妙也会哭。其实哭是宝宝的自然情绪表达，大人要看到宝宝的感受，理解他可能是因为想妈妈而哭，或者只是因为不想用奶瓶吃奶而哭，甚至就是哭得"没有道理"。此时大人要陪伴着宝宝，跟上宝宝的需求，顺势而为，让他内心安定下来，这样情绪就更容易平复。

- **妈妈回家时候的哭。**

  有些宝宝在妈妈下班回来一见到妈妈就会笑，而有些宝宝则一见到妈妈就会哭，这都非常正常。妈妈回家第一件事就是解开衣服，把宝宝搂在怀里喂奶。一天没见了，妈妈与宝宝快快肌肤相亲、好好亲密吧，不论宝宝是哭还是笑，见到妈妈就是看见光了，窝在妈妈的怀里，宝宝就可以尽情放松、尽情撒娇了。

Q: 宝宝只要妈妈抱，是母乳的错？

宝宝六七个月时，在家里不让除妈妈之外的人抱，出去遇见陌生人亲近就会哭。这时候妈妈特别容易被家人质疑："就是因为你喂母乳，宝宝才黏着你，谁都不要，出去见人也特别容易哭。"是这样吗？其实，此时正是宝宝出现陌生人焦虑的阶段，这是宝宝正常发育的必经过程。家人要尊重宝宝的个人感受，理解妈妈，不要和妈妈争风吃醋。

Q: 宝宝夜醒增多，是没吃饱吗？

很多妈妈会发现，自从自己上班后宝宝就特别黏人，晚上频繁醒来。其实这很可能是因为宝宝出现了分离焦虑，或是宝宝引导的"反向循环"，宝宝只是想要更多地和妈妈待在一起，通过吃奶来确认妈妈在身边。

张婷分享

有位妈妈刚休完产假上班，宝宝晚上便开始频繁夜醒。妈妈带宝宝去看医生，医生说是肠胃不好，建议吃益生菌，还说因为妈妈的母乳不够了，宝宝吃不饱才频繁夜醒，所以建议在晚上宝宝睡前加奶粉。我告诉这位妈妈，宝宝吃喝拉撒都正常，不需要吃益生菌，夜醒多也是正常的，因为妈妈上班了，白天哺乳次数有限，宝宝晚上自然就需要补回来。可这位妈妈不听，买了各种治疗肠胃的补品给宝宝吃，睡前喂奶粉，还训练宝宝一觉睡到天亮。最后，没多久就断奶了。

妈妈白天要上班，夜里还要多次哺乳确实很累。可是不论怎样，不要轻易怀疑宝宝有病，不要随便给宝宝吃药，更不要随便断了夜奶。就像这位妈妈的案例，白天宝宝吃奶的次数已经很有限了，晚上再得不到机会通过吃夜奶补回来，那距离断奶也不远了。

妈妈在家的时候尽量高质量地陪伴宝宝，跟他一起玩游戏进行各种互动，并且不断告诉宝宝"妈妈白天去上班，晚上一定会回来陪宝宝。"对于夜奶，妈妈尽量满足宝宝晚上吃奶的需求，躺着哺乳，宝宝很可能吃几口就睡着了，妈妈也会在迷糊中很快睡着。等宝宝适应了妈妈白天去上班的日子，分离焦虑会慢慢减少，夜奶也可能会阶段性地发生变化。

Q: 宝宝咬妈妈的乳房，妈妈疼得想断奶怎么办？

7~10月龄的宝宝，很容易咬妈妈的乳房，有的妈妈的乳头都被咬得流血了。妈妈内心积累了太多的委屈，想断奶，怎么办？

首先，宝宝咬妈妈的乳房时，妈妈要言行一致。被咬疼了，就真实表达"妈妈疼"，平静地取出乳头就可以了。有的妈妈嘴上说疼，可是行为上却哈哈大笑，让宝宝觉得妈妈在和他玩，所以咬得更厉害。有的妈妈被咬的时候，疼得哇哇大叫，却忍着不说继续喂，但打宝宝屁股（千万不要打宝宝啊），吓得宝宝大哭，开始拒绝乳房不再吃奶。

其次，妈妈要关注宝宝的日常啃咬和探索需求是否被满足。这时候的宝宝正处在抓啥咬啥的阶段，妈妈要自省平时是否给宝宝搭建了安全的生活环境，是否允许宝宝尽情啃咬、尽情探索。有的妈妈把宝宝放在一个"纯净的世界"里，因为怕脏，不让宝宝啃咬袜子、衣服、积木等；有的妈妈，宝宝都10个月了，还没有在辅食中添加可以啃咬、咀嚼的食物，让宝宝整天吃米糊。这些情况都可能导致宝宝不停咬妈妈乳房来满足啃咬需求，或发泄不被允许的小情绪。

有些妈妈已经给宝宝提供了很多啃咬的牙胶，可是宝宝不啃，因为他更喜欢啃咬生活中的真实物品，比如衣服、袜子、遥控器、积木玩具等，满足他就好了。

哺乳这件事，再强调一遍——不要只瞅着宝宝的嘴巴，要把宝宝当人看，看看宝宝的需求是否都得到了满足？

总结 职场妈妈哺乳，不是只用一个"累"字就能概括得了的。但当妈妈发自内心、非常乐意地"为自己的选择"付出的时候，任何忙碌和辛苦都是幸福的。这段难得的经历，也会成为母子（女）两人成长路上特别难忘的记忆。

第15章

离　乳

让乳房舒服"退休"

不需要吃药、打针回奶

离乳期如何呵护乳房健康

关于排"残乳"

离乳常见的困惑

离乳

离乳是个过程，不是一次性地"一刀两断"。离乳与哺乳一样重要，一样自然而然，但宝宝在现实的离乳过程中所遇到的那些事往往是暴力的，是不值得推荐的。最后一章就来详细讲讲如何科学、温情、有爱地给母乳喂养画上句号。

母乳喂养到几岁正常
- 这些都不是离乳的理由
- 持续母乳喂养的营养 / 免疫需求
- 持续母乳喂养的心理需求
- 母乳喂养的过程像在倒吃甘蔗

如何科学、温情、有爱地离乳
- 最理想的状态：自然离乳
- 妈妈的选择：引导离乳
- 紧急状况下离乳

15.1 / 母乳喂养到几岁正常

何为正常？我的理解是，符合人类发展规律，符合人性所需，大方向是对的，就是正常的。

母乳喂养是人类繁衍生息最基本、最重要的环节。社会的发展和进步，一方面促进了大众对母乳喂养的认知提高，越来越多的妈妈选择母乳喂养；另一方面，因为社会因素，母乳喂养的道路更加艰难，哺乳时间很难持续到宝宝2岁或者2岁以上。我国6个月之前的纯母乳喂养率还不到30%。

工业化迅速发展的当代，因为女性工作繁忙，以及母乳代用品层出不穷，原本在宝宝的生命初期最重要、最自然的母乳喂养，却渐渐被忽略了。如果妈妈愿意、家人支持、条件允许，母乳喂养持续进行与前6个月纯母乳喂养一样重要。即使是混合喂养，持续较长时间的哺乳，对于宝宝和妈妈都会有好处。

给大月龄宝宝哺乳是一件很自然的事，有社会学家根据大猩猩等灵长类动物离乳的时间，推算出人类离乳时间应该是2.5~7岁。人类因为头骨大、骨盆小，每个人类宝宝几乎都是"早产儿"，生出来1年才能直立行走。小宝宝来到这个世界，需要父母的保护和支持，妈妈要像母狮子一样勇敢捍卫宝宝吃母乳的权利，保护好宝宝的生命健康。

1. 这些都不是离乳的理由

母乳喂养，往小了说，是妈妈和宝宝之间的事情，朝大了说，是整个社会的事情，母乳喂养影响了全民的健康水平。但社会上总是充斥着各种各样的声音，给妈妈们选择母乳喂养泼冷水、拖后腿。

宝宝2个月的时候，有人劝妈妈："你太辛苦，离乳吧，长痛不如短痛。"

宝宝半岁后，有人说："母乳都没有营养了，别喂了，给宝宝吃奶粉，他长得更壮。"

宝宝1岁后，又有人说："宝宝龋齿了，都是母乳惹的祸。"

宝宝2岁后，妈妈甚至会听到这样的"警告"："不能再喂了，再喂以后就断不了了。"

等宝宝到了3岁，质疑哺乳妈妈的声音越来越多，"天呐，你都不怕影响宝宝的心理吗？宝宝3岁就有性别意识了，你搂个男宝来喂母乳，好奇怪呀。万一他落下个恋母情结，你可就罪过了。"

4岁后……估计也没人相信4岁的宝宝还在吃母乳了。

哺乳妈妈每一步都要被旁人说东说西。伴随宝宝成长的母乳喂养本来是一件令人喜悦的事情，但却成为很多哺乳妈妈不敢言说的"羞耻"。

2. 持续母乳喂养的营养/免疫需求

相信绝大多数哺乳妈妈，都会被"好心人"给过这样的建议："你现在的奶已经没有营养了，赶紧给宝宝断奶吧。"

真的是这样吗？肯定不是！权威机构对母乳喂养是这样建议的：

- 世界卫生组织和联合国儿童基金会建议，前6个月纯母乳喂养，之后添加辅食，母乳喂养到宝宝2岁或以上。
- 美国儿科学会建议，前6个月纯母乳喂养，之后添加辅食，继续哺乳至宝宝1岁。之后什么时候结束由妈妈和宝宝决定。

对挤出来的母乳研究后发现：1岁以后的母乳含有更多的脂肪和热量。在第2年里（12～23个月），448 ml母乳可以满足宝宝29的热量需求、36%的钙需求、75%的维生素A需求、76%的叶酸需求、94%的维生素B_{12}需求、60%的维生素C需求。（Dewey 2001，PediatrClin North Am.）

或许你会想为什么母乳不能满足宝宝100%的营养需求呢？

因为宝宝不可能一直只喝奶，不吃固体食物，1岁后的宝宝其营养主要来源已经不是奶类，而是固体食物，奶类成了辅食。但从母乳中获得的营养素依旧远远超过了配方奶。

另外，继续母乳喂养超过1岁的宝宝，可以从母乳中获得更多的免疫保护因子，他会更少生病、更少过敏、更加聪明，而且会更加自信。同时，妈妈经过长时间哺乳，也将会有更低的乳腺癌、卵巢癌、子宫内膜癌的发病率，减小了缺铁性贫血、绝经后骨质疏松的发生率。

3. 持续母乳喂养的心理需求

持续母乳喂养，并不要求妈妈乳房里一定要有很多乳汁。官方建议母乳喂养最少到宝宝2岁，不仅是从宝宝身体健康的角度考虑，而且考虑到宝宝的心理健康、大脑发育及社会性发展。这是母乳得天独厚的优势，因为宝宝生命的前两年非常脆弱，这是基础健康建立的关键期，而母乳喂养是这一阶段非常重要的部分。

宝宝1岁后，对母乳的需求量本身会减少，这时候吸吮妈妈乳房吃奶的需求主要是宝宝的心理情感需求。对母乳的需求量减少，不代表宝宝吸吮乳房的需求也减少。随着在学步期宝宝对外在世界的探索，挫折和困难会变得越来越多，这时吸吮妈妈的乳房，成了给宝宝减压、安抚情绪的重要方式。不论白天还是晚上，吸吮妈妈的乳房吃奶会让宝宝觉得平静、安心。宝宝遇到挫折的时候，在妈妈这里稍做休憩，就会更有力量面对与探索外面的世界。

宝宝2岁后，妈妈乳房里有多少乳汁就更不重要了。这时候宝宝需要从妈妈乳房里获得的不是大量的乳汁，而是妈妈始终的陪伴和爱，让宝宝可以完全信任和依恋。

一些妈妈因为各种原因选择混合喂养，觉得反正母乳也没有多少了不如早早断了，于是在宝宝不到1岁时就断了奶。其实，混合喂养的妈妈也可以继续母乳喂养到自然离乳。

张婷分享

宝宝1岁，一直混合喂养，家人觉得妈妈的乳汁不多了，而且马上要上班，所以就让妈妈断奶。妈妈自己也觉得奶少得都不够塞牙缝了，那就断了吧。可是断奶后宝宝半夜大哭不止无法安抚，妈妈心疼所以又继续哺乳。妈妈说："宝宝半夜醒了哭着要吃奶，我迷迷糊糊地喂，宝宝也迷迷糊糊地吃，很快就又睡了。"就这样，妈妈哺乳到宝宝3岁多，自然离乳了。

4. 母乳喂养的过程像在倒吃甘蔗

很多妈妈在宝宝月龄还小的时候，觉得每天频繁哺乳简直没个头，搁谁都受不了。

其实，随着宝宝长大，他吃母乳的次数相对会越来越少，母乳喂养并不会增加妈妈太多的麻烦。我总结了不同时间宝宝吃奶的大概次数，如表15.1所示，希望给还在哺乳初期的妈妈一些继续前行的信心。这个表仅供大家参考，如果有妈妈的哺乳次数比表中的数据多或者少，都不代表不正常，关键还是要看眼前宝宝的需求。

表15.1 不同月（年）龄宝宝的吃奶次数

月（年）龄	白天哺乳次数	夜间哺乳次数
0~3个月	≥8次	≥3次
3~6个月	≥6~7次	≥3次
6~12个月	≥5~6次	≥2~3次
1~2岁	≥4次	≥1次
2~3岁	≥3次	≥1次
3~4岁	≥1次	睡整觉

15.2 / 如何科学、温情、有爱地离乳

母乳喂养什么时候结束，只需要看妈妈和宝宝是否准备好了。

1. 最理想的状态：自然离乳

这是最完美的离乳方式，妈妈不愿意喂了，宝宝也主动不吃了，乳房就"退休"了。

很多妈妈对于自然离乳很期待，但又觉得很难做到。其实，自然离乳就是自然而然、水到渠成的结果，如果觉得难，那是因为时候还没到。

母乳喂养宝宝到两三岁甚至更大，难的不是母乳不够多，难的是面对家人和外人的各种非议。现在大部分人都觉得宝宝一岁多就该断奶了，到三四岁还在吃奶，是不正常的。

我常常告诉新手妈妈：喂奶是妈妈和宝宝两个人之间的事情，妈妈自己感觉好就去做，不要管别人怎么说，听从自己的内心感受，这部分感受是不会骗人的，妈妈想喂到三四岁，如果宝宝也愿意吃，两个人都很享受这个过程，那取悦自己便好。

自然离乳并不是什么遥不可及的梦想，这是一个宝宝最基本的需求，也是一个妈妈自得其乐的事情。我相信一个能把母乳喂养这件事情处理好的妈妈，对其他事情，也一定会有智慧去应对。

马蕾分享

这是我的二女儿nunu26个月自然离乳的故事。nunu大概从15个月开始每天晚上先吃奶，再刷牙，然后去睡觉。大概2岁后，nunu晚上刷牙特别不配合，基本不让我帮她刷。为了安抚她，我让她边刷牙边看她喜欢的手机视频，那时候她迷上了*Daddy finger*，但她知道要吃完奶以后刷牙的时候才能看。久而久之，吃奶就变成了一个看视频前的仪式，每次这个吃奶仪式不到1分钟就结束了，因为她最喜欢的事是看视频。而我就很郁闷了，有时候刚感觉刺激出奶阵，她就不吃了。偶尔白天nunu也会表示想吃奶，但我知道她是想看视频了。晚上吃奶时她随便嚼几口，满口的牙齿已经让我感觉不是那么舒服了。突然，我意识到离乳的时间到了。当晚上她又提出想吃奶时，我就试探性地问："你是想吃妈妈的neinei呢，还是想看Daddy finger？如果你想看Daddy finger，不吃neinei也可以看。"她马上回答"我想看Daddy finger。"后面一天依然如此。第3天nunu直接说"我要看Daddy finger，我不要吃妈妈的neinei了。"连续5天她一口母乳也没吃，自然离乳成功。自此以后，nunu没有说过一句她还想吃奶的话，因为她长大了，她发现了比吃奶更有意思的事情。我停止哺乳后自始至终没额外挤过一滴奶，乳房也完全没有任何胀痛不适。

自然离乳就是最舒适的离乳状态，宝宝不会因为想吃奶但吃不到而哭泣伤心，甚至绝望，妈妈也不会因为不喂奶而乳房胀痛，甚至堵奶发生乳腺炎。

2. 妈妈的选择：引导离乳

虽然自然离乳是最理想的状态，可并不是每位妈妈都有条件能达到这种状态，很多时候妈妈会因为各种原因想要断奶，这时就需要关注以下几个方面。

（1）主体原则

吸吮妈妈的乳房除了满足宝宝的生理需求，还满足他的心理情感需求，所以离乳时需要同时兼顾宝宝的生理和心理需求。

♥ 离乳不离妈

社会上有一种流传了很久却很"残忍"的断奶方式：准备断奶了，就把宝宝送回姥姥家一周，回来宝宝不吸吮妈妈的乳房了，就算是断奶了；准备断奶了，为防止宝宝太黏妈妈，奶难断，就让宝宝晚上和奶奶睡，宝宝见不到妈妈了，自然也就断奶了……

说"残忍"，可能有些人觉得言过其实，不过就几天不见宝宝而已，也是为了断奶嘛，妈妈还是很爱宝宝的。

虽然成长会伴随着很多的分离，但分离的前提是，在宝宝很多重要的阶段都有妈妈坚定的陪伴。对宝宝而言，吸吮妈妈的乳房在很多时候是情感需求，离乳一定不要离妈，如果没有了母乳，妈妈又离开了，给宝宝内心造成的负面冲击是很大的，有的宝宝会选择大哭，有的宝宝会选择沉默地接受。

离乳时不要把宝宝留给老人带着睡或者送回老家。心理学很多研究认为，隔离断奶对宝宝的心理会造成创伤。

如果妈妈能把离乳当成宝宝和自己的一次成长，像往常一样照顾宝宝，和宝宝一起坦然面对，那妈妈的耐心会让宝宝更安心且更容易接受离乳。

♥ 如实告诉宝宝真相，不要骗宝宝

千万不要骗宝宝说"neinei坏了"，更不要在乳头上抹辣椒、涂风油精、贴创

可贴等。

可以在宝宝情绪好的时候，如实告诉他："妈妈现在因为一些原因不能继续喂你了，可是妈妈会一直爱你，陪着你。"要知道，宝宝想持续吃母乳的需求并没有错，只是妈妈无法满足，所以才要离乳，妈妈要勇敢面对自己内心的决定。

♥ 全然接纳宝宝的哭

如果宝宝哭了，妈妈不需要着急去止哭，哭是一种正常的情感表达方式。宝宝哭时，妈妈尽可能平静地抱着宝宝，陪伴他度过这段情绪波动期。妈妈跟宝宝沟通时，要做到心口如一，而不是套用沟通技巧，嘴上说着"妈妈爱你"，心里却急着埋怨"你别哭"；更不能给宝宝讲大道理："你要听话，必须断奶了"，这样只会把妈妈的情绪转移给宝宝消化，而不是妈妈来承托和接纳宝宝的情绪。

♥ 循序渐进，慢慢来

离乳是一个循序渐进的过程，妈妈、宝宝、乳房都需要时间适应。有的宝宝可能需要1个月的时间才能顺利过渡，有的宝宝可能需要2~3个月，甚至更久。

♥ 家人的支持非常重要

家人的支持和理解很重要。家人积极乐观地面对离乳这件事，家庭氛围轻松如常，那离乳对宝宝来说，就是一件很容易的事情。

（2）实操要点

引导离乳时的具体操作可参考以下几点。

♥ 提前准备，帮宝宝过渡饮食

引导离乳需要提前规划，让宝宝适应其他奶类。

在宝宝1岁前，需要提前引入母乳代用品。

对于从未喂过奶粉的宝宝，建议妈妈在准备离乳前先尝试让宝宝接受奶粉。我曾经遇到过好几个案例，妈妈在断奶后才发现宝宝不吃奶粉或对奶粉严重过敏，这时候妈妈就非常被动了。所以，在离乳前，先尝试给宝宝添加母乳代用品，宝宝愿意接受，并且没有任何过敏反应后，妈妈再开始离乳计划。同时，对于6个月后的宝宝，妈妈还要做好辅食的安排，保证营养摄入的多样化。

💜 给宝宝安排睡眠安抚的替代方式

如果以前选择奶睡，那离乳前就要逐渐引入别的安抚方式了。但不要随便找个安抚玩具给宝宝抱着，妈妈可以在睡前给宝宝读读绘本，搂着宝宝说说话，等等。还是那句老话：来自父母的陪伴，才是宝宝最需要的爱。

💜 逐渐减少哺乳次数，先白天后晚上

如果打算引导离乳，需要提前做准备循序渐进地减少哺乳次数。可以先从白天减起，再慢慢减掉晚上哺乳。千万不要一下子都断掉，宝宝会比较难接受。

💜 多带宝宝做户外活动

大自然是最好的探索基地，可以找一些能够引起宝宝兴趣的事情去做，避免宝宝因为无聊总要吃奶。

💜 妈妈的界限要清晰

如果妈妈之前的哺乳之路一直是充分顺应和满足宝宝需求的，当想断奶的时候，妈妈可以清晰向宝宝表达自己的想法："妈妈不想再喂奶了。"这个时候宝宝会更容易接受，尤其是大一些的宝宝。

当然，在向宝宝表达了不想再喂奶的想法之后，不要立刻全部断掉，可以是具体某一顿不喂了，然后逐渐减少喂奶次数。如果妈妈自己都还没想清楚要不要离乳，就不要去试探宝宝，否则当宝宝表达吃奶需求时，妈妈一会儿拒绝一会儿满足，只会让宝宝不断试探妈妈的界限，最终离乳成了让彼此痛苦的事情。

如果宝宝因为吃奶吃不到而哭闹，妈妈在旁边静静地陪伴，接纳他的情绪即可。

💜 让爸爸多陪伴宝宝

爸爸的陪伴平时就要到位，宝宝才能在离乳的时候更信任爸爸。如果爸爸平时就是"甩手掌柜"，离乳的时候才来陪伴宝宝表现自己，那宝宝会更离不开妈妈，只想要妈妈。

3. 紧急状况下离乳

有时，因为生病、家庭变故等原因，妈妈需要紧急离乳。

但无论情况有多紧急，妈妈一定不要决定断奶后就立即完全不移出乳汁了，这样很容易发生乳汁淤积，导致乳腺炎。

如果真的不能再给宝宝喂奶了，那就用吸奶器或手挤奶等方式少量移出乳汁，并慢慢拉长吸奶/挤奶的间隔时间，让乳汁慢慢减少。

紧急情况下的离乳往往会增加妈妈的心理压力，让妈妈感觉对不起宝宝。其实，大可不必，毕竟妈妈和宝宝的旅程才刚刚开始，哺乳只是其中的一小段，后面还有很长的路需要妈妈陪着宝宝一起走。

当妈妈觉得因为客观情况需要马上离乳而又不愿意离乳时，可以先咨询一下专业的泌乳顾问，离乳是不是唯一的办法。曾经有个妈妈要去欧洲出差两周，她以为这种情况必须断奶，因为出差期间很忙，可能无法定时吸奶，又担心有堵奶风险。但在这位妈妈咨询了专业的泌乳顾问后，得知只要制订详细的吸奶计划，同时学会手挤奶，就不用担心出差途中可能会遇到的问题。这位妈妈后来顺利度过这段特殊时期，并且继续母乳喂养了很长时间。

15.3 / 离乳期如何呵护乳房健康

很多妈妈以为离乳就是不哺乳了，很少考虑乳房这时候的状态。事实上，离乳期的乳房呵护非常重要，妈妈一定不可大意。

1. 让乳房舒服"退休"

简单来说，就是遵循泌乳原理，逐渐减少对乳房的刺激，循序渐进地回奶。

一般可以先从白天开始减少哺乳次数，比如刚开始减少一次哺乳，慢慢变成减少两次……哺乳次数少了，哺乳时间间隔也就拉长了。同时，每次哺乳时逐渐减少乳汁的移出量。

离乳期间，如果妈妈觉得乳房实在太胀也不要硬憋着，可以稍微挤出一点乳汁来缓解胀痛不适。如果乳房胀痛剧烈，也可以用冷敷的方法来缓解。

通常宝宝在2岁左右，吃母乳就已经很少了，妈妈的乳汁量也会自动减少，因此离乳时乳房会舒服很多。即使感觉有些胀，妈妈只需要少量挤奶即可缓解不适。如果宝宝三四岁或以后离乳，妈妈的乳房就更没有什么不舒服了，即实现自然离乳。

2. 不需要吃药、打针回奶

在绝大多数情况下，妈妈都不需要吃药、打针回奶。

市面上常见的回奶药有两大类，一类是有激素作用的回奶药，一类是含有中草药成分的回奶茶。

第一类回奶药（有激素作用或者本身含有激素），如维生素 B_6、溴隐亭的作用原理是通过抑制泌乳素的分泌使妈妈乳汁量减少。

如果是在产后头几天，还没有生理性涨奶之前用第一类回奶药是有一定作用的（因为此时泌乳Ⅱ期跟内分泌激素相关），比如一些失去婴儿的妈妈就可以用此类回奶药。

但大多数离乳都是发生在产后数月至几年，随着妈妈哺乳时间的延长，乳汁的分泌已经不再依靠激素调控了，这时再用这类回奶药则作用不大，长时间大剂量使用反而还可能会有不良反应。

至于含有中草药成分的回奶茶，其实回奶效果并没有强有力的研究数据支持，且中草药毒副作用不明，不建议妈妈食用。

15.4 关于排"残乳"

这是对哺乳妈妈的乳房有多么大的误解啊，才会想到排"残乳"这个概念！下面就排"残乳"的常见疑问做逐一解答。

Q：需要排"残乳"吗？

不需要。如果是循序渐进地离乳，离乳过程中没有乳房包块、没有出现乳腺炎等情况，就完全不需要考虑所谓的排"残乳"。

除非妈妈选择悬崖式断奶（今天决定断奶就马上完全不哺乳了，也不挤奶移出乳汁），会增加发生堵奶、乳腺炎的风险，但这个时候也不是排"残乳"，而是适当挤出乳汁，让乳房慢慢减少泌乳，直到自然停止泌乳。

Q：乳汁在乳房里会变质吗？

乳汁在身体里就是体液的一种，跟血液、汗液、泪液是一样的，并不会变质、变馊。乳汁在身体里接触不到空气、光照，温度不是很高，而且乳汁中含有很多抗体和活性细胞，可以杀灭病原菌，所以根本就不具备变质的条件。

离乳后在泌乳抑制反馈因子（FIL）等的作用下，乳汁生成减少，乳汁成分和颜色发生改变：水分逐渐减少，乳糖和钾离子的浓度降低，钠离子和氯离子的浓度升高，脂肪比例升高，这时排出的乳汁可能会呈黏稠的白色粉状，或乳白色、乳黄色的膏状，但绝不是变质。

Q：乳汁在乳房里会导致乳腺增生、乳腺癌吗？

目前并未发现不排"残乳"会导致乳腺增生、乳腺癌等乳腺疾病。

导致乳腺癌的高危因素有：

- 年龄增加；
- 肥胖（$BMI \geq 30kg/m^2$）；
- 月经初潮较早或绝经较晚；
- 具有乳腺癌家族史；
- 乳腺癌易感基因突变（如BRCA1、BRCA2、p53、ATM和PTEN）；
- 不孕、未产、未哺乳；
- 有不良的生活方式（如饮酒、吸烟、熬夜等）。

多项研究已显示，哺乳对妈妈有保护作用，作用的大小取决于哺乳时间的长短和产次等多方面因素，但跟"残乳"一点关系也没有。

Q：乳汁可能排干净吗？

熟悉泌乳原理的人都知道，"残乳"是不可能排干净的。当你挤出了旧的乳汁，乳房同时又合成了新的乳汁。即使你排了很多次"残乳"，但一定还会有乳汁留存在乳房里，依靠身体自行吸收。

最新的研究文献报道，乳腺中存在一种蛋白质叫Rac1，它在泌乳期有助于泌乳细胞合成和分泌乳汁，在离乳期有助于清除乳腺腺泡中残存的乳汁。

Q：排"残乳"有什么危害吗？

也许有些妈妈觉得自己不差钱，花几百元甚至几千元找人按摩无所谓，但别忘了，排"残乳"不仅浪费钱，还可能给身体健康带来隐患。

不正确的按摩挤压可能会破坏乳腺组织，使乳汁渗出，造成乳腺炎等。

Q：过了好几个月，还能挤出乳汁，正常吗？

这种情况常见于一些妈妈手比较"闲"，离乳后隔几天就要挤挤乳房看还有没有乳汁。这样频繁刺激乳房，乳房自然就会继续产奶。

还有一些妈妈是离乳几年后去美容院做按摩时，乳房被挤出一些分泌物。这又是怎么回事呢？当妈妈停止哺乳后40天左右，乳腺组织开始退化，大部分乳汁被身体吸收，也有一些会保留数月或数年，但对身体是无害的，不会影响二胎哺乳。

如果妈妈离乳已经多年，没有过度刺激乳房但有明显乳头溢液，建议到医院检查泌乳素等，排除病理因素。

15.5 离乳常见的困惑

Q：哪个季节离乳最好？

就像每个地方对发奶食物的说法有差异一样，对于"哪个季节离乳最好"，不同地方也有不同说法，有些地方说夏天最好，有些地方说秋天最佳，但事实上只要妈妈和宝宝愿意，什么季节离乳都可以。

Q：除了母乳，配方奶和鲜牛奶哪个更好？

如果宝宝日常饮食正常，膳食均衡，能保证每日摄入500ml总奶量，那1岁后宝宝就不再需要配方奶，只摄入牛奶、酸奶、奶酪即可。这是美国营养和饮食学会、美国儿科学会、美国儿童牙科学会和美国心脏协会的一个专家小组达成的共识。

牛奶不仅价格较配方奶便宜，而且营养丰富，100ml 牛奶中约含有 122mg 钙，还有丰富的蛋白质、脂肪、维生素等。

虽然配方奶中会强化添加一些营养成分，但绝大多数成分通过均衡膳食都可以获得，且没有证据显示配方奶中添加的这些成分对宝宝的健康更有益。

另外，配方奶中还会添加人工合成的糖类，可能增加宝宝患龋齿的风险，而且，配方奶的饱腹感强，会影响宝宝吃正餐的食欲。

 总结 离乳，是母乳喂养的必经之路。母乳喂养、亲密养育，可以让妈妈成为更好的自己。祝福哺乳妈妈，且喂且成长。